Sonntag

TCM und Akupunktur in Merksätzen

Franz Thews
Udo Fritz

19 Abbildungen
73 Tabellen

Sonntag Verlag · Stuttgart

Bibliografische Information
Der Deutschen Bibliothek

Die Deutsche Bibliothek verzeichnet diese Publikation in der Deutschen Nationalbibliografie; detaillierte bibliografische Daten sind im Internet
über http://dnb.ddb.de abrufbar.

Anschrift der Autoren:

Franz Thews
Großwiesenstraße 16
78591 Durchhausen
E-Mail: thews@franz-thews.de

Udo Fritz
Hermann-Hesse-Straße 8
88094 Oberteuringen

Wichtiger Hinweis: Wie jede Wissenschaft ist die Medizin ständigen Entwicklungen unterworfen. Forschung und klinische Erfahrung erweitern unsere Erkenntnisse, insbesondere was Behandlung und medikamentöse Therapie anbelangt. Soweit in diesem Werk eine Dosierung oder eine Applikation erwähnt wird, darf der Leser zwar darauf vertrauen, dass Autoren, Herausgeber und Verlag große Sorgfalt darauf verwandt haben, dass diese Angabe **dem Wissensstand bei Fertigstellung des Werkes** entspricht.

Für Angaben über Dosierungsanweisungen und Applikationsformen kann vom Verlag jedoch keine Gewähr übernommen werden. **Jeder Benutzer ist angehalten**, durch sorgfältige Prüfung der Beipackzettel der verwendeten Präparate und gegebenenfalls nach Konsultation eines Spezialisten festzustellen, ob die dort gegebene Empfehlung für Dosierungen oder die Beachtung von Kontraindikationen gegenüber der Angabe in diesem Buch abweicht. Eine solche Prüfung ist besonders wichtig bei selten verwendeten Präparaten oder solchen, die neu auf den Markt gebracht worden sind. **Jede Dosierung oder Applikation erfolgt auf eigene Gefahr des Benutzers.** Autoren und Verlag appellieren an jeden Benutzer, ihm etwa auffallende Ungenauigkeiten dem Verlag mitzuteilen.

Printed in Germany

Zeichnungen: Udo Fritz, Oberteuringen,
Franz Thews, Durchhausen
Umschlaggestaltung: Thieme Verlagsgruppe
Umschlaggrafik: Udo Fritz, Oberteuringen
Satz: OADF, 71088 Holzgerlingen
Satzsystem: QuarkXpress auf Apple Macintosh
Druck und Bindung: Westermann Druck, Zwickau

ISBN 3-8304-9130-1 1 2 3 4 5 6

Widmung

Unseren Lehrern

Ähnlich dem ewigen Zyklus des Wassers ist es mit der Lehre.

Wasser dringt in die tiefsten Mysterien vor, ermöglicht das Wachsen und Gedeihen und bringt Leben in der Natur hervor.

Allerdings muss das Wasser auch sehr sorgsam gehegt und gepflegt werden. Sonst ertränkt es im Übermaß jeden Keim.

So ist es auch mit dem Wissen, es muss wohl dosiert abgegeben werden und soll den Lernenden nicht überfluten, gar ersticken.

Ich hatte Lehrer in meinem Leben, diese hatten die Fähigkeit das Wachsen zu fördern.

Noch mehr habe ich aber auch Lehrer gekannt, die es nie verstanden haben, das, was es zu lehren gibt, dosiert abzugeben.

Dieses Buch sollte darüber hinaus jedoch allen Lehrern gewidmet sein, denn jeder geht seinen Weg, den er gehen muss.

Inhalt

6 Akupunkturpunkte-Familien 266

7 Punktekombinationen 303

Anhang 337

Vorwort

Seit über 20 Jahren beschäftige ich mich nun mit der Traditionellen Chinesischen Medizin (TCM). Zuerst war der Weg steinig, voll Gestrüpp und ich musste viele Umwege machen. Viele, deren Lehre ich damals geglaubt habe, haben sich als Blender entpuppt. Leider war ihre Lehre von Esoterik verblendet und von eigenen Interpretationen geprägt. Ihre Anschauungen gehörten in den Kontext der TCM, doch ihr Inhalt war konfus.

So ging ich nach China, in eine für Westeuropäer zugleich fremde und fantastische Kultur. Der Behandlungsalltag in einer chinesischen Klinik, die Selbstverständlichkeit mit der sogar schwerste Krankheitsbilder mit der TCM behandelt werden, hat mich erstaunt. Meine Reaktion: große Augen, große Fragen, große Faszination. Und diese führte mich weitere Jahre nach China. Unterschiedliche Professoren und Dozenten konnten mir ihr Wissen weitergeben. Eine Medizingeschichte von mehr als 2000 Jahren konnte und durfte ich erlernen.

So fragte ich mal meine erste Professorin, Frau Dr. Hu, wie lange ich denn brauchen würde, um TCM mit Schwerpunkt Akupunktur zu erlernen. Die Antwort war erstaunlich: Nur 950 Jahre.

Der Mut hat mich nicht verlassen, und bis heute konnte ich einige Titel oder Auszeichnungen in China erlangen. Und von Anfang an gab ich das Wissen in gut strukturierter und systematisch aufbereiteter Form an viele Therapeuten weiter, ebnete ihnen den Weg in die TCM oder leitete sie an, andere Wege einzuschlagen.

Jedoch auch ich bin heute nicht mehr frei von eigenen Interpretationen, aber immer noch auf dem Wege weiser Menschen oder Therapeuten. Man möge mir das nachsehen, und wenn notwendig, auch verzeihen. Auf einem dieser Wege traf ich Herrn Udo Fritz, wir gingen den Weg zusammen und heute ist er ebenfalls ein großer Meister auf dem Gebiet der TCM. Auch er versteht sich in der Tradition, das Wissen an andere weiterzugeben.

Und so schließt sich der Zyklus. Mir wurde das Wissen vermittelt, ich gab es weiter und Herr Udo Fritz gibt es ebenfalls weiter. Da wir noch alle jung sind, können wir mit diesen Merksätzen noch vielen Generationen helfen.

Durchhausen,
im Oktober 2005

Franz Thews
zusammen mit Udo Fritz

1 Einleitung: Grundsätzliches zur Traditionellen Chinesischen Medizin

Die TCM ist ein in sich geschlossenes medizinisches System, welches auf vorchristliche Terminierung zurückgeht. Es stellt den Therapeuten ein komplexes Medizinsystem zur Verfügung, ähnlich der Ayurvedamedizin in Indien oder der Humoralmedizin in Europa. Der große Vorteil der TCM ist jedoch, dass sich diese ungestört über Jahrhunderte entwickeln konnte.

Grundlagen für dieses Medizinsystem waren unterschiedliche philosophische Strömungen in China:

- Konfuzianismus
- Buddhismus
- Taoismus

wobei der Taoismus einen wesentlichen Einfluss mit der Vorstellung des Dualismus von *Yin* und *Yang* mit sich brachte. Die Vorstellung, dass alles mit allem in Beziehung steht, brachte ein sehr komplexes Medizinsystem mit sich. Hier kam den Chinesen zugute, dass sie neue Denkansätze in das vorhandene System integrieren konnten, ohne das alte Wissen zu verwerfen.

Erste Kontakte der Chinesen mit Ausländern und die Kolonisierung Chinas brachten hier eine kurzfristige Veränderung mit sich, wobei in China auch die westliche Medizin etabliert wurde. Durch die Machtergreifung Maos wurde jedoch die TCM als Medizinsystem neu verankert und an verschiedenen Universitäten etabliert. Durch die zunehmende Öffnung der Chinesen in Richtung Westen konnte immer mehr des Wissens der chinesischen Medizin ins Ausland gelangen. Hier hat in der TCM der Schwerpunkt Akupunktur vor allem durch Wundermeldungen aus den Medien das Aufsehen erregt. Ab den 80er-Jahren entwickelte sich ein entsprechender Akupunkturtourismus nach China, der auch heute noch anhält.

Heute werden in China die westliche Medizin, als auch die TCM gleichberechtigt gelehrt und angewandt.

Immer mehr Therapeuten der westlichen Welt versuchen nun diese Art der Medizin zu integrieren, mit all den Schwierigkeiten die sich hieraus ergeben können.

Es folgen nun die grundsätzlichen Merksätze zur TCM.

Der Weg beginnt mit dem ersten Schritt

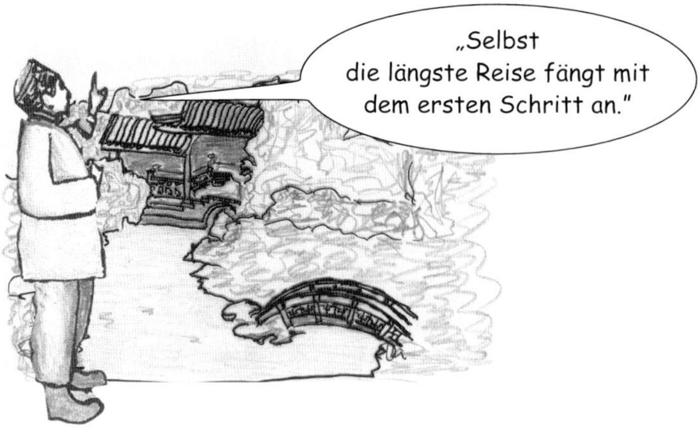
„Selbst die längste Reise fängt mit dem ersten Schritt an."

Dieses Buch entstand aus der Idee heraus, Merksätze zur chinesischen Medizin zusammenzutragen und in kurzen Kommentaren zu erläutern. Ursprünglich für eine kleine Fan-Gemeinde gedacht, mauserte es sich zu einem Lern- und Arbeitsbuch für Studenten sowie Therapeuten der TCM.

Merksätze sind geeignet, komplizierte Inhalte kurz und prägnant auf den Punkt zu bringen. Sie erleichtern es dem Studenten wie dem Praktizierenden der TCM, die vielfältigen Grundlagen und Zusammenhänge zu verstehen und diese im Gedächtnis zu behalten.

Merksätze haben den Charakter von Eselsbrücken, um schwierige oder komplexe Lerninhalte besser zu verstehen und vor allem auch zu merken. So wird das komplexe Wissen der TCM wie in eine Nussschale gegeben.

Der Ursprung dieser Merksätze liegt zum einen in den klassischen Texten zur TCM und Akupunktur, zum anderen sind sie aus eigener Feder, um insbesondere in den ersten Kapiteln auch dem nicht so bewanderten Leser einige Grundlagen vermitteln zu können.

Chinesische Denkmodelle

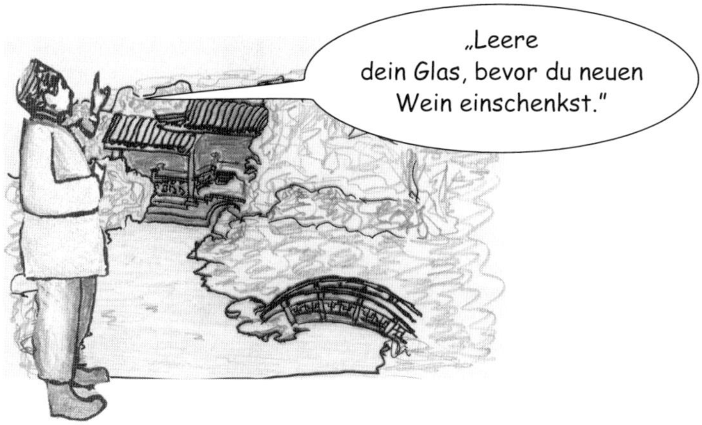

Die TCM beruht auf ihrer eigenen, östlichen Kultur und Denkweise. Sie ist in sich schlüssig. Das bedeutet, für ein wirkliches Verständnis der TCM sind grundsätzliche Kenntnisse dieser Denkweise nicht nur nützlich, sondern unumgänglich.

Folgerichtig fordert dies von uns, unsere eigenen Denkmuster zurückzustellen, um so Platz zu machen für Neues. Man schenkt sich in der Regel auch nicht einen neuen Wein auf einen alten ein.

Daher ist es angebracht, zunächst Althergebrachtes zu vergessen, um die neuen Grundlagen unvoreingenommen anzunehmen. So kommt man nicht in Verlegenheit, östliches Denken „einzuwestlern" oder gar westliches Denken „einzuöstlern", wie es in der Zwischenzeit zur Regel geworden ist.

Die chinesische Medizin baut auf festen Paradigmen auf, so gibt es ein klares Verständnis von:

- Ätiologie
- Pathogenese
- Pathologie.

Von der Nussschale

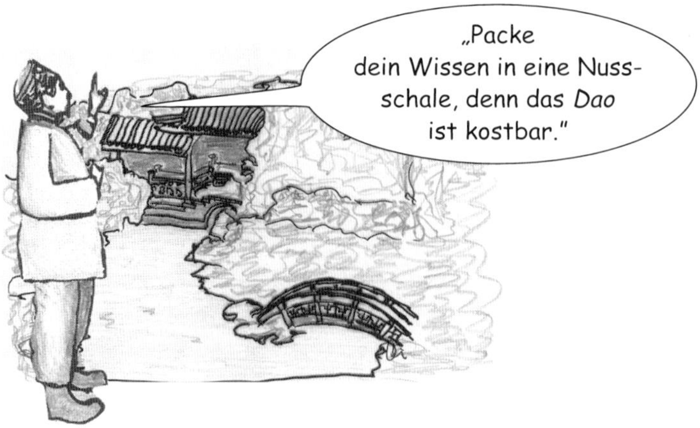
„Packe dein Wissen in eine Nuss-schale, denn das *Dao* ist kostbar."

Die harte Schale der Nuss umgibt den wertvollen Kern. Dieser Kern ist die Quintessenz des Nussbaumes. Er kann sich wieder zu einem solchen entwickeln, wenn die Zeit reif, die Anlage gesund ist und die äußeren Bedingungen stimmen.

Der zweite Teil des Merksatzes ist ein Zitat aus dem Huang Di Nei Jing Su Wen, „Des gelben Kaisers Klassiker des Inneren", einem der wichtigsten Bücher zur klassischen Akupunktur, das bis heute ein Standardwerk der TCM ist:

> „Das *Dao* ist kostbar und darf nur an Schüler weitergegeben werden, die aufrichtig und menschlichem Leiden gegenüber mitfühlend sind. Allein auf diese Weise kann die große Tradition rein und tugendhaft bleiben."

Dao bedeutet „wichtiges Gesetz" oder „eherne Grundregel" und damit so viel wie richtiger und rechter Weg, Lebensweg, zur richtigen Zeit, am richtigen Ort, mit dem richtigen Maß das Richtige tun im Sinne der immer währenden kosmischen Ordnung.

Es unterstreicht die Ernsthaftigkeit und den Anspruch, den die chinesische Medizin für sich fordert. Nur die intensive Beschäftigung mit der TCM unter solchen hohen Anforderungen wird dieser großen östlichen Heilmethode gerecht.

Sie stellt sich damit auf ein der westlichen Medizin ebenbürtiges Niveau.

Sie ist aber nicht ihr Kontrahent, sondern sie ist eine große Erweiterung der medizinischen Möglichkeiten.

Warum ist die TCM oft so schwierig zu verstehen?

Sie hat ihren eigenen, in der östlichen Philosophie verankerten Denkansatz, der uns gerne fremd und seltsam anmutet. Vieles von dem, was nun folgt, ist mit westlichem Verständnis schwer zu begreifen. Sich trotzdem darauf einzulassen, bedeutet einen Gewinn. Viele ungeahnte Möglichkeiten für sich und vor allem die Patienten können entdeckt werden.

Es liegt auch etwas an der Art des Denkens. Westlich geprägte Therapeuten haben die Art der Reduktion, sie sind im Denken sehr kognitiv und analytisch.

Die chinesische Medizin versucht hingegen immer Funktionsbeziehungen herzustellen. Sie betrachtet nicht nur das Einzelne, sondern bezieht auch das Umliegende mit ein. Denn aus Unwesentlichem kann ein wichtiger Hinweis werden.

> Die chinesische Medizin arbeitet nach dem Motto: sowohl – als auch.
> Die westliche Medizin arbeitet hingegen nach dem Motto: entweder – oder.

Und in diesem Spannungsfeld muss sich der Therapeut orientieren.

Gestörtes und Zerstörtes

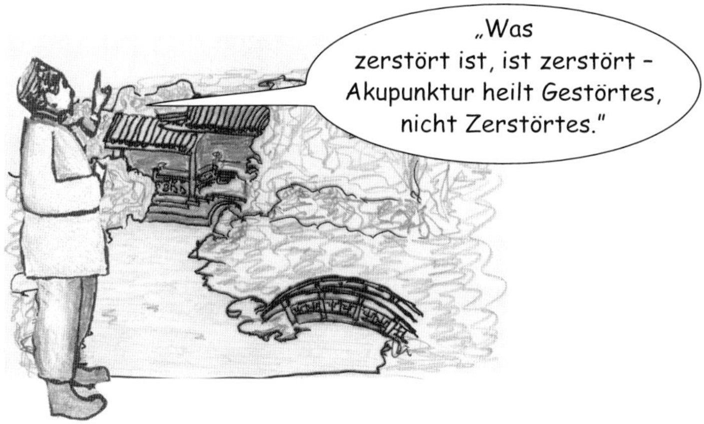
„Was zerstört ist, ist zerstört – Akupunktur heilt Gestörtes, nicht Zerstörtes."

Die Betonung der TCM liegt im Wandel, in der Bewegung, nicht auf der zu einem bestimmten Zeitpunkt gegebenen Struktur.

Damit ist Entstehen, Sein und Vergehen in den großen Kreislauf des Lebens als dem universellen energetischen Geschehen eingebettet.

Ist eine Struktur zerstört, lässt sie sich nur dann mit TCM wiederherstellen, wenn es das chinesische Krankheitsbild, also das entsprechende Muster, zulässt.

Diese Muster wiederum sind nicht im westlichen Sinne starr, ihr wahres Wesen liegt in der Wandlungsfähigkeit der Symptome und Eigenschaften.

Die TCM nimmt mit ihren fünf Arbeitsgebieten

- Akupunktur
- Kräuterheilkunde
- *Qi Gong, Tai Chi*
- Diätetik
- manuelle Verfahren wie *An Mo, Tui Na, Gua Sha*

Einfluss auf diese Muster.

Deren Entwicklungsraum ist ein anderer, ein energetischer, immer basierend auf der Lebensenergie *Qi*. Auch diese Energetik kann nicht nur gestört, sondern auch zerstört sein. So heißt es, ein Mensch kann durchaus – wenn auch nur kurze Zeit – mit wenig Blut überleben. Hat er aber keine Lebensenergie *Qi* mehr, so ist er nicht mehr zu retten.

Damit räume ich mit dem Wunschdenken auf, Akupunktur könne Wunder bewirken. Kann sie nicht. Aber sie arbeitet auf einer anderen Grundlage, eben einer energetischen. Das lässt andere Möglichkeiten zu, diese haben jedoch genauso ihre Grenzen.

Es zeichnet jeden Therapeuten aus, sich nicht nur seiner Möglichkeiten, sondern auch seiner Grenzen bewusst zu sein.

Der Mensch als Ganzes

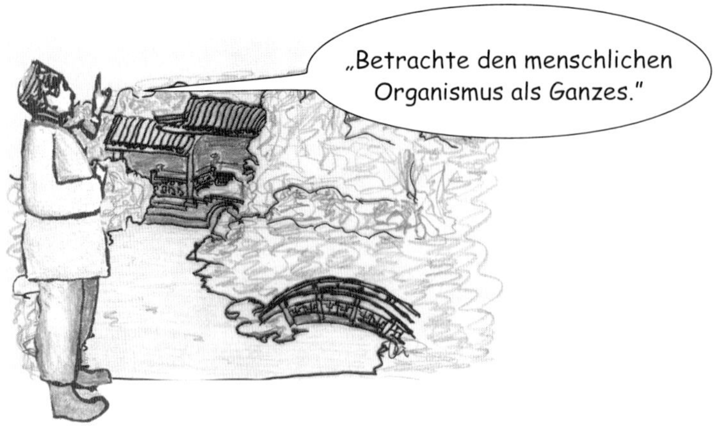

Der menschliche Organismus als Bestandteil der Dreiheit

- Himmel – Mensch – Erde

ist nicht nur Bestandteil der Natur. Er ist auch ein Abbild der Natur im Kleinen und funktioniert in gleichen Gesetzmäßigkeiten.

Darüber hinaus sind einzelne Teile des Körpers repräsentativ für den gesamten Körper.

Dies bildet die Grundlage sowohl für die klassische Körperakupunktur im Allgemeinen und für die Mikroakupunktursysteme (MAPS) im Besonderen, die sich so wieder zu einem Ganzen zusammenfügen. Im Einzelnen spiegelt sich das Ganze wieder. Bezeichnet wird dies gerne auch als Topografie oder Reflexzone.

Auch alte Heilkundige des Westens wussten:

- wie oben – so auch unten
- wie innen – so auch außen.

Zur Akupunktur im Allgemeinen gehören:

- Körperakupunktur
- Französische Ohrakupunktur
- Chinesische Ohrakupunktur
- Chinesische Handakupunktur
- Koreanische Handakupunktur
- Japanische Bauchakupunktur
- Chinesische Kopfakupunktur
- YNSA = Yamamoto's New Scalp Acupuncture
- Reflexzonenmassage
- und andere Systeme.

Da alles als ein Netzwerk von miteinander verbundenen Einzelteilen verstanden und Krankheit als Ungleichgewicht der Harmonie begriffen wird, macht es folgerichtig keinen Sinn, nur einen einzelnen Aspekt des menschlichen Körpers zu behandeln.

Damit zeigt sich die richtige Strategie zur Behandlung gemäß der TCM:

- Die Beschwerden des Patienten, die ihn zum Therapeuten führen, stehen selbstverständlich im Zentrum des Blickfeldes. Diese entstehen aber aufgrund eines energetischen Ungleichgewichts.
- Das energetische Ungleichgewicht ist zu behandeln. Die Diagnostik dieses Ungleichgewichts führt zum Muster der Erkrankung nach TCM-Regeln.

Dieses Muster ist nun nach fünf Prinzipien zu behandeln:

- Akupunktur
- Kräuterheilkunde
- Ernährungsratschläge
- *Qi Gong* oder *Tai Chi*
- physikalische Maßnahmen wie die Massagetechniken *Tui Na* oder *An Mo*.

Vom Glauben und Tun

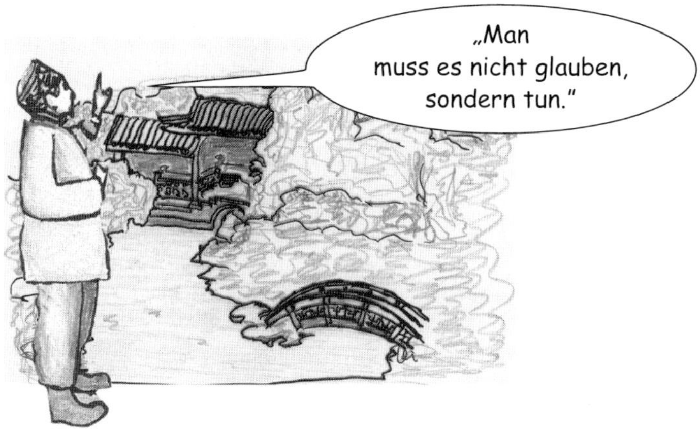

Die Meinung, TCM sei eine esoterische Medizin, wird häufig vertreten, ist aber falsch.

Sie ist eine energetische Medizin. Sie fußt auf dem Vorhandensein und dem Wirken der Lebensenergie *Qi* und weiteren Substanzen, die in allem Lebenden fließt.

Die TCM stellt diesen energetischen Aspekt *Qi* in Beziehung mit dem organischen, ohne letzteren zu verneinen.

Dennoch wird es schwer sein alles zu verstehen, was in der TCM bekannt ist. Doch ist das Entgegenbringen von Vertrauen in deren Methoden sehr berechtigt.

Grundsätzlich sollte das Gelernte kritisch hinterfragt werden. Jedoch sollte der analytisch-kognitive Ansatz immer um die Erfahrung ergänzt werden.

Deswegen muss man nicht glauben, sondern tun und grundsätzlich den analytisch-kognitiven Aspekt mit dem empirischen vereinen.

Von der hohen Kunst des Heilens

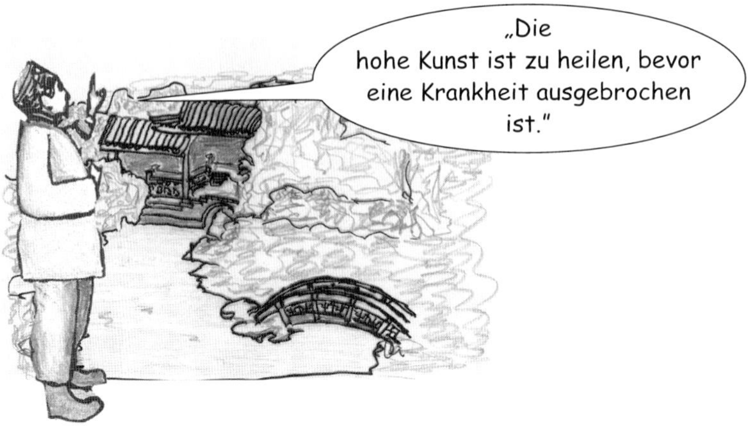
„Die hohe Kunst ist zu heilen, bevor eine Krankheit ausgebrochen ist."

Dieser Merksatz ist wiederum ein Zitat aus dem Huang Di Nei Jing Su Wen.

Von einem guten Arzt wird erwartet, dass er aufgrund der Diagnostik nach den vier Prinzipien, chinesisch *Si Zhen*, im Sinne der TCM die Art und Schwere sowie den Verlauf einer Krankheit vorhersehen kann.

Diese vier diagnostischen Prinzipien sind:

- Inspektion, chinesisch *Wang Zhen*,
- Anamnese, chinesisch *Wen Zhen*,
- Palpation, chinesisch *An Zhen*,
- Hören und Riechen, chinesisch *Wen Zhen*.

Auch in China und somit in der TCM gilt, dass Vorbeugen besser ist als Heilen.

Über Zweige und Wurzeln

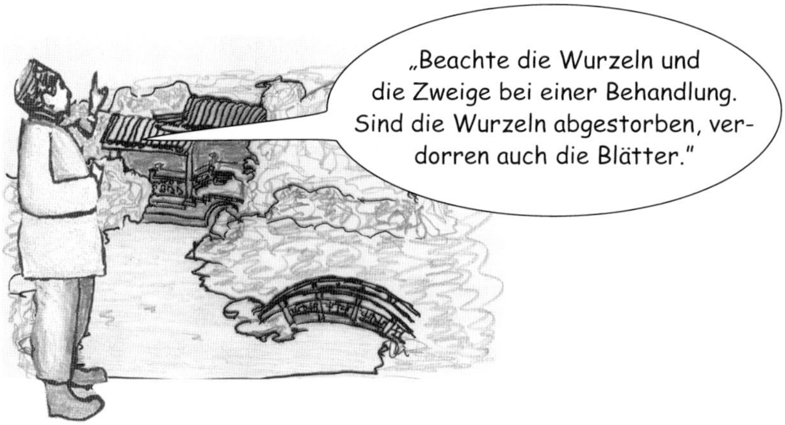
„Beachte die Wurzeln und die Zweige bei einer Behandlung. Sind die Wurzeln abgestorben, verdorren auch die Blätter."

Im Huang Di Nei Jing Su Wen steht in Kapitel 65:

> „Man kann die Krankheit mit einer Wurzel vergleichen: Gute medizinische Heilkunst entspricht dem obersten Zweig einer Pflanze oder gleicht einem Leuchtfeuer. Wird die Wurzel nicht erreicht, können die krankmachenden Ereignisse nicht unter Kontrolle gebracht werden."

Gemeint sind hier alle Lebensumstände, die zu einer Krankheit führen. Es ist also nicht damit getan, nur einen Kranken zu behandeln. Wenn sein soziales Umfeld krankmachend bleibt, wird die Wurzel nicht erreicht. Eine endgültige Heilung ist so nicht zu erwarten.

Eine andere Interpretation spricht von Zweigen als den Symptomen und der Wurzel als Ursache einer Krankheit. Dabei sollte eine Symptombekämpfung immer zwingend mit einer Ursachenbekämpfung einhergehen. Im akuten Fall werden zunächst die Symptome behandelt, dann die Ursachen angegangen.

Es reicht also nicht, die Symptome oberflächig zu heilen. Zu den Wurzeln der Krankheit und somit auch zu deren Ursachen muss vorgedrungen werden.

Beziehungen

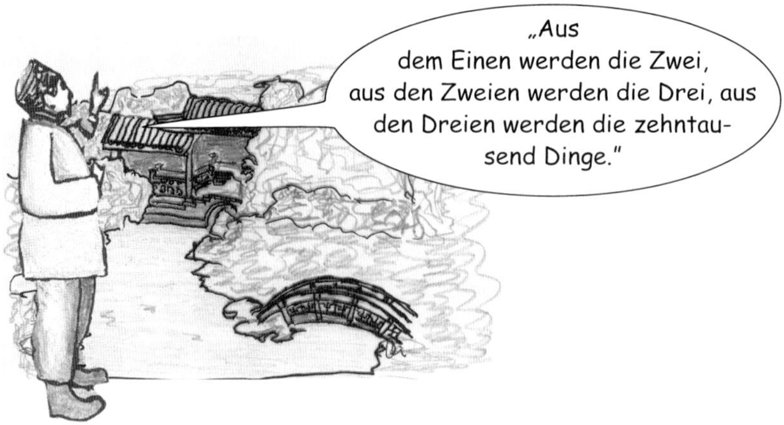
„Aus
dem Einen werden die Zwei,
aus den Zweien werden die Drei, aus
den Dreien werden die zehntau-
send Dinge."

Dieser Merksatz ist einem Zitat aus dem Dao De Jing nachempfunden. Das Dao De Jing wird Lao Zi zugesprochen und gilt als ein epochales Werk der chinesischen Kultur. Solche Schriften sind mit dem Zusatz *Jing* bezeichnet.

Es ist nicht sinnvoll, ein Kardinalsymptom ohne die Beziehung zu den anderen Symptomen zu interpretieren – so macht die Eins die Zwei. Des Weiteren sollten die Symptome in ihrer Anzahl nicht ohne die äußeren Umstände beachtet werden – so wird aus der Zwei die Drei. Weiter können noch viele Beziehungen hergestellt werden, woraus dann die zehntausend Dinge entstehen.

Bei der Analyse und Behandlung sollten immer diese Beziehungen beachtet werden, um Krankheiten zu behandeln.

Es lässt sich aber auch anders diskutieren:

Das Eine ist *Qi*. Aus *Qi* wird die Zwei, das sind *Yin* und *Yang*. Aus der Zwei wird die Drei, z.B. Himmel – Mensch – Erde. Und aus der Drei werden die zehntausend Dinge, die es in der TCM zu beachten gibt.

Yin und *Yang*

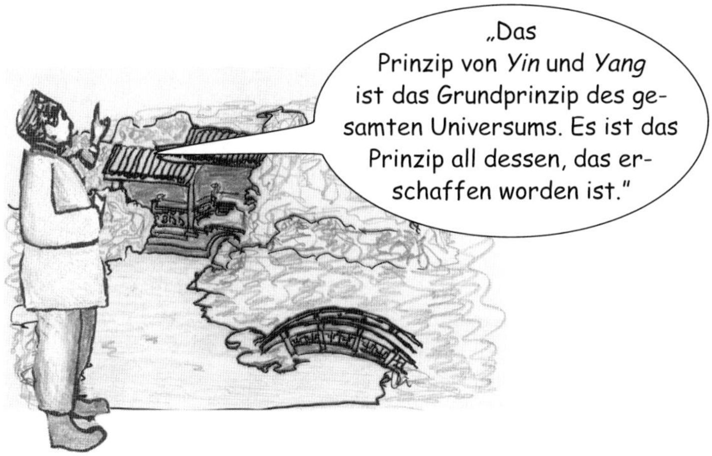
„Das Prinzip von *Yin* und *Yang* ist das Grundprinzip des gesamten Universums. Es ist das Prinzip all dessen, das erschaffen worden ist."

Dieses Zitat stammt aus dem großen Klassiker der Akupunktur, dem Huang Di Nei Jing Su Wen, „Des Gelben Kaisers Klassiker des Inneren", eine beinahe unerschöpfliche Quelle für wichtige Merksätze.

Yin und *Yang* bezeichnen die beiden unterschiedlichen Aspekte einer Sache:

Es ist der Dualismus der TCM.

Yin und *Yang* lassen sich in folgenden Zusammenhängen darstellen:

- Allgemeine Zuordnung
- Raumordnung
- auf den Körper bezogen
- Krankheitsmuster und Pulse
- Organe
- klinische Erscheinungen
- einzelne klinische Symptome
- physiologische Aufgaben.

Allgemeine Zuordnung

Allgemein formuliert kann alles in dieser Welt in *Yin* und *Yang* eingeteilt werden. So stellt sich diese Betrachtung als ein Dualismus dar. Jedoch weniger im Sinne von entweder – oder, sondern eher im Sinne von sowohl – als auch.

In uns sind sowohl *Yang*- als auch *Yin*-Aspekte.

Tab. 1: Allgemeine Zuordnung von *Yang* und *Yin*.

	Yang	***Yin***
in der Natur	Himmel	Erde
Tageszeit	Tag	Nacht
Jahreszeit	Frühling Sommer	Herbst Winter
Geschlecht	männlich	weiblich
Temperatur	heiß	kalt
Gewicht	leicht	schwer
Licht	hell	dunkel
Bewegungsrichtung	nach oben nach außen schnelle, heftige Bewegung	nach unten nach innen eher Stillstand

Raumordnung

In der chinesischen Medizin kann auch der Raum nach *Yin* und *Yang* dargestellt werden.

Tab. 2: Raumordnung nach *Yang* und *Yin*.

Yang	***Yin***
oben	unten
außen	innen
hinten	vorne

Auf den Körper bezogen

Yin und *Yang* können auch als Ordnungssystem für den Körper eingesetzt werden.

Tab. 3: *Yang* und *Yin* als Ordnungssystem für den Körper.

Yang	***Yin***
außen	innen
hinten	vorne
Gefäße und Leitbahnen	Gewebe
Haut und Körperbehaarung	Knochen und Sehnen
Qi	Blut
Abwehr	Aufbau
Geschäftigkeit	Ruhe
Stärke	Schwäche

Krankheitsmuster und Pulse

Auch Krankheitsmuster lassen sich nach dem Grundprinzip von *Yin* und *Yang* darstellen.

Tab. 4: Krankheitsmuster und Pulse nach *Yang* und *Yin*.

	Yang	***Yin***
Muster	außen	innen
	Fülle	Leere
Pulse	schnell	langsam
	oberflächig	tief
	schlüpfrig	rau
	voll	leer
	bewegend wie eine Woge	fein

Organe der TCM = *Zang Fu*

Ein Grundprinzip von *Yin* und *Yang* ist die Darstellung der Organe. Dieses System wird *Zang-Fu*-System genannt und regelt die chinesische Organlehre.

Im Organsystem der TCM stehen die Namen der Organe eher für ein Denkmodell im Hinblick auf die jeweiligen Funktionen, die Strukturkomponente steht nicht im Vordergrund. Die deutschen Bezeichnungen verwirren mehr, als dass sie nützen und werden hier mit den chinesischen Begriffen kombiniert und eingeführt.

Tab. 5: *Yang* und *Yin* im *Zang-Fu*-System.

Yang	***Yin***
Fu-Organe	*Zang*-Organe
Aufgabe: • Aufnahme und Zwischenlagerung der Speisen und Getränke • Weiterleitung und Absorption der Umwandlungsprodukte • Ausscheidung der Abfallprodukte	Aufgabe: • Bildung, Umwandlung, Speicherung, Freisetzung und Regulation der fünf vitalen Substanzen *Qi*, *Xue*, *Jing*, *Jin Ye* und *Shen** (Schreibweise mit * dient zur Unterscheidung von *Shen* Niere)
Pang Guang Blase, Abk. Bl	*Shen* Niere, Abk. Ni
Wei Magen, Abk. Ma	*Pi* Milz, Abk. Mi oder MP (für „Milz-Pankreas")
Dan Gallenblase, Abk. Gb	*Gan* Leber, Abk. Le
Xiao Chang Dünndarm, Abk. Dü	*Xin* Herz, Abk. He
Da Chang Dickdarm, Abk. Di	*Fei* Lunge, Abk. Lu
San Jiao 3 Erwärmer, Abk. 3 E	*Xin Bao* Perikard, Abk. Pe

Die Organe sind nicht mit den aus der westlichen Medizin bekannten Organen und ihren Physiologien identisch, sondern lehnen sich nur daran an. Selbst die theoretische Lage der *Zang-Fu*-Organe wird von ihrem energetisch-funktionalen Aspekt bestimmt, nicht von der tatsächlichen anatomischen Lage im Körper.

Selbstverständlich ist in der chinesischen Medizin die korrekte Anatomie der Organe und Strukturen im westlichen Sinn bekannt, spielt aber für Diagnostik und Therapie nicht die entscheidende Rolle! Dies ist sicher eine der wichtigsten intellektuellen Leistungen, die von einem Therapeuten der modernen Schulmedizin im Studium der TCM geleistet werden muss. Die saubere Trennung von moderner Schulmedizin mit ihren Grundlagen und der TCM mit ihren eigenen Grundlagen ist von größter Wichtigkeit! Diese Trennung darf nicht einer Weltanschauung geopfert werden, was auch immer man für sich als stimmig erachten mag.

Klinische Erscheinungen

Klinische Erscheinungen können ebenfalls nach dem Ordnungsmodell von *Yin* und *Yang* definiert werden.

Tab. 6: Klinische Erscheinungen nach *Yang* und *Yin*.

Yang	*Yin*
Feuer	Wasser
heiß	kalt
rastlos, unruhig	ruhig
trocken	feucht
hart	weich
Erregung	Hemmung
schnell	langsam
nicht-substanziell	substanziell
Transformation, Wandel	Speicherung, Erhaltung

Einzelne klinische Symptome

Klinische Symptome unterliegen dem Ordnungssystem von *Yin* und *Yang*.

Tab. 7: Klinische Symptome nach *Yang* und *Yin*.

Yang	*Yin*
akute Krankheit	chronische Krankheit
alles rasch	alles eher langsam, schleichend
alles heiß, unruhig	alles eher kalt, ruhig
laute Stimme	leise Stimme
heftige Atmung	Atmung eher ruhig

Physiologische Aufgaben von *Yin* und *Yang* in der TCM

Einer der wichtigsten Aspekte der Darstellung von *Yin* und *Yang* ist die physiologische Zuordnung. Ohne dieses Grundverständnis kann kaum eine sinnvolle Klassifizierung der Muster/Syndrome erfolgen.

Tab. 8: Physiologie von *Yin*.

Yin	
Physiologie	**Pathologie bei Mangel**
befeuchten	• alles eher trocken • Durst • spärlicher Urin • harter Stuhl, Kotsteine
hemmen	• verbal enthemmt • sexuell enthemmt • Patienten bleiben nicht lange bei einem Therapeuten
kühlen	• alles eher warm/heiß • Hitze der fünf Flächen: Hände, Füße und Gesicht
Struktur	• Strukturverlust, Nekrosen, Ektomien häufig nach Operationen • hagere, dünne Typen • schlimmer nachmittags oder nachts
Zungenkörper	• rot, „rindfleischfarben" • eher schlank • beim Herausstrecken Zittern • evtl. Längs- oder Querrisse
Zungenbelag	• keiner

Tab. 9: Physiologie von *Yang*.

Yang	
Physiologie	**Pathologie bei Mangel**
trocknen	• Urin reichlich, hell • Stühle eher unförmig bis Durchfall
wärmen	• marmorierte Haut • frösteln • Gefühlskälte • Kältegefühl an Füßen, Extremitäten
bewegen	• Mangel an Bewegung kann zu Durchblutungsstörungen führen • Müdigkeit • Lustlosigkeit • Lethargie
umwandeln	• unförmige Stühle • häufiger Stuhldrang • schlimmer frühmorgens bis mittags
Zungenkörper	• blass, „putenfleischfarben" • Form eher zu groß • eher dick • Zahneindrücke
Zungenbelag	• keiner oder wenig • weiß

Die Wandelbarkeit von *Yin* und *Yang*

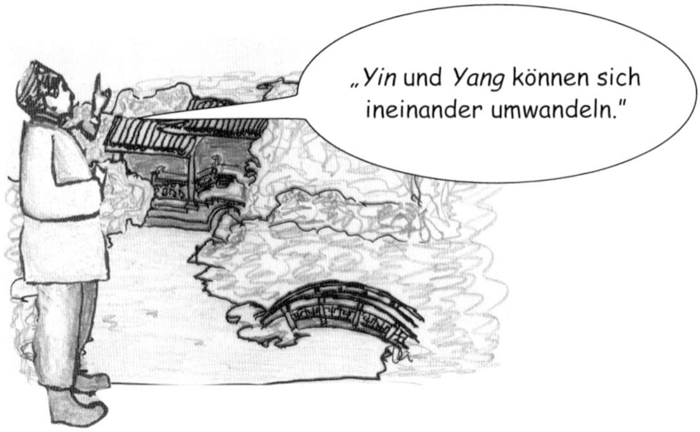

Im Huang Di Nei Jing Su Wen steht:

> „Extreme Hitze (*Yang*) oder extreme Kälte (*Yin*) wandeln sich in ihr Gegenteil."

Aus einem Samenkorn, *Yin*, kann ein ausgewachsener Baum, *Yang*, werden.

Der Baum *Yang* bringt wiederum Früchte hervor, diese sind *Yin*.

Das zeigt, dass sich *Yin* in *Yang* und *Yang* in *Yin* umwandeln können. In folgendem Zusammenhang wird dies noch interessanter:

Werden *Yin* und *Yang* im Sinne eines grenzenlosen Ineinanderfließens, respektive eines großen Kreislaufs betrachtet, so kann man

- von *Yin* im *Yin*, dem großen *Yin* oder *Tai Yin*,
- von *Yang* im *Yin*, dem kleinen *Yin* oder *Shao Yin*,
- von *Yin* im *Yang*, dem kleinen *Yang* oder *Shao Yang*,
- von *Yang* im *Yang*, dem großen *Yang* oder *Tai Yang*,

reden.

Folgende Wandlungstendenzen kann man feststellen:

- Großes *Yang*, chinesisch *Tai Yang*, hat die Tendenz, sich in *Yin* umzuwandeln.
- Großes *Yin*, chinesisch *Tai Yin*, hat die Tendenz, sich in *Yang* umzuwandeln.
- Kleines *Yin*, chinesisch *Shao Yin*, und kleines *Yang*, chinesisch *Shao Yang*, haben diese Tendenz nicht. Sie werden deswegen in der Literatur auch als „fixiertes *Yin*", respektive „fixiertes *Yang*", bezeichnet.

Das Schaubild in Form einer Waage soll dies nochmals verdeutlichen:

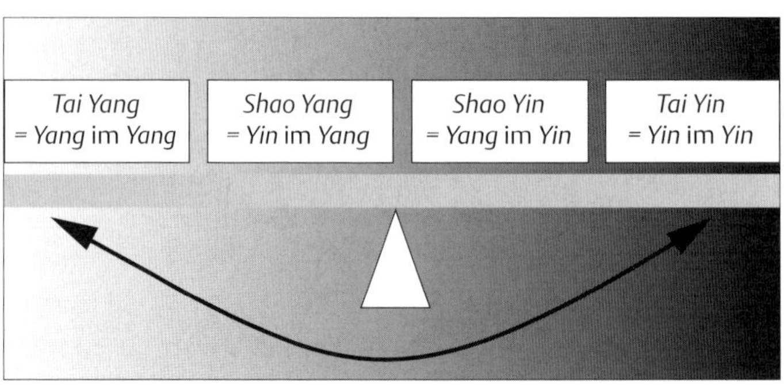

Abb. 1: Wandlungstendenzen von *Yang* und *Yin*.

Vom Teilen und Trennen

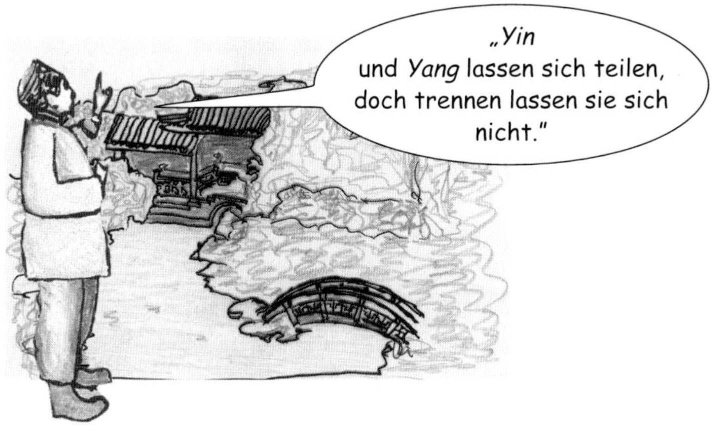
„Yin
und *Yang* lassen sich teilen,
doch trennen lassen sie sich
nicht."

Yin und *Yang* sind die verschiedenen Seiten eines Hügels, eines Phänomens.

Die *Yin*- und *Yang*-Aspekte einer Sache lassen sich getrennt betrachten, studieren und untersuchen. Sie sind jedoch untrennbar miteinander und mit dem jeweiligen Phänomen verbunden, das es zu betrachten gilt.

Hier kommt das schon einmal am Anfang über die Grundzüge der chinesischen Denkweise Erwähnte ganz deutlich zum Ausdruck: Nicht *Yin* oder *Yang* für sich sind als Einzelnes wichtig oder gar ein eigenes Subjekt – sie definieren sich immer erst in der Beziehung zueinander und zum betrachteten Phänomen.

Ein Beispiel macht das deutlich:

Bewegung an sich ist ein *Yang*-Aspekt im Vergleich zur Ruhe.

Eine Abwärtsbewegung ist ein *Yin*-Aspekt der Bewegung im Vergleich zu einer Aufwärtsbewegung, diese wiederum ist *Yang*. Man kann also formulieren, dass eine Abwärtsbewegung *Yin* im *Yang* ist, während eine Aufwärtsbewegung *Yang* im *Yang* ist.

Dieser sprachliche Gebrauch ist häufig und wird in vielfältigster Weise immer wieder benutzt.

Vom Gleichgewicht

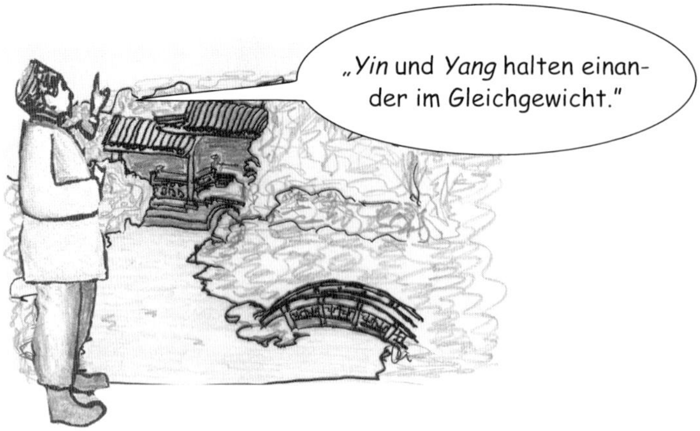

Im Huang Di Nei Jing Su Wen steht:

> „Ein Überschuss an *Yang* führt zu einer Schwäche des *Yin*, ein Überschuss des *Yin* zu einer Schwäche des *Yang*. Herrscht *Yang* vor, ist Hitze da, herrscht *Yin* vor, ist Kälte da."

Sind *Yin* und *Yang* im Gleichgewicht, ist der Mensch gesund. Die Schwäche des einen führt unmittelbar zur relativen Stärke des anderen und umgekehrt.

Yang kann als Dynamik und *Yin* als Struktur dargestellt werden. Ein Überfluss an *Yang*, hier z. B. der Dynamik, kann *Yin*, die Struktur verbrauchen.

Ein Beispiel dafür: Ein Mofa ist für eine Geschwindigkeit von rund 25 km/h ausgelegt. Sollte nun der Treibstoff *Yang* etwas modifiziert werden, sodass das Mofa 45 km/h fahren kann, wird *Yin*, die Struktur, geschädigt werden.

Damit nun der Motor nicht erhitzt, könnte man diesen kühlen, was sicher bei einem Mofa aufgrund des zu großen Aufwands scheitern würde.

In der TCM kann daraus das alte Therapie-Prinzip abgeleitet werden:

- Hitze wird mit Kälte behandelt und Kälte mit Hitze.

Disharmonie ist Krankheit

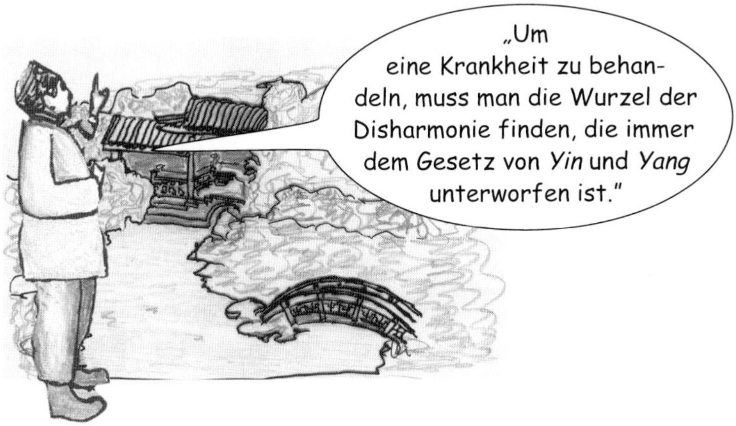
„Um eine Krankheit zu behandeln, muss man die Wurzel der Disharmonie finden, die immer dem Gesetz von *Yin* und *Yang* unterworfen ist."

Dies ist die therapeutische Maxime der Behandlung in der TCM aus dem Huang Di Nei Jing Su Wen.

In diesem Klassiker der Akupunktur wird immer wieder auf die Korrelation zwischen der Natur als Makrokosmos und dem Menschen als Mikrokosmos verwiesen, die durch die Gesetzmäßigkeiten der Natur untrennbar miteinander verbunden sind.

Das Grundverständnis in der TCM ist dabei die Dreiteilung in Himmel – Mensch – Erde:

Himmel ist *Yang*, das ist oben und klar.

Mensch ist *Yin* und *Yang* im Gleichgewicht und befindet sich in der Mitte.

Erde ist *Yin*, das ist unten und trüb.

Die Schwierigkeit der Übertragung des bildhaften Verständnisses der chinesischen Sprache soll hier beispielhaft an den beiden Begriffen klar und trüb vorgestellt werden:

Klar (chin.: *qing*, engl.: clear) ist ein häufig gebrauchtes Adjektiv zur Beschreibung eines *Yang*-Aspektes. Hier ist es die Vorstellung von klar, immateriell, rein, leicht, beweglich.

Trüb (chin.: *zhuo*, engl.: turbid) ist ein häufig gebrauchtes Adjektiv zur Beschreibung des *Yin*-Aspektes. Es beinhaltet die Vorstellung von unten, viskös, schwer, verdichtet, fest.

Beide Adjektive werden also nicht im deutschen Sinne präzise für ein physikalisches Phänomen verwendet, sondern dienen der bildhaften Umschreibung eines Zustandes in Bezug auf die jeweilige Situation. Aus dem Bezug heraus wird das Gesagte präzise – der Begriff allein ist leider vieldeutig.

Das ist ein weiterer Grundaspekt der chinesischen Denkweise, der sich auch in der Sprache wiederfindet: Der einzelne Begriff, ein Symbol, ein Schriftzeichen für sich mag vieldeutig und undifferenziert erscheinen, in seinem Kontext bekommt er eine glasklare Bedeutung.

Ähnlich verhält es sich mit der Suche nach dem richtigen Muster einer Krankheit im Sinne der TCM:

Erst die Gegenüberstellung verschiedener Syndrome, Funktionen, Symptome und das Zusammenbringen in ihrem jeweiligen Kontext führen uns schließlich zum Ziel. Dabei ist nichts gänzlich ohne *Yin* oder *Yang*. Alles hat einen *Yin*- und einen *Yang*-Aspekt.

Das Zusammenspiel von *Yin* und *Yang*

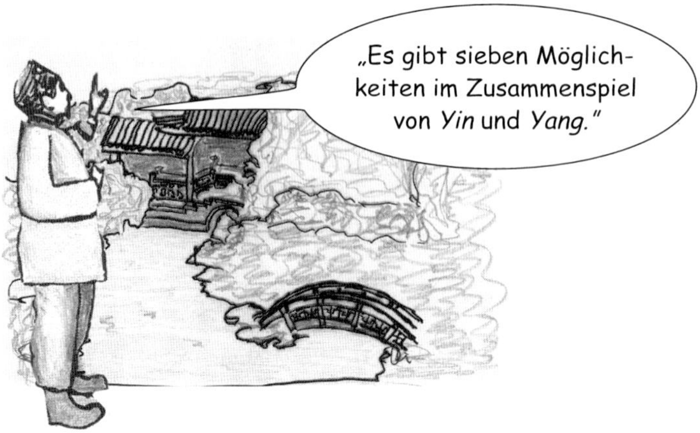

Die sieben Möglichkeiten im Zusammenspiel von *Yin* und *Yang* bestehen aus:

- Drei Formen des Gleichgewichtes,
- vier Formen des Ungleichgewichtes.

Die drei Formen, in denen *Yin* und *Yang* im Gleichgewicht stehen, sind:

- Der Gleichgewichtzustand auf maximalem Energie-(*Qi*-)Niveau. Dieser stellt den Idealzustand dar, der wohl nie erreicht wird.
- Der Gleichgewichtszustand auf etwas niedrigerem Energie-(*Qi*-)Niveau. Dieser stellt einen realistischen Zustand dar, der mit dem Begriff Gesundheit zu bezeichnen wäre.
- Der Gleichgewichtszustand auf niedrigem Energie-(*Qi*-)Niveau. Dieser bedeutet bereits ein energetisches Krankheitsbild, den *Qi*-Mangel.

Bei einem *Qi*-Mangel sind die physiologischen Funktionen von *Qi*, nämlich
- umwandeln
- transportieren

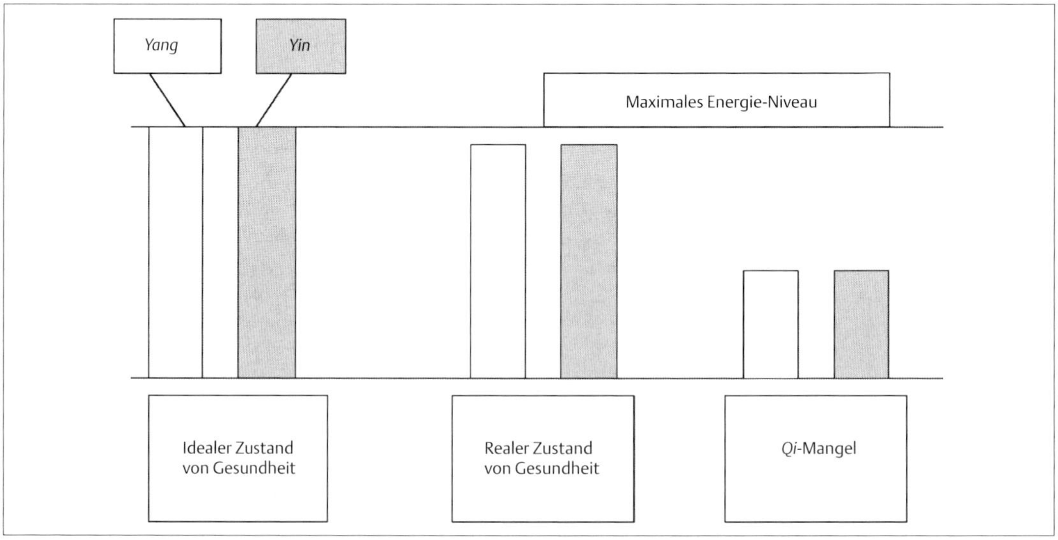

Abb. 2: Die drei Zustände, in denen *Yin* und *Yang* zueinander im Gleichgewicht stehen.

- halten
- heben
- schützen
- wärmen

nur noch eingeschränkt vorhanden.

Der reale Zustand der Gesundheit besteht aus einem physiologischen Mangel an *Qi* und dessen Teilaspekte von *Yin* und *Yang*. Dies ist der Zustand bei ausreichendem Gefühl von Gesundheit und Wohlbefinden.

Der *Qi*-Mangel hingegen zeigt deutliche Spuren von Missempfindungen, Leiden oder Krankheit an.

Die vier Formen des Ungleichgewichtes von *Yin* und *Yang* ergeben sich in Bezug zu einem allgemeinen Energie-Niveau.

Gemäß diesen vier Formen des Ungleichgewichts lassen sich nun zwanglos jeweilige Therapiestrategien formulieren:

Bei *Yin*-Fülle:

- *Yin*-Fülle beseitigen, *Yin* zerstreuen.

Bei *Yang*-Fülle:

- *Yang*-Fülle beseitigen, *Yang* zerstreuen.

Bei *Yin*-Leere:

- *Yin* stärken, *Yin* tonisieren.

Bei *Yang*-Leere:

- *Yang* stärken, *Yang* tonisieren.

So einfach diese Zusammenhänge sind, ergeben sich daraus entscheidende Unterschiede im therapeutischen Ansatz in der Praxis.

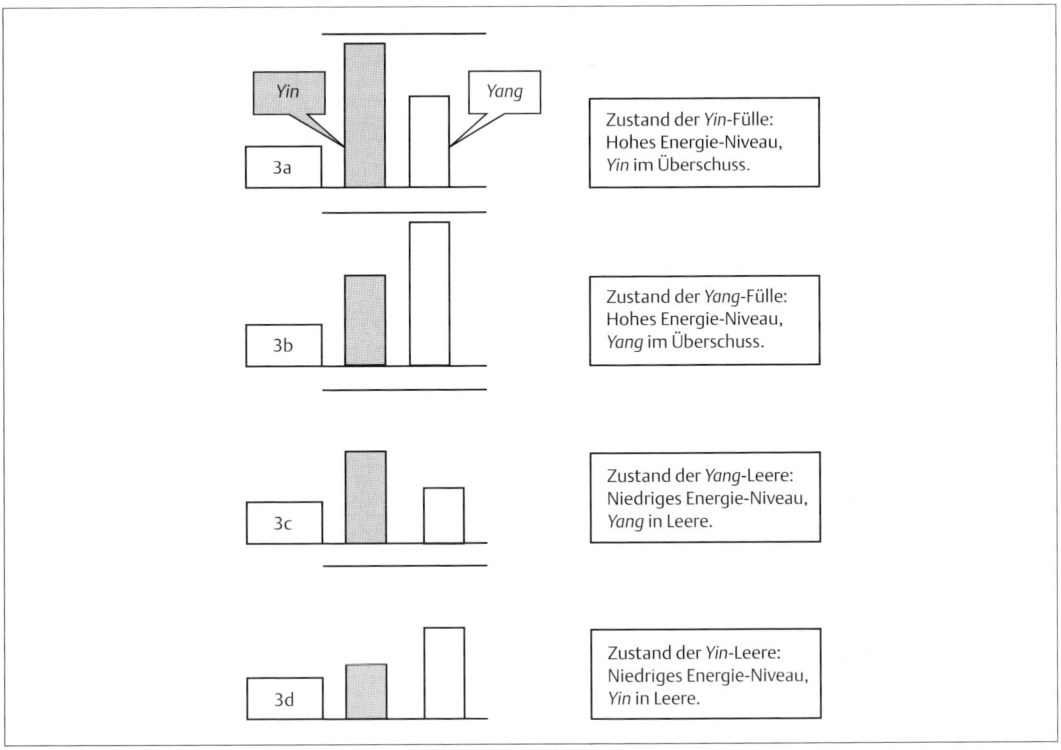

Abb. 3a–d: Die vier Formen des Ungleichgewichtes von *Yang* und *Yin*.

Die fünf Elementarphasen

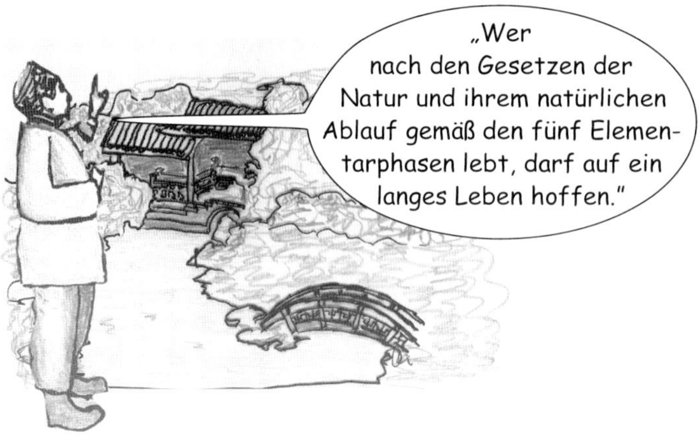
„Wer nach den Gesetzen der Natur und ihrem natürlichen Ablauf gemäß den fünf Elementarphasen lebt, darf auf ein langes Leben hoffen."

Im Huang Di Nei Jing Su Wen wird dem Gesetz der fünf Elementarphasen große Bedeutung beigemessen.

In der chinesischen Philosophie hat sich das Denkmodell der fünf Elementarphasen entwickelt, die auch fünf Wandlungsphasen oder fünf Elemente in der westlichen Literatur genannt werden.

Wer nach den Gesetzen der Natur lebt, kann lange und gesund leben, heißt es dort an unzähligen Stellen. Insbesondere wird immer wieder auf die Wichtigkeit hingewiesen, im Einklang mit der Natur und den Jahreszeiten zu leben.

Die fünf Elementarphasen sind jedoch nur eines von mehreren Systemen, nach denen heute in der modernen TCM diagnostiziert und therapiert wird. Es wird – wie eine Modeerscheinung – zurzeit viel zu sehr in den Mittelpunkt von Diskussionen gerückt zu Lasten der anderen Denkmodelle wie dem *Zang-Fu*-System, 4- oder 6-Schichten-Modell und mehr.

Für die Ernährungslehre und die Kräuterheilkunde ebenso wie in der Psychologie hat es seinen Stellenwert und wird sehr geschätzt. Wer die Möglichkeit zur Verfeinerung der Therapiemethoden sucht, findet sicher in diesen Gesetzmäßigkeiten Anregungen, führend jedoch bleibt für die TCM das *Zang-Fu*-System.

Das Denkmodell der fünf Elementarphasen diente und dient zur Definition festgelegter Gesetzmäßigkeiten des Wandels in der Natur.

Die fünf Elementarphasen sind:

- Wasser, chinesisch *Shui*,
- Holz, chinesisch *Mu*,
- Feuer, chinesisch *Huo*,
- Erde, chinesisch *Tu*,
- Metall, chinesisch *Jin*.

Diese Elementarphasen stehen in einer bestimmten Reihenfolge zueinander und markieren jeweils Eckpunkte oder Reinzustände innerhalb des Verlaufs einer kontinuierlichen Wandlung. Es werden unterschieden:

Für den normalen, natürlichen Ablauf:

- Hervorbringungssequenz
- Kontrollsequenz.

Für Störungen oder pathologische Erklärungen:

- Verachtungs- oder Beleidigungssequenz
- Überwindungssequenz.

Für einige besondere Erklärungen im natürlichen Verlauf:

- Kosmologische Sequenz.

Hervorbringungssequenz

In der Hervorbringungssequenz, chinesisch *xiang sheng*, bringt eine Elementarphase die nächste hervor.

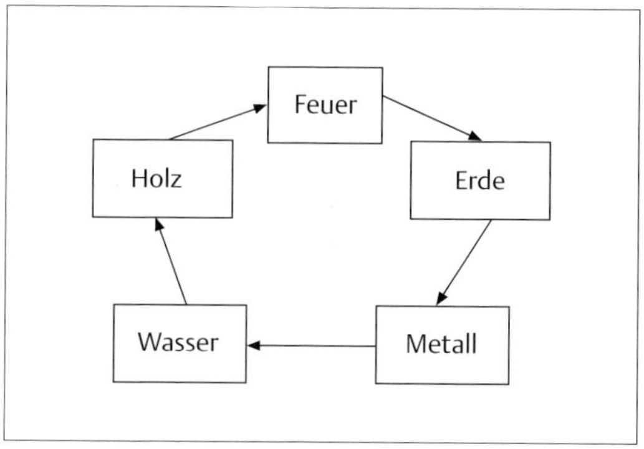

Abb. 4: Hervorbringungssequenz

Kontrollsequenz

Darüber hinaus kontrolliert in der Kontrollsequenz, chinesisch *xiang ke*, eine Elementarphase eine andere, ebenfalls in einer festgelegten Reihenfolge.

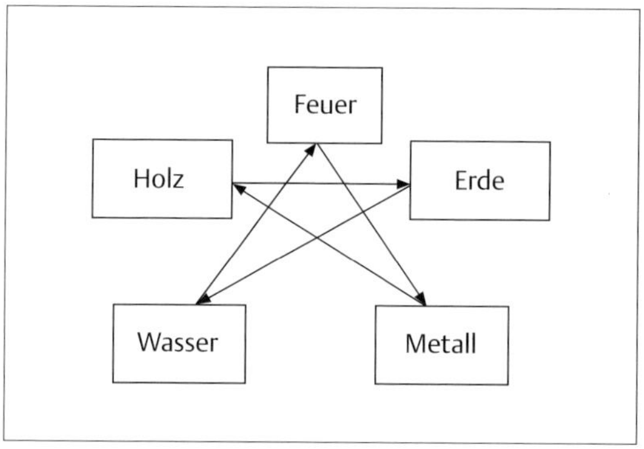

Abb. 5: Kontrollsequenz

Verachtungssequenz

Um abnorme Beziehungen der Elementarphasen zu beschreiben, wird die Verachtungs- oder Beleidigungssequenz, chinesisch *xiang wu*, verwendet.

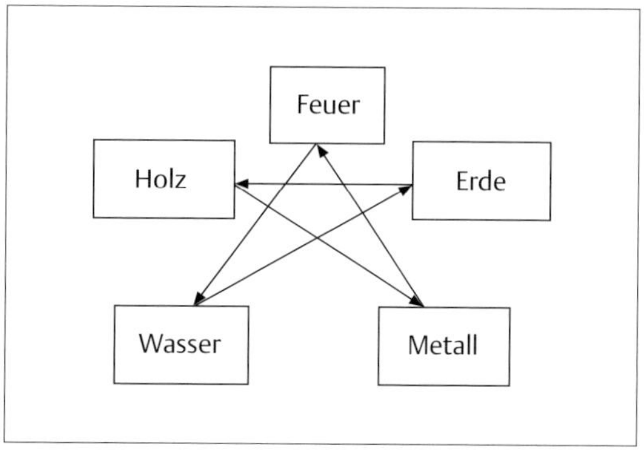

Abb. 6: Verachtungssequenz

Überwindungssequenz

Die Überwindungssequenz, chinesisch *xiang cheng*, folgt der gleichen Reihenfolge wie die Kontrollsequenz, jedoch überkontrolliert hier eine Elementarphase die andere.

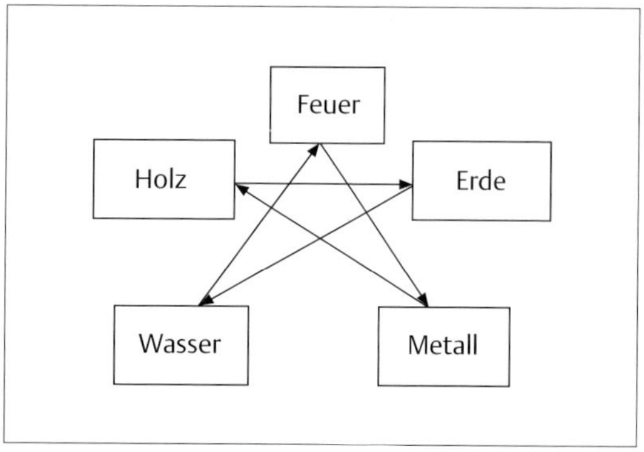

Abb. 7: Überwindungssequenz

Kosmologische Sequenz

Für einige Erklärungen wird auch die kosmologische Sequenz herangezogen. Hier sind den Elementarphasen beispielhaft die Jahreszeiten zugeordnet, wobei hier die Erde im Mittelpunkt steht und immer das Ende einer jeden anderen Elementarphase bildet, in diesem Falle also der jeweiligen Jahreszeit. Das Schaubild zeigt den Ablauf.

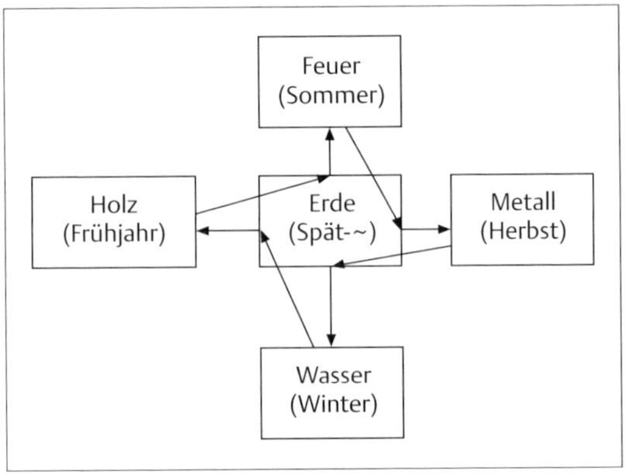

Abb. 8: Kosmologische Sequenz

Zuordnungstabelle Elementarphasen

Tab. 10: Zuordnungstabelle der Elementarphasen.

	Holz	Feuer	Erde	Metall	Wasser
Geschmack	sauer	bitter	süß	scharf	salzig
Farbe	grünblau	rot	gelb	weiß	schwarz
Prozess	Entstehung	Wachstum	Umwandlung	Ernte, Zurückziehen	Speicherung
klimatischer Faktor	Wind	Sommerhitze	Feuchtigkeit	Trockenheit	Kälte
Himmelsrichtung	Osten	Süden	Mitte	Westen	Norden
Jahreszeit	Frühling	Sommer	Ende jeder anderen Jahreszeit	Herbst	Winter
Zahl	8	7	5	9	6
Yin-Yang	kleines *Yang*	äußerstes *Yang*	Mitte	kleines *Yin*	äußerstes Yin
***Fu*-Organ**	*Gan* = Leber	*Xin* = Herz	*Pi* = Milz	*Fei* = Lunge	*Shen* = Niere
***Zang*-Organ**	*Dan* = Gallenblase	*Xiao Chang* = Dünndarm	*Wei* = Magen	*Da Chang* = Dickdarm	*Pang Guang* = Blase
Sinnesorgan („Öffner")	Auge	Zunge	Mund	Nase	Ohr
Gewebe	Sehnen	Gefäße	Muskeln	Haut und Körperbehaarung	Knochen
äußerlich-kosmetisch	Nägel	Gesichtsteint	Lippen	Körperbehaarung	Kopfbehaarung
Sekrete	Tränen	Schweiß	Speichel aus dem Bereich der Backen, der nachts aus den Mundwinkeln fließt, Geifer, Sabber	Nasenschleim, Rotz	Speichel aus dem Bereich unter der Zunge
Puls-Empfindung	saitenförmig	aufwallend	gemäßigt	flaumig	wie ein Stein
Emotionen	Zorn	Freude	Grübeln	Traurigkeit	Angst
Laute	schreien	lachen	singen	weinen	stöhnen

Mutter und Kind

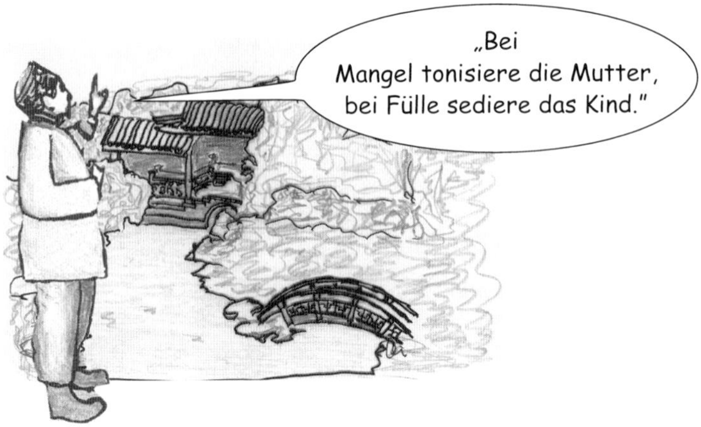
„Bei
Mangel tonisiere die Mutter,
bei Fülle sediere das Kind."

Diese Regel stammt aus der Behandlung gemäß der fünf Elementarphasen und beinhaltet deren wichtigstes Prinzip. Jede Elementarphase ist dabei die Mutter der folgenden und das Kind der vorhergehenden Elementarphase.

Der Behandlung gemäß der acht Prinzipien und der einzelnen Funktionen der Punkte im *Zang-Fu*-System wird heute in der Klinik der Vorzug gegeben.

Dennoch kann dieser Merksatz in einigen Spezialfällen, von Diätetik bis hin zur Akupunktur, nach den offenen Punkten angewendet werden und soll hier in kürzester Form der Vollständigkeit halber angesprochen werden:

- Holz (Le/Gb) ist Kind des Wassers (Ni/Bl) und Mutter des Feuers (He/Dü).
- Feuer (He/Dü) ist Kind des Holzes (Le/Gb) und Mutter der Erde (MP/Ma).
- Erde (MP/Ma) ist Kind des Feuers (He/Dü) und Mutter des Metalls (Lu/Di).
- Metall (Lu/Di) ist Kind der Erde (MP/Ma) und Mutter des Wassers (Ni/Bl).
- Wasser (Ni/Bl) ist Kind des Metalls (Lu/Di) und Mutter des Holzes (Le/Gb).

2 Lebenssubstanzen

Folgende Lebenssubstanzen der TCM sind bekannt:

- *Qi*
- *Jing*
- *Xue*
- *Shen**
- *Jin Ye.*

Eine Schwierigkeit in Texten zur chinesischen Medizin besteht darin, diese Terminologie adäquat ins Deutsche zu übersetzen.

Diese Lebenssubstanzen sind der Garant für einen gesunden Organismus. Werden sie jedoch in ihrer eigenen Harmonie gestört und kommen ins Ungleichgewicht, so entstehen Krankheitssymptome. Bei Verlust kommt es zum Tode.

Eine große Anzahl von Merksätzen hat sich um die Lebenssubstanzen etabliert und wird hier dargestellt.

Hinweis!

Um in diesem Buch *Shen**, die mentalen Fähigkeiten, eindeutig zu kennzeichnen, haben wir dieses *Shen* mit * markiert.

Zum Leben brauchen wir Substanzen

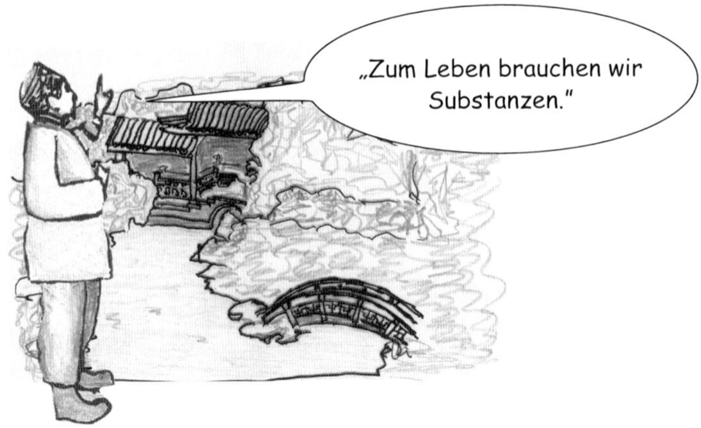

Die TCM hat eine klare Vorstellung der Lebenssubstanzen.

Gemäß der *Yin-* und *Yang*-Einteilung aller natürlichen Phänomene gibt es die Möglichkeit, diese Lebenssubstanzen dementsprechend darzustellen.

Yang-aktive Lebenssubstanzen sind:

- *Qi*, das Vital- oder Aktivpotenzial,
- *Jing*, die Essenz als Grundlage des Lebens,
- *Shen**, als die geistige Vitalität.

Yin-aktive Lebenssubstanzen sind:

- *Xue*, das Blut,
- *Jin Ye*, die Körperflüssigkeiten.

Sind die Lebenssubstanzen

- ausreichend im Körper vorhanden,
- können diese frei und ungehindert fließen,
- sind die *Yin-* und *Yang*-Anteile harmonisch,

so ist der Organismus gesund.

Bei Verbrauch der Lebenssubstanzen werden sich Krankheitssymptome zeigen. Bei einem Verlust der Lebenssubstanzen kommt es unweigerlich zum Tode.

So sind die Substanzen die Grundlage des Lebens!

Die Harmonie der Lebenssubstanzen

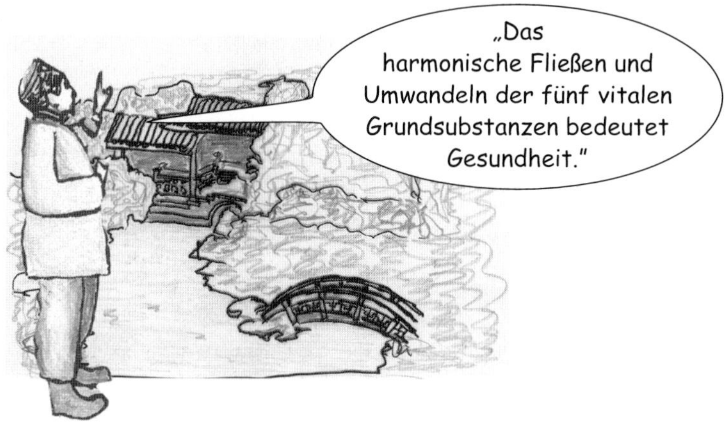
„Das harmonische Fließen und Umwandeln der fünf vitalen Grundsubstanzen bedeutet Gesundheit."

In diesem Merksatz werden gleich mehrere Aspekte der chinesischen Medizin angesprochen:

- Harmonie,
- Fließen und Umwandeln,
- die fünf vitalen Grundsubstanzen, auch Lebenssubstanzen genannt.

Harmonie

Alles Streben im Denken und Handeln sollte nach chinesischem Grundverständnis auf das Erlangen oder die Erhaltung von Harmonie zielen. Erst in Harmonie ist ein beschauliches Leben in Ruhe und Gelassenheit möglich. Jegliche Disharmonie bedeutet Unruhe, Unglück oder im medizinischen Sinne Krankheit. Der füllige, lachende Buddha, wie er in China oft zu sehen ist, steht hier sinnbildlich für das Streben nach Harmonie.

Fließen

Ein ruhiges Fließen in Harmonie entspricht dem Wesen der Natur. Ein Fluss, dessen Oberfläche ruhig ist wie ein Spiegel und sich trotzdem sanft bewegt, ist das Idealbild. Ist der Fluss behindert, können daraus Krankheiten entstehen.

Umwandeln

Alles wandelt sich, jedoch nach festgelegten Gesetzmäßigkeiten in der chinesischen Medizin. Generationen von Philosophen haben sich mit dem Wandel befasst. Das Yi Jing, das Buch der Wandlungen, gilt als eines der Grundsatzwerke der chinesischen Kultur. Können sich Substanzen nicht wandeln, kann es zu Krankheit kommen.

Die fünf vitalen Grundsubstanzen

Sie sind ein Kernbegriff der chinesischen Medizin. Dabei ist die Übersetzung „Substanz" verwirrend, denn diese „Substanzen" können von immateriell-energetische bis materiell-feste Eigenschaften haben.

Substanzen können immateriell-energetisch sein, wie die Vorstellungsinhalte beim Begriff *Shen**.

Substanzen können materiell-feste Eigenschaften besitzen, wie beim Begriff *Xue*.

Diese Substanzen sind – wie alles in der TCM – wandel- und umwandelbar. Hinzu kommt, dass die jeweiligen funktionalen Aspekte den begrifflichen Mittelpunkt darstellen, vereinfacht ausgedrückt passt der Begriff „Denkmodell" hier gut.

Qi, das Vital- oder Aktivpotenzial

Qi wird mit Energie übersetzt. *Qi* bedeutet Energie, die sowohl nicht materieller als auch mit Materie verbundener Natur sein kann – der Übergang vom einen zum anderen ist fließend. Im Schriftzeichen für *Qi* sind das Symbol für Luft und das Symbol für gekochten Reis enthalten, beides sind Quellen des lebensspendenden *Qi*. Hierzulande wird gerne die Bezeichnung „Vitalenergie" gebraucht, da diese Form der Energie aus der Nahrung und Atmung entsteht und somit unsere Vitalität anzeigt.

Xue, das Blut

Xue wird übersetzt mit Blut, beinhaltet aber eher das Verständnis der Blutfunktionen und nur in eingeschränktem Maße unseren westlichen Begriff „Blut".

Jing, die Essenz

Jing wird mit Essenz oder Quintessenz übersetzt und ist verantwortlich für Wachstum, Entwicklung und Reproduktion. Da die Qualitäten Reproduktion, Entwicklung und Wachstum sehr viel mit Vererbung zu tun haben, steht *Jing* hier in enger Verbindung. Nach modernen Gesichtspunkten könnte *Jing* auch mit Konstitution im Sinne von Veranlagung oder Beschaffenheit zu tun haben.

*Shen**, der Geist

*Shen** wird meist mit Geist übersetzt, es belebt Körper und Bewusstsein.

Der Begriff Geist kann in vielerlei Hinsicht sprachlich dargestellt werden:

- Geist-voll
- geist-reich
- Geist-er
- der Geist möge über uns kommen.

Somit hat der Begriff *Shen** sowohl eine kognitive, analytische Dimension, kann aber auch im Sinne von esoterisch-spirituell gesehen werden.

Jin Ye, die Körpersäfte

Jin Ye wird mit „Körpersäfte" übersetzt, dabei steht *Jin* für die klaren und leichteren Flüssigkeiten des Körpers, *Ye* eher für die trüben und schwereren, viskösen Flüssigkeiten.

Diese fünf Grundsubstanzen stehen in enger Beziehung zueinander und zu den Organsystemen, wie sie die TCM versteht, also dem *Zang Fu*.

> Das *Zang-Fu*-System darf nicht mit unserem westlichen Verständnis von Organen verwechselt werden.

Das *Zang-Fu*-System beinhaltet in der TCM vielmehr Funktionen, die mit Organsystemen verbunden sind. Diese Organsysteme sind darüber hinaus eigenständig definiert, sodass der deutsche Name, z.B. „Leber", für das Organsystem *Gan* in der Regel mehr Verwirrung stiftet, als Klarheit schafft. Moderne Autoren greifen deswegen wieder häufig auf die chinesische Bezeichnung zurück.

Tab. 11: Beziehung der fünf Grundsubstanzen zum *Zang-Fu*-System.

Substanz	Deutsche Bezeichnung	*Zang Fu*	Deutsche Bezeichnung
Qi	Vitalenergie	*Fei*	Lunge
Xue	Blut	*Gan*	Leber
Jing	Essenz	*Shen*	Niere
*Shen**	Geist, im Sinne von geistvoll	*Xin*	Herz
Jin Ye	Körperflüssigkeiten	*Pi*	Milz

Qi

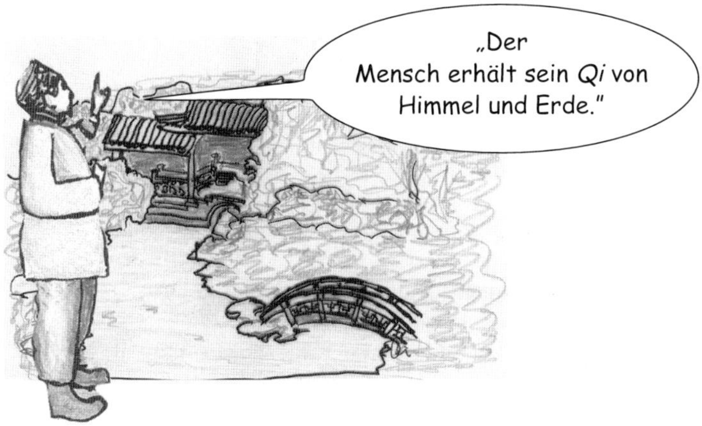

Dieses Zitat stammt wieder einmal aus dem Huang Di Nei Jing Su Wen und darf weiter zitiert werden:

> „Die Einheit des *Qi* des Himmels und des *Qi* der Erde wird menschliches Wesen genannt."

Dieses Zitat leitet über zur Definition und Beschreibung von *Qi*.

Qi wird gerne als die universelle Lebensenergie übersetzt. Dagegen beschreiben die Begriffe:

- Vitalenergie und
- Aktivpotenzial

die Wirkung von *Qi* genauer.

In der Literatur werden unendlich viele Umschreibungen benutzt:

- *Qi*
- *Chi*
- *Ki*
- Energie
- Dynamik
- Potenz
- Odem
- Prana.

Die allgemeinen Funktionen von *Qi* sind:

- Umwandeln
- transportieren
- halten
- heben
- schützen
- wärmen.

Beschreibung des Schriftzeichens *Qi*:

氣

Im oberen Drittel wird der Dampf dargestellt und in den unteren beiden Dritteln der Reis, welcher gekocht wird.

Somit setzt sich das Schriftzeichen *Qi* zu einem Drittel aus dem Symbol für Atem und zu zwei Dritteln aus dem Symbol für gekochten Reis zusammen.

Qi ist folglich kein spiritueller Aspekt, wie oft in der Literatur dargestellt, sondern entsteht aus zwei Anteilen:

- Atem
- Nahrung.

Auch in der deutschen Sprache gibt es Redewendungen die andeuten, dass man eine materielle Basis zum Leben braucht:

- Man lebt nicht von Luft und Liebe allein.
- Essen hält Leib und Seele zusammen.

Es werden gemäß der unterschiedlichen Funktionalität und Materialität verschiedene weitere Begriffe um *Qi* definiert.

Der Begriff *Qi* erfährt in der TCM eine starke Differenzierung:

Gu Qi

Das so genannte Nahrungs-*Qi* wird aus der aufgenommenen Nahrung gebildet. Dieses Energiepotenzial steigt in den Brustkorb auf und verbindet sich dort mit dem energetischen Anteil aus der Luft, welcher in der Lunge aufgenommen wird.

Zhong Qi

Das so genannte Sammel-*Qi* wird aus dem Anteil der Milz und der Lunge gebildet.

Yuan Qi

Das Ursprungs-*Qi* wird in der chinesischen Medizin von der vererbten Energie abgeleitet und unter dem Einfluss des *Zhong Qi* weiter gebildet.

Zhen Qi

Das wahre *Qi* wird aus *Zhong Qi* und *Yuan Qi* umgewandelt. Dieses wiederum wird im Sinne von *Yin* und *Yang* nun in zwei Aspekte aufgeteilt:

- *Wei Qi*
- *Ying Qi*.

Das *Wei Qi* ist Abwehr-*Qi* und *Yang*-Aspekt. Es ist in der Haut verteilt und schützt den Körper vor krankheitsauslösenden äußeren Faktoren.

Das *Ying Qi* ist Nähr-*Qi* und *Yin*-Aspekt. Es fließt in den Meridianen und Blutbahnen und nährt Organe und Gewebe.

Qi und chronische Krankheiten

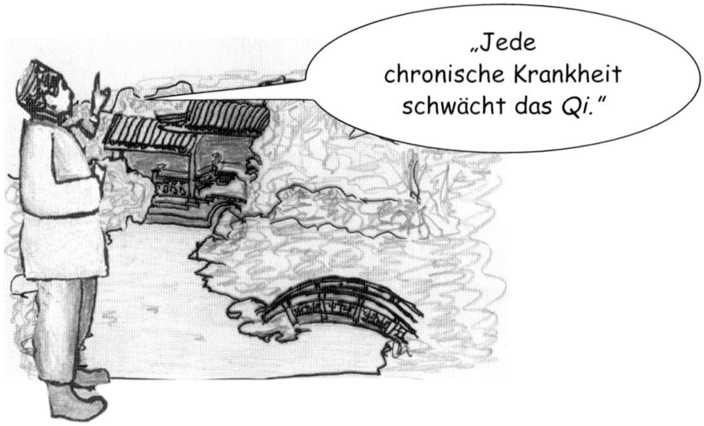

Qi wird durch die täglichen Aktivitäten verbraucht und muss entsprechend neu gebildet werden. Gerade bei Krankheit hat der Körper jedoch einen erhöhten Bedarf an *Qi*, da die Funktionen erhalten werden und vor allem die gestörte Funktion auch behoben werden muss.

Teilaspekte von *Qi*:

- Abwehr-*Qi*
- Nähr-*Qi*
- antipathogenes *Qi*.

Sowohl der *Yang*-Aspekt des Abwehr-*Qi*, das *Wei Qi*, betreut mit der Abwehr pathogener Faktoren, als auch das Nähr-*Qi*, das *Ying Qi*, das in den Meridianen fließt und Organe und Gewebe versorgt, wird durch die vermehrte Aktivität betroffener Organe verbraucht.

Da es in der Regel länger bestehende Krankheiten braucht, um die inneren Organe nachhaltig zu beeinträchtigen, werden sowohl *Wei Qi* als auch *Ying Qi* in Mitleidenschaft gezogen.

Qi-Mangel und Schwitzen

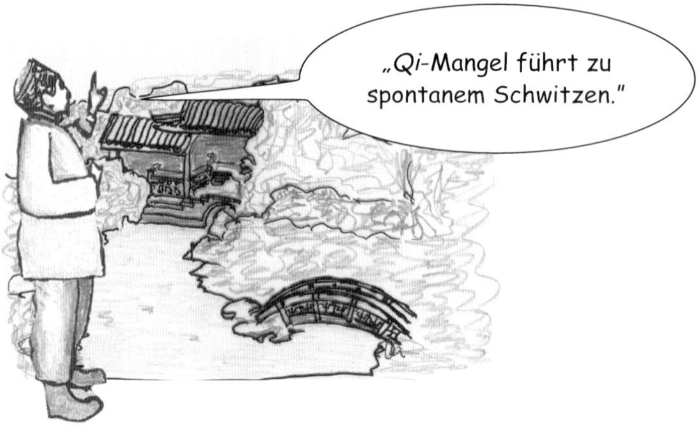

Die Aufgaben von *Qi* wurden dargestellt, insbesondere ist nun die haltende Funktion in Beziehung zum Schwitzen zu diskutieren.

Ein Mangel an *Qi* führt unter Umständen dazu, dass Flüssigkeiten nicht mehr gehalten werden. Denn eine der Aufgaben von *Qi* ist das Halten! Im Vorausgriff auf die Organfunktionen kann man nun näher differenzieren.

Bei *Qi*-Mangel kommt es zu:

- Harninkontinenz und Enuresis bei Nieren-*Qi*-Mangel,
- spontanem Schwitzen bei Lungen-*Qi*-Mangel,
- chronischem Fluor vaginalis bei Milz-*Qi*-Mangel.

Da *Qi* einen großen *Yang*-Aspekt in sich hat, wird das Schwitzen häufig oben und hinten am Körper anzutreffen sein, aber nicht ausschließlich.

Wie bereits bekannt, ist die haltende Funktion des *Qi* etwas reduziert. Da bei körperlicher Anstrengung ebenfalls *Qi* verbraucht wird, ist das Schwitzen, insbesondere schon bei leichter körperlicher Anstrengung oder Belastung, zu erkennen.

Qi und Schmerz

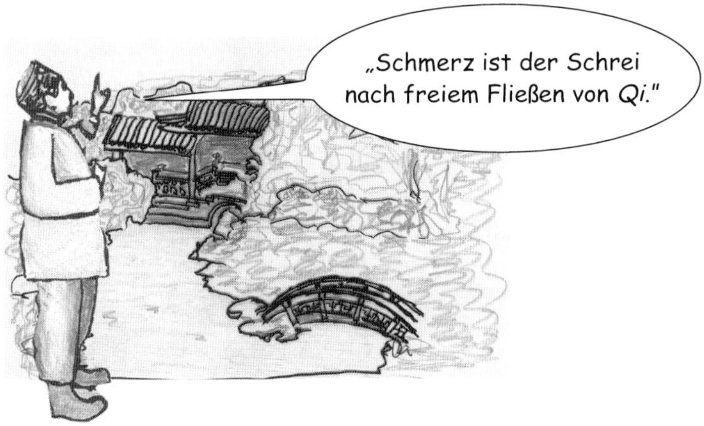

Schmerz kann gemäß der TCM durch:

- Fülle-Muster oder
- Leere-Muster

hervorgerufen werden. Der Fülle- oder Leere-Charakter eines Schmerzzustandes sollte immer vor der Therapie eruiert werden.

Fülle-Muster:

- Eindringen äußerer pathogener Faktoren wie
  - Kälte
  - Hitze
  - Nässe

führen zu:

- *Qi*-Stagnation
- Blut-Stagnation.

Des Weiteren sind schmerzhaft:

- Obstruktionen durch Schleim
- Nahrungsstagnation.

Dies führt zu einer Behinderung der *Qi*-Zirkulation in den Leitbahnen und damit zu Schmerz.

Der Schmerz bei Fülle-Mustern ist:

- Akut
- heftig
- plötzlich
- unerträglich.

Leere-Muster:

- *Qi*-Mangel
- Blut-Mangel
- Mangel an Körperflüssigkeiten.

Der Schmerz bei Leere-Mustern ist:

- Chronisch
- dumpf.

Der Schmerzcharakter ist somit ein Merkmal zur Differenzierung der Ursache.

In der TCM sprechen die Therapeuten von einer

- Mangelernährung der Leitbahn.

Hingegen führt eine *Qi*-Stagnation eher zu einem Spannungsgefühl als zu ausgesprochenem Schmerz oder zu Spannungsschmerz ohne fixe Lokalisation.

Blut-Stase bewirkt einen starken, bohrenden Schmerz in einem kleinen Areal, dabei wechselt die Lokalisation nicht.

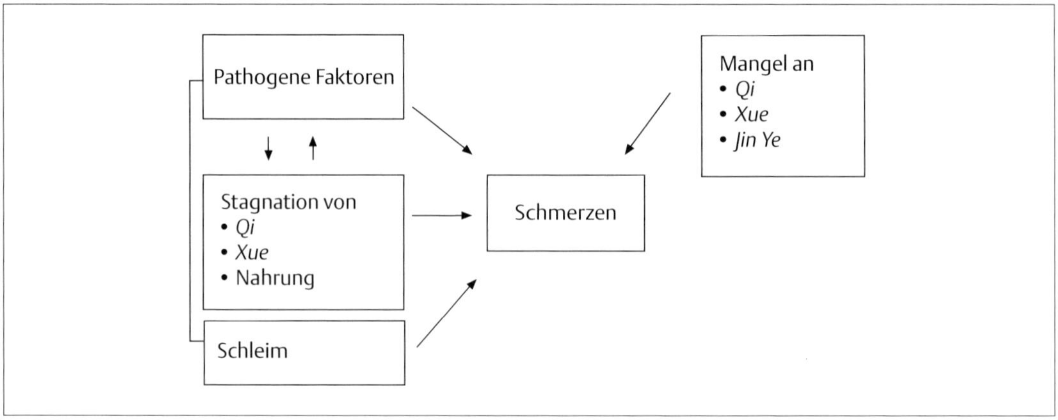

Abb. 9: Darstellung des Schmerzes.

Tab. 12: Differenzialdiagnose Schmerz nach den acht Prinzipien, hier vier dargestellt.

	Leere	**Fülle**	**Kälte**	**Hitze**
Druck	erleichtert	verschlimmert	–	–
Essen	erleichtert	verschlimmert	–	–
Art	dumpf	scharf	krampfartig	brennend
Temperatur	–	–	Wärme bessert	Kälte bessert
Stuhlgang	verschlimmert	erleichtert	verschlimmert	erleichtert
Haltung	hinlegen bessert	aufsetzen bessert	–	–
Auftreten	langsam, einschleichend	plötzlich	–	–
Erbrechen	verschlimmert	erleichtert	verschlimmert	erleichtert
Ruhe/Bewegung	Ruhe bessert	Bewegung bessert	Bewegung bessert	Bewegung verschlechtert

Qi befiehlt das Blut

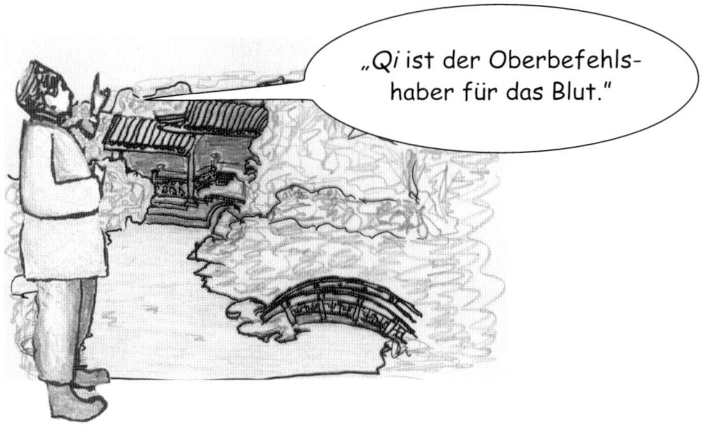

Um diesen Merksatz zu verstehen, muss erst einmal die Blutentstehung diskutiert werden.

Ein Teilaspekt von *Qi* ist das *Ying Qi*, das Nähr-*Qi*.

Das *Ying Qi* nimmt die reinen Flüssigkeiten aus Magen und Milz auf und transportiert sie hoch zu den Lungen. Dort treffen sie mit dem Lungen-*Qi* zusammen. Im Zusammenspiel mit dem aufsteigenden Nieren-*Qi* entsteht so im Herzen das Blut.

Im Ling Shu steht:

> „Das *Ying Qi* oder Nähr-*Qi* erzeugt die Flüssigkeiten, verteilt sie in den Gefäßen und verwandelt sie in Blut, um so die Extremitäten sowie die *Zang-* und *Fu*-Organe zu ernähren.
> *Ying Qi* ist also das *Qi*, das das Blut bildet und es in den Gefäßen fließen lässt, um so den ganzen Körper zu nähren. In den Gefäßen fließen somit *Qi* und Blut."

Darüber hinaus sind folgende Aspekte zu diskutieren:

- Das Herz regiert das Blut,
- die Leber speichert das Blut,
- die Milz hält das Blut in den Gefäßen.

Diese Funktionen sind unmittelbar die *Qi*-Funktionen dieser Organe.

Qi also

- erzeugt
- bewegt
- speichert
- hält

das Blut.

Daher kann man durchaus formulieren:

- *Qi* ist der Oberbefehlshaber für das Blut.

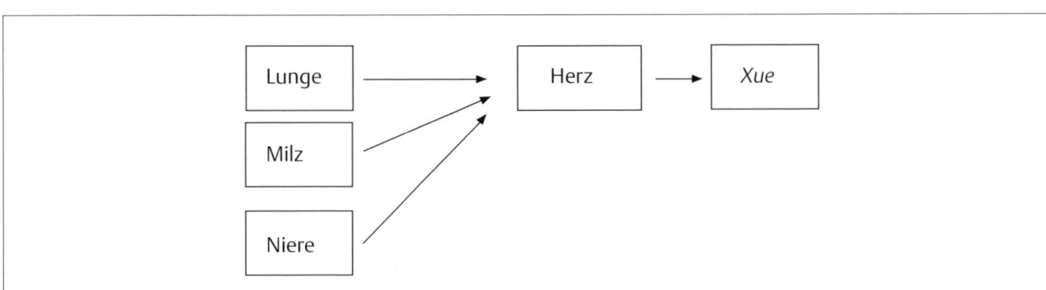

Abb. 10: Darstellung der Blutentstehung gemäß der TCM.

Blut

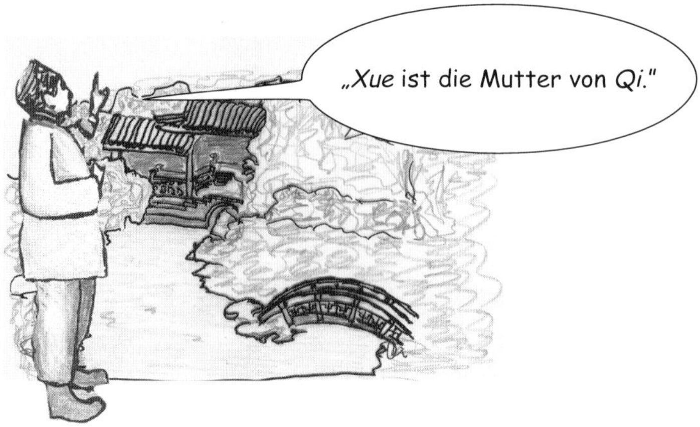

Der Begriff *Xue* Blut aus der chinesischen Medizin darf nicht verwechselt werden mit dem Blut-Begriff der westlichen Medizin.

Beschreibung des Schriftzeichens *Xue*:

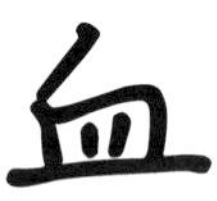

Abgebildet ist eine moderne Schreibweise von *Xue* Blut. Grob formuliert werden hier der kleine und große Blutkreislauf dargestellt. Der kleine Querstrich symbolisiert einen Blutstropfen, der die vorgegebenen Bahnen verlässt.

Blut ist gemäß der TCM als eine festere, materiellere Form von *Qi* zu begreifen.

Im Hinblick auf *Yin* und *Yang* ist Blut nun *Yin* im Vergleich zu *Qi*, da *Yin* das weibliche, strukturelle, das bewahrende Prinzip ist und dem Sinnbild einer Mutter entspricht.

Man kann deswegen sagen:

- *Xue* ist die Mutter von *Qi*.

Die Funktionen von *Xue*, übersetzt als Blut, sind:

- Ernähren
- befeuchten
- erzeugen der materiellen Basis für *Shen**.

Im Einzelnen hat *Xue* Blut die Aufgabe den Körper zu ernähren. Alle Organe und Strukturen werden vom Blut versorgt.

Des Weiteren hat *Xue* Blut die Aufgabe zu befeuchten. Diese Funktion ist bei *Qi* nicht enthalten! So nährt z. B. das Leber-Blut die Augen und das Herz-Blut die Zunge.

Zum Schluss bildet *Xue* Blut die materielle Grundlage für *Shen** Geist, der für unser Bewusstsein verantwortlich ist. *Shen** Geist belebt den Körper.

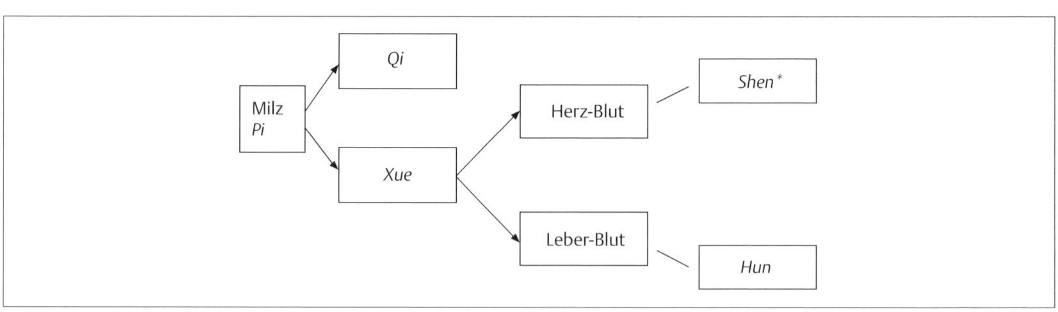

Abb. 11: Darstellung der Funktionsbeziehungen des Blutes.

Blut und Milz

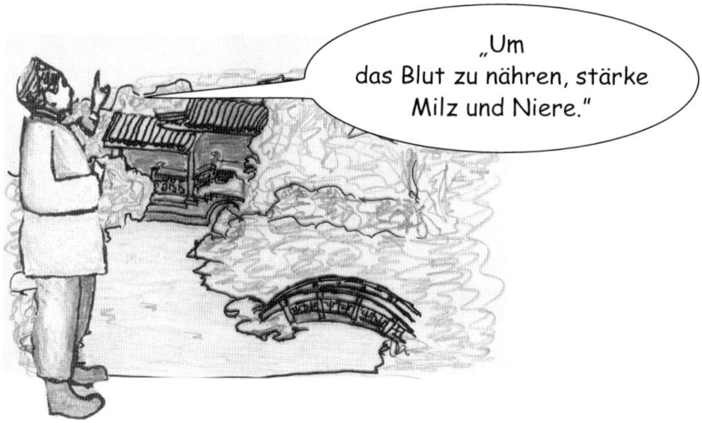

Die Entstehung von *Xue* Blut verläuft gemäß der TCM wie folgt:

Gu Qi, das Nahrungs-*Qi*, das durch die Funktion von *Pi* Milz und *Wei* Magen gebildet wird, steigt nach oben. Es wird durch die Atmung der *Fei* Lunge zum *Xin* Herzen bewegt. Im Herz wird nun das *Gu Qi* unter dem Einfluss von *Jing* Essenz, die durch *Shen* Niere gespeichert wird, in *Xue* Blut umgewandelt.

Daher berücksichtigt man bei Problemen, die das *Xue* Blut betreffen, immer auch die Organe:

- Lunge
- Milz
- Niere.

Im Einzelnen kann thematisiert werden:

- *Fei* Lunge, da ja die Atmung das *Gu Qi* zum *Xin* Herzen bewegt.
- *Pi* Milz und *Wei* Magen als Quelle für *Gu Qi*, dem Nahrungs-*Qi*.
- *Shen* Niere, die die *Jing* Essenz speichert, welche wiederum als „Katalysator" für die Umwandlung fungiert.
- *Xin* Herz, da es für die Umwandlung von *Gu Qi* in *Xue* Blut verantwortlich ist, da es schließlich bewegt.

Therapeutischer Tipp

Da gerade die Milz für die Umwandlung der von außen angebotenen Nahrungsbestandteile verantwortlich ist, wäre es sinnvoll, bei einem Blut-Mangel immer die Milz zu stärken.

Die Milz ist die Mutter von

- *Qi*
- *Xue*

sagt eine andere Redewendung in der TCM.

Über die Blut-Leere

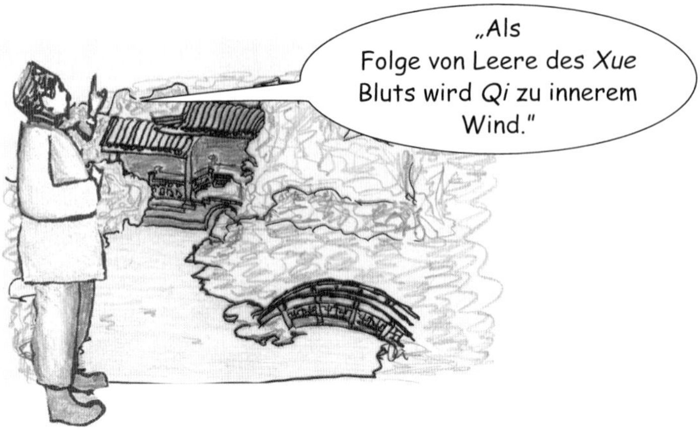
„Als Folge von Leere des Xue Bluts wird Qi zu innerem Wind."

Bei diesem Merksatz ist es angebracht, tiefer in das Verständnis von *Yin* und *Yang* als die beiden Seiten eines Hügels am Beispiel *Xue* Blut und *Qi* vorzudringen:

Xue Blut repräsentiert den *Yin*-Aspekt.

Bei einem Mangel des *Yin*-Aspektes kommt es zu einer Reduzierung der Eigenschaften von

- hemmen
- kühlen
- absinken

} *Yin,*

und einem Überschuss von

- aktivieren
- wärmen
- aufsteigen

} *Yang.*

Nimmt nun *Xue* Blut seine hemmende Aufgabe nicht wahr, da ein Mangel besteht, können sich im Inneren zügellose Bewegungen einstellen. Diese werden

- innerer Wind

genannt.

Manchmal wird in der Literatur auch der Begriff

- Leber-Wind

gebraucht.

Dies liegt daran, dass nach der Vorstellung der chinesischen Medizin die Leber die Aufgabe hat, die Harmonie herzustellen und das *Xue* Blut zu speichern.

Somit sind die Begriffe innerer Wind und Leber-Wind Synonyme.

Wind als dynamischer Aspekt hat die Eigenschaft von:

- Sich schnell bewegen,
- schneller Wechsel zwischen Ruhe und Sturm,
- erzittern lassen, z. B. Blätter und Äste
- nicht greifbar sein.

Er ist nach dem Verständnis der chinesischen Medizin mehr ein *Yang*-Aspekt.

Der Terminus „innerer Wind" bezeichnet nun Krankheitsbilder, die im Körper selbst entstanden sind und die Eigenschaften zeigen von:

- Schneller Bewegung,
- schnellem Wechsel,
- Zittern.

Der innere Wind wird immer als Drama beschrieben. Er führt zu

- Tremor
  - Parkinson
  - neuromuskuläre Zuckungen
- Lähmung
  - motorische Störungen
  - sensorische Störungen.

Gerade bei der Lähmung könnte eine sprachliche Annäherung über die amerikanische Sprache führen. Es gibt dort die volkstümliche Bezeichnung

- wind stroke.

Sie steht für den deutschen Begriff Schlaganfall.

Da im Übrigen *Xue* Blut auch die Heimat von *Shen** Geist ist, kommt es zusätzlich zu Zuständen von:

- Verwirrtheit
- Persönlichkeitsverlust
- Unfähigkeit, klare Entscheidungen zu treffen.

Xue Blut-Mangel ist nicht nur eine leichte Befindlichkeitsstörung, sondern durchaus auch mit sehr ernsthaften Erkrankungen verbunden!

Wie das Blut bewegt wird

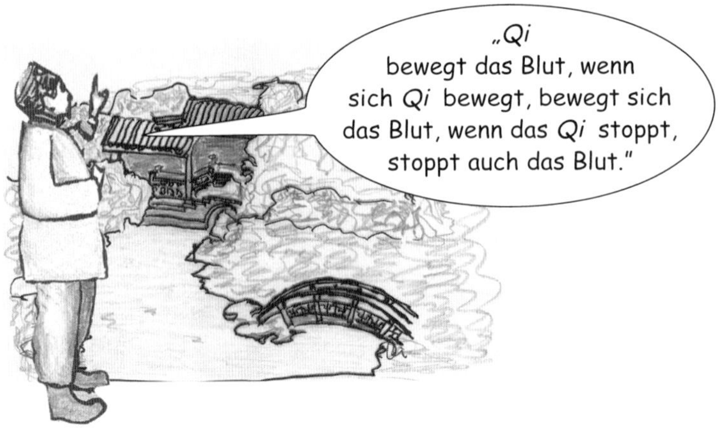
„*Qi* bewegt das Blut, wenn sich *Qi* bewegt, bewegt sich das Blut, wenn das *Qi* stoppt, stoppt auch das Blut."

Wie schon dargestellt wurde, hat *Qi* unterschiedliche Aufgaben. Zunächst ist eine der Grundfunktionen von *Qi* das Bewegen. Ohne *Qi* keine Bewegung.

Hinzu kommt hier die spezielle Philosophie von *Yin* und *Yang* im Hinblick auf *Qi* und *Xue*.

In der Erörterung über das *Xue* Blut wurde bereits festgestellt, das *Xue* Blut als materiellerer Aspekt von *Qi* zu betrachten ist.

Damit ist

- *Xue* Blut der *Yin*-Aspekt von *Qi*,
- *Qi* der *Yang*-Aspekt von *Qi*.

Und folglich sind beide untrennbar miteinander verbunden.

Somit ist davon auszugehen, dass ohne *Qi* keine Bewegung erfolgt. Jegliche Bewegung im Körper verlangt nach *Qi*, ohne diese werden die Funktionen schwächer und insuffizient.

Das Gegenargument:

Sollte nun jedoch formuliert werden, dass das *Xue* Blut vom Herzen bewegt wird, unterliegt dies noch stark dem westlichen Denken. Dagegen könnte jedoch argumentiert werden, wer es letztendlich ist, der dem Herzen die Kraft gibt, damit das Blut weitergepumpt werden kann. Irgendwann landet man in der Diskussion bei der „Energie" und diese wird in der TCM *Qi* genannt.

Therapeutischer Tipp

Es hat sich schon immer bewährt bei einer Blut-Stagnation nicht nur diese Stagnation zu beseitigen, sondern gleichzeitig auch das *Qi* zu stärken. Denn *Qi* kann immer das *Xue* Blut bewegen!

Puls und Blut

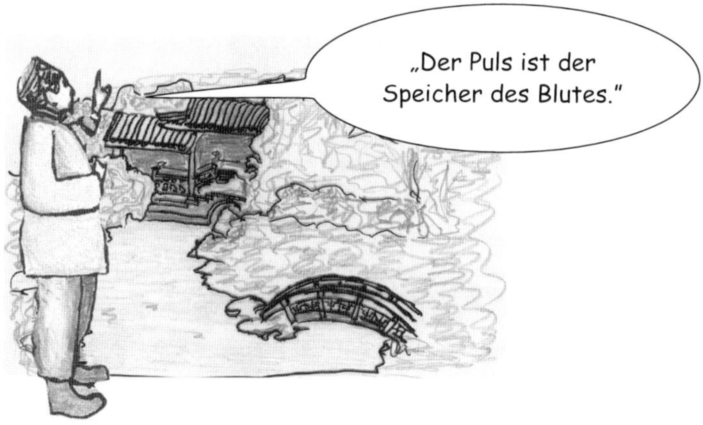

Was bedeutet dieses Zitat aus dem Huang Di Nei Jing Su Wen?

Ein Speicher ist ein Ort, an dem normalerweise etwas aufbewahrt werden kann, bis es wieder gebraucht wird. Bestimmte Dinge werden dort zusammengetragen und konzentriert. Ein voller Speicher wirkt beruhigend, ist er jedoch übervoll, droht die Ware darin zu verfaulen, man bleibt auf ihr sitzen.

Ist der Speicher leer, kann man eventuell nicht genug liefern. Die Folge sind Engpässe in der Versorgung. Darum kommt es also darauf an, den Speicher angemessen zu füllen und zu leeren.

Ein Speicher ist zugänglich, aber nicht für jeden.

Wer es versteht, kann aufgrund des Umschlags von Ware in einem Speicher weit reichende Rückschlüsse ziehen, die jedoch durch andere Informationen ergänzt werden müssen.

Diese Informationen werden nun in Beziehung zu obigem Merksatz gestellt!

Fülle oder Leere:

Übertragen heißt das, der Puls ist ein Messparameter, anhand dessen Funktionen des Organismus im Hinblick auf Fülle, normale Funktion oder Leere in der Versorgung festzustellen sind.

Dabei erkennt man:

- Fülle-Muster
- Leere-Muster.

Ort der Pulsmessung

Der Puls ist nur an bestimmten Körperstellen festzustellen, die man natürlich kennen muss. Die bei weitem gebräuchlichste Taststelle für die Pulstastung ist an der radialen Seite des Handgelenks.

Die chinesische Medizin kennt drei Taststellen:

- *Cun*
- *Guan*
- *Chi.*

Da *Xue* Blut im Chinesischen nicht nur materielle, sondern vor allem energetische Aspekte besitzt – der Dualismus von *Xue* und *Qi* wurde bereits erörtert –, ist die chinesische Pulsdiagnostik als energetische Diagnostik zu begreifen.

Jing, die Essenz

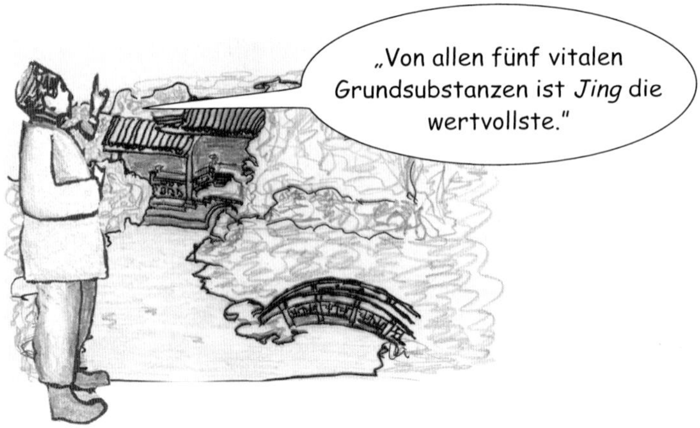

Jing wird mit Essenz übersetzt. Das chinesische Schriftzeichen deutet etwas an, was durch einen Destillationsprozess gewonnen wurde.

Zunächst werden drei Formen der *Jing* Essenz unterschieden:

- Die Vorhimmels-Essenz

Sie wird von den Eltern an die Kinder vererbt und bestimmt die Konstitution eines Menschen. Sie ist nicht mehr vermehrbar und nur durch behutsamen Umgang zu erhalten. Es ist der *Yin*-Aspekt von *Jing* Essenz und wird als solcher ebenfalls *Jing* bezeichnet.

- Die Nachhimmels-Essenz

Sie entsteht nach der Geburt und wird durch die Nahrung, durch die Funktion von *Pi* Milz und *Wei* Magen unter Hilfe von *Fei* Lunge vermehrt. Es ist der *Yang*-Aspekt von *Jing* Essenz und hat die Bezeichnung *Ying*.

- Die Nieren-Essenz

Dieser Terminus repräsentiert eine besondere Art von Energie, die im Vergleich zu *Qi* eher fluidisch, also eher *Yin* ist. Die Nieren-Essenz wird von der Niere gespeichert und zirkuliert im ganzen Körper, insbesondere aber in den acht außerordentlichen Meridianen. Die Nieren-Essenz bestimmt Wachstum, Fortpflanzung, Entwicklung, sexuelle Reifung, Empfängnis und Schwangerschaft. Manchmal wird sie als Überbegriff für die beiden erst genannten Begriffe gesehen.

Die Funktionen von *Jing* Essenz sind:

- Wachstum, Entwicklung, Reproduktion,
- Bildung der Grundlage von Nieren-*Qi*,
- Erzeugung von Mark,
- Bildung der Grundlage der Konstitution.

Wachstum, Fortpflanzung, Entwicklung

Ein Mangel führt zu Wachstumsstörungen bei Kindern, schlechtem Knochenaufbau, Unfruchtbarkeit, Abort, geistiger Retardierung, lockeren Zähnen, frühzeitigem Haarausfall und Ergrauen.

Bildung der Grundlage des Nieren-*Qi*

Durch die Aktivität des Nieren-*Yang* und des *Ming Men* Lebensfeuer, einem speziellen Aspekt der Nierenfunktion, entsteht aus der Nieren-Essenz das Nieren-*Qi*. Ein Mangel führt zu mangelhaften Sexualfunktionen, Impotenz, Schwäche der Knie, nächtlichem Samenverlust, Tinnitus oder Schwerhörigkeit.

Erzeugung von Mark

Das Mark ist ein chinesischer Überbegriff und beinhaltet etwas, was wiederum das Knochenmark, das Rückenmark und das Gehirn hervorbringt. So wird das Gehirn als „Meer des Markes" bezeichnet.

Ein Mangel führt zu schlechter Konzentrationsfähigkeit, Vergesslichkeit, Schwindel und Leeregefühl im Kopf.

Bildung der Grundlage der Konstitution

Die *Jing* Essenz bestimmt über die Fähigkeit, mit äußeren pathogenen Faktoren fertig zu werden.

Ein Mangel führt zu vermehrter Infektanfälligkeit und Krankheitsdisposition.

Da die Grundlage von *Jing* Essenz die vererbte Vorhimmels-Essenz ist und

- die Essenz nur schwer zu vermehren ist,
- leicht verbraucht werden kann,
- sich nur in langsamen Zyklen verändert,

kann man sie getrost als die wertvollste der fünf vitalen Grundsubstanzen bezeichnen. Sie ist die wertvollste Lebenssubstanz.

Tab. 13: Gegenüberstellung von *Jing* Essenz und *Qi* Lebensenergie.

Jing	***Qi***
zum größten Teil von den Eltern vererbt	entsteht nach der Geburt aus Atmung und Luft
eher flüssig	mehr energetisch
in den Nieren und den acht außerordentlichen Meridianen beheimatet	überall
lässt sich nur schwer ergänzen, nur durch das Nachhimmels-*Jing*	kann leicht von Tag zu Tag aufgefüllt werden
hat lange Zyklen von sieben (Frauen) oder acht (Männer) Jahren	Zyklen sind in Jahres-, Tages- oder noch kürzeren Rhythmen
ändert sich nur langsam, schrittweise, über lange Zeiträume	bewegt sich schnell, von Augenblick zu Augenblick

Jing und *Qi*

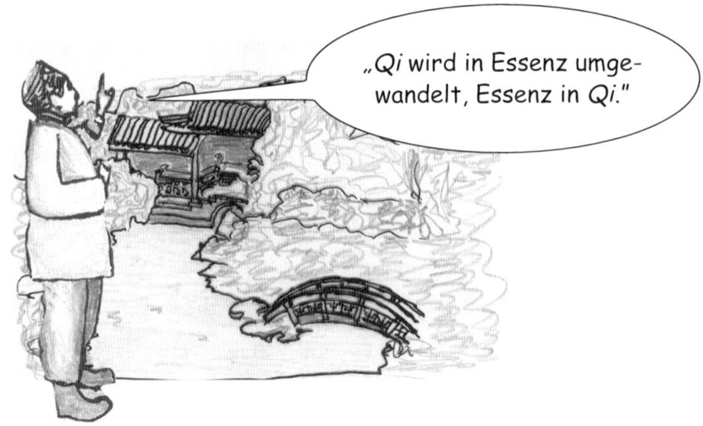

Jing Essenz setzt sich zusammen aus den beiden Anteilen:

- Vorhimmels-*Qi*
- Nachhimmels-*Qi*.

Der Mensch besteht aus:

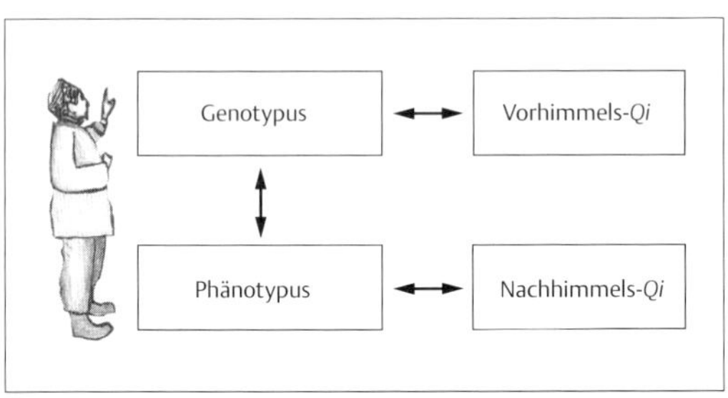

Abb. 12: Konstitution des Menschen.

Das Vorhimmels-*Qi* wird von den Eltern auf die Kinder übertragen, beziehungsweise vererbt. Es bildet den Hauptanteil des *Qi*, wird auch Essenz genannt und ist nicht vermehrbar. Somit entspricht das Vorhimmels-*Qi* dem Genotypus der westlichen Naturheilkunde.

Das Nachhimmels-*Qi* wird aus der Nahrung durch die Aktivität von *Pi* Milz-*Qi* und *Wei* Magen-*Qi* gewonnen und kann vorsichtig genährt werden. Die Nachhimmels-Essenz kann deswegen hergestellt und vermehrt werden. Somit entspricht das Nachhimmels-*Qi* dem Phänotypus der westlichen Naturheilkunde.

Sollte genügend Nachhimmels-*Qi* vorhanden sein, kann dies in Vorhimmels-*Qi*-Essenz umgewandelt werden.

Deswegen sagt man, das *Qi*, hergestellt von *Pi* Milz und *Wei* Magen, kann, falls es ausreichend vorhanden ist, in Essenz umgewandelt werden.

Nieren-Essenz als ein Teilaspekt von Vor- und Nachhimmels-Essenz ist ein *Yin*-Aspekt der Niere. Nieren-Essenz kann unter der Aktivität von Nieren-*Yang* und *Ming Men*, dem Lebensfeuer, in Nieren-*Qi* umgewandelt werden.

Darum kann man sagen, Essenz wird in *Qi* der Niere umgewandelt.

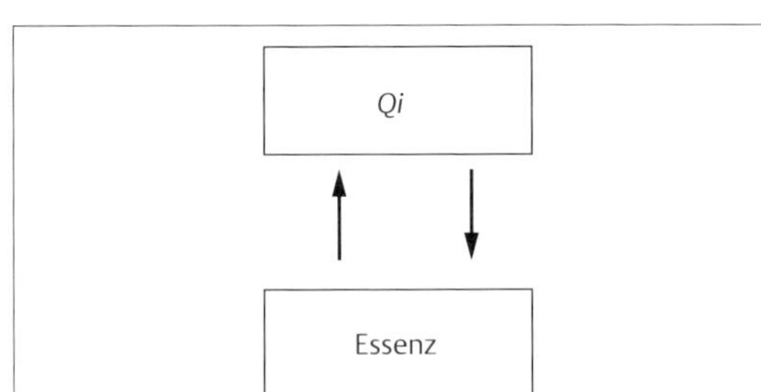

Abb. 13: *Qi* und Essenz sind wandelbar.

Jing ist wandelbar

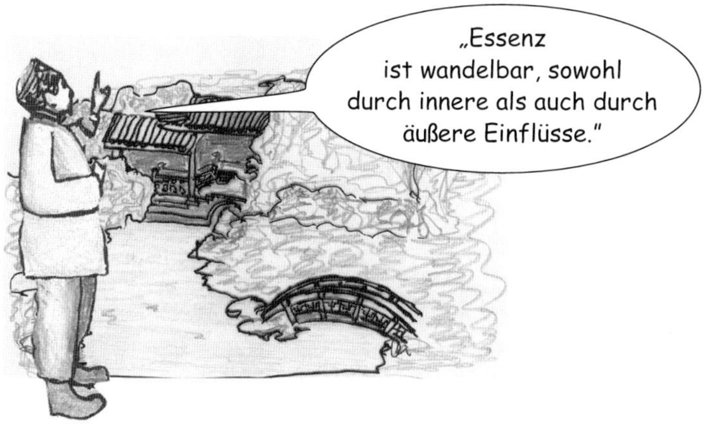
„Essenz ist wandelbar, sowohl durch innere als auch durch äußere Einflüsse."

Die Essenz setzt sich zusammen aus:

- Vorhimmels-*Qi*
- Nachhimmels-*Qi*.

Die allgemeine Annahme, dass die Essenz durch Exzess oder Raubbau aufgebraucht werden kann, ist wohl richtig.

Ursachen von Essenz-Mangel sind:

- Ursachen die zum *Qi*-Mangel führen,
- Ursachen die zum *Xue*-Mangel führen,
- chronische Erkrankungen,
- Operationen,
- Unfälle,
- Allergien,
- Schlafmangel,
- Doppelbelastung,
- häufige Geburten,
- häufige sexuelle Aktivitäten beim Mann.

Weniger bekannt ist, dass die Essenz auch in einem bescheidenen Rahmen aufgebaut werden kann.

Geeignet sind folgende Akupunkturpunkte:
- KG 4, chinesisch *Guan Yuan,*
- LG 4, chinesisch *Ming Men.*

Darüber hinaus kann mit der Punktequalität der

- *Yuan*-Quellpunkte

die Essenz gestärk werden.

Somit ist die Essenz zur positiven, aber auch zur negativen Seite zu beeinflussen:

Positiv durch den Therapeuten und negativ durch die Lebensumstände des Patienten.

*Shen** = Geist

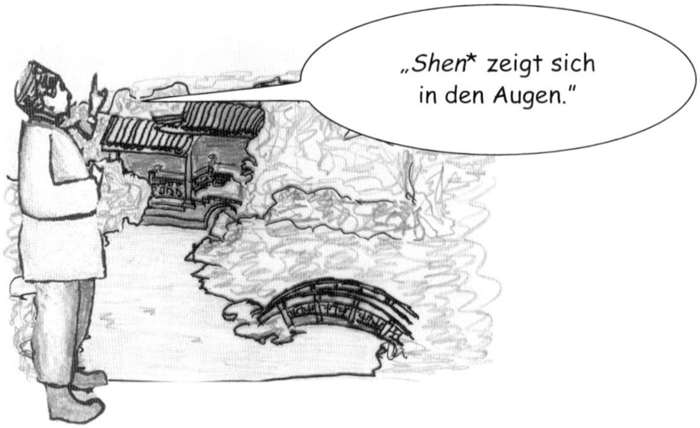

Auch dieses Zitat findet sich im Huang Di Nei Jing Su Wen.

*Shen** kann man mit Bewusstsein, Geist oder treibende Kraft der Persönlichkeit übertragen. Die Schreibweise mit dem * zur Unterscheidung von *Shen* Niere ist in der Zwischenzeit in einigen Büchern der Akupunktur Standard.

Beschreibung des Schriftzeichens *Shen**:

神

Das Schriftzeichen zeigt die drei Zeichen des Himmels, Sonne, Mond und Sterne, die sich überall hin ausbreiten. Andere Autoren sind jedoch der Meinung, dass es die älteste Form eines Blitzes darstellt.

*Shen** wird genau genommen in zwei begrifflichen Variationen verwendet:

- *Shen** im Sinne von Bewusstsein,
- *Shen** im Sinne von Gesundheitsaspekt.

*Shen** im Sinne von Bewusstsein

Im engeren Sinne versetzt *Shen** einen in die Lage, zu denken, zu fühlen und zu handeln. Es macht tagsüber bewusst und wachsam, in der Nacht zieht es sich ins Herz zurück.

Der Aspekt von *Shen** im Sinne von Geist ist wiederzufinden in:

- Geist-voll
- geist-reich
- die Geister die ich rief, wurde ich nicht mehr los.

Einige Syndrome, die mit *Shen** zu tun haben, sind:

- Unruhiger Herz-Geist = unruhiges *Xin-Shen** *(xīn shén bù ān)*,
- Schlaflosigkeit *(shī mián)*,
- getrübtes *Shen** *(shén hūn)*,
- unerholsamer Schlaf *(hūn shuì)*,
- verwirrtes Reden *(zhān yǔ)*,
- Bewusstlosigkeit *(bù xǐng rén shì)*,
- Selbstgespräche *(dú yǔ)*,
- Verworrenheit, Durcheinandersein *(zhèng shēng)*,
- *Shen** kann nicht mehr in seinem Haus bleiben *(shén bù shǒu shè)*,
- Muster des Perikards *(xīn bāo zhèng)*,
- Hitze greift das Perikard an *(rè rù xīn bāo)*,
- Schleim verlegt die Herzöffnungen *(tán mí xīn qiào)*,
- Epilepsie *(xián)*,
- Manie und Rückzug *(diān kuáng)*.

*Shen** im Sinne von Gesundheit

Im weiteren Sinne wird Shen* zur Beschreibung eines Gesundheitszustandes verwendet:

- Ein Mensch hat Shen*, wenn er bei guter Gesundheit ist,
- ein Puls hat Shen*,
- die Augen sind voll Shen*.

*Shen** und das Herz

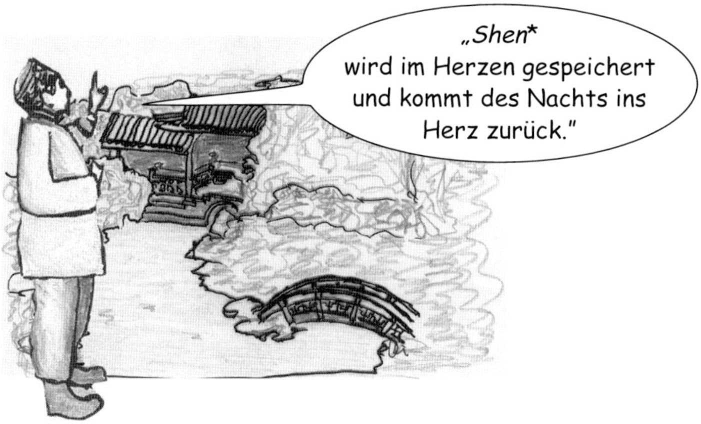
„Shen*
wird im Herzen gespeichert
und kommt des Nachts ins
Herz zurück."

In der Tat ist in der TCM die Substanz *Shen** = Geist im Herzen zu Hause, und weniger im Gehirn.

Das Gehirn wird zwar als „Meer des Marks" bezeichnet, doch liegen Störungen des *Shen** gerne Herz-Muster zugrunde.

Aber wie erklärt sich dies?

Die Herzfunktionen gemäß der TCM sind:

- Das Blut zu regieren,
- den Geist zu beherbergen.

Und hieraus ergibt sich ein möglicher intellektueller Zugang. Da gemäß der chinesischen Medizin *Shen** an *Xue* Blut gebunden ist, das Blut wiederum jedoch vom Herzen bewegt wird, geht die chinesische Medizin nun davon aus, dass *Shen** im Herzen gespeichert wird.

Vom Mangel an *Shen* *

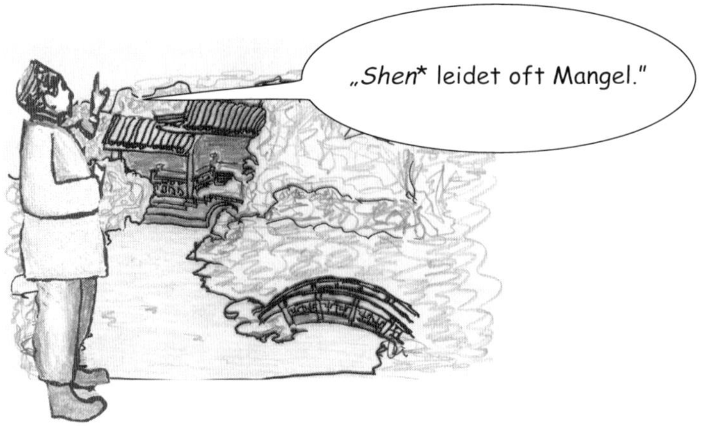

Im Huang Di Nei Jing Su Wen, 26. Kapitel, steht:

> „Lass mich erörtern was *Shen* * ist, was ist darunter zu verstehen?"

Eine nicht ganz einfache Aufgabe:

- *Shen* * kann nicht mit den Ohren gehört werden,
- die Augen müssen klar,
- das Herz muss offen und leer sein.

Dann offenbart sich *Shen* * im Bewusstsein des Menschen.

Die Bedeutung von *Shen* * ist in der chinesischen Sprache sehr vieldeutig:

- Geist
- Geister
- Götter.

Unter *Shen* * Geist versteht man:

- Kognitive Fähigkeiten,
- Dämonenmedizin und Aberglauben,
- spirituelle Aspekte.

Dies lässt sich in der TCM weiter differenzieren in *Wu Shen* *, die fünf mentalen Fähigkeiten:

- *Shen* *, die kognitive Ebene,
- *Po*, die Atemseele,
- *Hun*, die Reinkarnationsseele,
- *Yi*, Phantasie und Kreativität,
- *Zhi*, Gedächtnis und Willensstärke.

Shen *-Mangel

Da nun *Shen* * eine kosmische Kraft darstellt, die manchmal im Mangel vorhanden ist, versucht man Wege zu finden, um von dieser Quelle zu schöpfen und sie nutzbar zu machen. Gerade hier bietet die Akupunktur eine wertvolle Hilfe über

- *Shen Xue*,

also die Akupunkturpunkte, die *Shen* im Namen haben.

Diese sind:

- He 7, chinesisch *Shen Men*, Tor des *Shen*,
- Bl 44, chinesisch *Shen Tang*, Halle des *Shen*,
- Ni 23, chinesisch *Shen Feng*, versiegeltes *Shen*,
- Ni 25, chinesisch *Shen Cang*, Speicher des *Shen*,
- Gb 13, chinesisch *Ben Shen*, Wurzel des *Shen*,
- LG 8, chinesisch *Shen Que*, Turm des *Shen*,
- LG 11, chinesisch *Shen Dao*, Weg des *Shen*,
- LG 24, chinesisch *Shen Ting*, Hof des *Shen*.

Weitere Akupunkturpunkte mit ihren alternativen Namen:

- Gb 24, chinesisch *Ri Yue*, *Shen Guang*, Leuchten des *Shen*,

- KG 15, chinesisch *Jiu Wei, Shen Fu*, Bezirk des *Shen*,
- LG 6, chinesisch *Ji Zhong, Shen Zong*, artgerechtes *Shen*,
- LG 23, chinesisch *Shang Xing, Shen Tang*, Halle des *Shen*.

Hinweis!

Ein Problem der chinesischen Medizin ist die Mehr- oder Vieldeutigkeit von bestimmten Begriffen, wie hier z.B. bei *Shen*. Als Schriftbild eindeutig zuzuordnen, ist dies in der westlichen Schrift nicht möglich. Hieraus ergeben sich oftmals Probleme in der eindeutigen Zuordnung. Um in diesem Buch *Shen* *, die mentalen Fähigkeiten, eindeutig zu kennzeichnen, haben wir dieses *Shen* mit * markiert. Bei den Akupunkturpunkten wurde auf diese Kennzeichnung verzichtet, da diese in der weiteren Literatur auch nicht konsequent durchgeführt wird.

Jin Ye, die klaren und trüben Körperflüssigkeiten

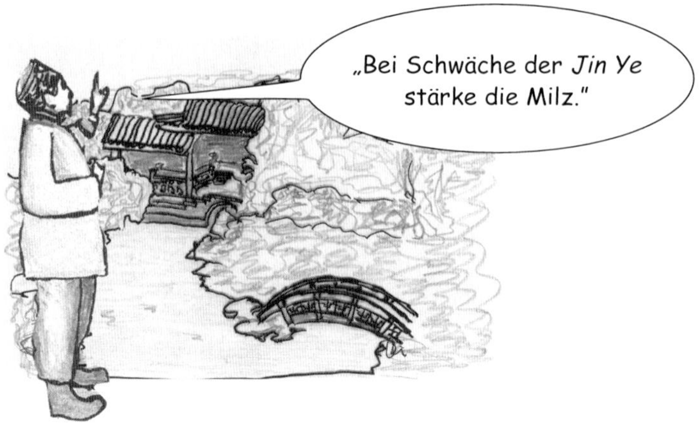

Das System der *Jin Ye*, übersetzt mit Körperflüssigkeiten, ist das Denkmodell der TCM über die Flüssigkeiten im Körper:

- *Jin* beinhaltet dabei die reinen, klaren, leichten, wässrigen Flüssigkeiten (Der Begriff wird aber auch synonym zu Wasser gebraucht).
- *Ye* beinhaltet dabei die trüberen, schwereren, dichteren Flüssigkeiten. Es beinhaltet auch die Flüssigkeiten, die von lebenden Zellen sezerniert werden.

Der Begriff *Jin Ye* kann damit als organische Flüssigkeit interpretiert werden.

Die Aufgabe der *Jin Ye* Flüssigkeiten ist das Befeuchten der Organe, der Gewebe, der Haut, der Sinnesorgane, das Versorgen von Gehirn und Knochenmark, das Schmieren der Gelenke und so weiter.

Um sich dem Verständnis der *Jin Ye* Flüssigkeiten nähern zu können, wird an dieser Stelle das Entstehen der Flüssigkeiten im Körper genau betrachtet.

Die *Jin Ye* entstammen der Nahrung und den zugeführten Flüssigkeiten.

Zunächst gilt als Grundprinzip, dass die *Jin Ye* immer aus einem Trennungsvorgang zwischen reinen und trüben Anteilen entstehen.

Der *Wei* Magen nimmt Nahrung und Flüssigkeit auf. Er ist „der Marktplatz der Nahrung" und sollte daher nie ohne Nahrung und Flüssigkeiten sein. Dort aufgenommen werden diese zur *Pi* Milz geschickt. Zudem liebt der Magen die Feuchtigkeit.

Die *Pi* Milz trennt in:

- Reine Flüssigkeiten, die sie zur *Fei* Lunge hinaufschickt,
- trübe Flüssigkeiten, die sie zum *Xiao Chang* Dünndarm hinunterschickt.

Eine Eigenschaft der *Pi* Milz ist, dass sie Nässe hasst, eine Eigenschaft des *Wei* Magen ist, dass er Nässe liebt.

Die *Pi* Milz hat die Aufgabe zu trennen und zu transportieren und steht am Anfang der *Jin-Ye*-Erzeugung, muss also Flüssigkeiten umwandeln, obwohl sie Nässe hasst. Darum der einleitende Merksatz.

Die *Fei* Lunge hat die Aufgabe, die Flüssigkeiten im Körper zu verteilen, also in Haut und Muskeln und auch abwärts an die *Shen* Niere zu schicken, um diese zu befeuchten. Aufgrund dieser verteilenden Funktion wird die *Fei* Lunge auch als „obere Wasserquelle" bezeichnet. Darum sagt man auch, dass die Lunge die Wasserwege kontrolliert.

Die *Shen* Niere und der *Yang*-Anteil, also das Nieren-*Yang*, „verdampft" einen Teil der Flüssigkeiten aus der Lunge wieder und schickt diesen zur Befeuchtung der Lunge hinauf. Der trübe Teil der Flüssigkeiten wird zur *Pang Guang* Blase geschickt.

Die *Pang Guang* Blase trennt wiederum in reine Anteile, die zur Haut geschickt werden und dort den Schweiß bilden, und in trübe Anteile, die nun als Harn ausgeschieden werden.

Der *Xiao Chang* Dünndarm trennt die trüben Flüssigkeiten, die er von der *Pi* Milz bekommen hat, wiederum in einen reinen Anteil, den er an die *Pang Guang* Blase schickt, und in einen trüben Anteil, den er an den *Da Chang* Dickdarm sendet.

Im *Da Chang* Dickdarm wird ein Teil der Flüssigkeiten rückresorbiert und der andere Teil mit den Fäzes ausgeschieden.

Die *Shen* Niere liefert:

- *Pi* Milz die nötige Hitze, um die Flüssigkeiten umzuwandeln,
- *Qi* an die *Pang Guang* Blase, damit diese ihre Transformationsfunktion erfüllen kann.

Die *Shen* Niere unterstützt dabei:

- *Xiao Chang* Dünndarm in seiner Trennfunktion,
- Unteren 3 Erwärmer bei seiner Ausscheidungsfunktion.

Aufgrund dessen bezeichnet man *Shen* Niere als die „untere Wasserquelle".

Der Begriff 3 Erwärmer, kurz 3 E, sei hier am Rande noch erwähnt.

Er bedeutet eine Funktionsbezeichnung für die Entität des Körperstamms und wird in drei Teilbereiche aufgegliedert:

- Der Obere 3 Erwärmer entspricht dem Thorax,
- der Mittlere 3 Erwärmer entspricht dem Abdomen,
- der Untere 3 Erwärmer entspricht dem Becken.

3 Krankheitsursachen

Die Anfänge der TCM haben sich in dunkler Vergangenheit von der Ahnen- und Dämonenmedizin weiterentwickelt. Dies findet man in der Deutung unterschiedlicher Akupunkturpunkte wieder.

Da das Wissen zur TCM über die Jahrhunderte jedoch komplexer wurde, entwickelten die Chinesen ein System, um die Krankheiten zu analysieren, zu strukturieren und sie vor allem zu sortieren. Hierzu brauchte man eine Vorstellung der Krankheitsursachen.

Diese wurden nun nicht an den realen Ursachen festgemacht, sondern an den Phänomenen der Erscheinung der Krankheit definiert. Die Krankheitsursachen können somit als Phänomenologie bezeichnet werden. Eine Erscheinung am Menschen, ein Symptom, wird anhand von Erscheinungen in der Natur gedeutet und in Beziehung gebracht.

Drei Bereiche sind hierbei bekannt:

- Äußere pathogene Faktoren,
- innere pathogene Faktoren,
- sonstige pathogene Faktoren.

Gerade in diesem Bereich der Krankheitsursachen hat die TCM eine Vielzahl von Merksätzen entwickelt, um sich die Phänomene besser einzuprägen.

Somit hat die TCM eine eigene Vorstellung zur Ätiologie, Pathogenese und Pathologie. Es reicht deswegen nicht aus, die Krankheit nach westlichen Kriterien zu definieren und mit den Methoden zur TCM zu behandeln.

Krankheitsursachen

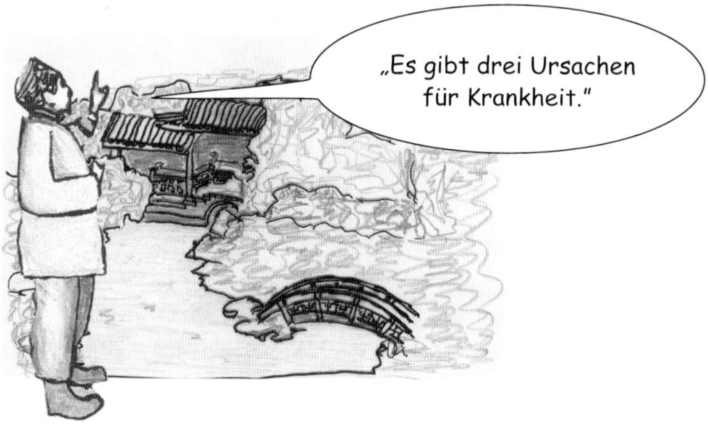

Die Entstehung von Krankheiten ist in der chinesischen Medizin von unterschiedlichen Faktoren abhängig. Diese werden unterschieden in:

- Äußere pathogene Faktoren,
- innere pathogene Faktoren,
- sonstige pathogene Faktoren.

Äußere pathogene Faktoren, auch die sechs Übel, chinesisch *Liu Yin*, genannt, sind die folgenden klimatischen Einflüsse:

- Wind
- Kälte
- Hitze
- Sommerhitze
- Nässe
- Trockenheit.

Sie müssen von außen in den Körper eindringen und werden in der Regel vom *Wei Qi*, dem Abwehr-*Qi*, abgehalten.

Innere pathogene Faktoren sind die sieben Emotionen:

- Zorn
- Traurigkeit
- Sorge
- Nachdenklichkeit
- Freude
- Angst
- Schock.

Natürliche Emotionen sind ein Bestandteil der Gesundheit und Ausdruck der Einheit von Körper und Geist. Gründe für eine Dysbalance im Sinne von Krankheit sind:

- Die Emotionen werden zu stark,
- körperliche Beschwerden führen zu emotionalen Zuständen.

Die sieben Emotionen werden den anderen pathogenen Faktoren gleichgestellt. Dies sollte bei der Suche nach den Ursachen nie aus den Augen verloren werden.

Zu sonstigen pathogenen Faktoren zählen:

- Schwache Konstitution,
- Überanstrengung,
- übermäßige sexuelle Aktivität,
- falsche Ernährung,
- Traumata,
- Parasiten,
- Vergiftungen,
- Reizüberflutung,
- Strahlenbelastungen aller Art,
- Einflüsse an Wohn- und Arbeitsplätzen im Sinne von *Feng Shui*,
- unangemessene Behandlung.

Ein Teil der sonstigen Krankheitsursachen wird erst jetzt in unserer modernen Gesellschaft diskutiert und ist darum in der klassischen Literatur nicht zu finden. Nichtsdestotrotz ist es auch Aufgabe, sich diesen neuen Herausforderungen zu stellen und Krankheitsursachen moderner Genese in den Kontext klassischer Muster einzubinden.

Wei-Qi-Zyklus

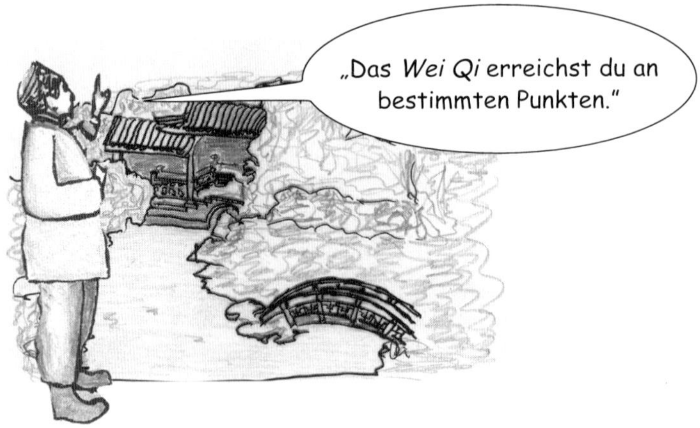

Der Zyklus des *Wei Qi*, auch Abwehr-*Qi* genannt, folgt bestimmten Regeln.

Das *Wei Qi* ist an den Akupunkturpunkten besonders gut zugänglich:

- Bl 1 → repräsentiert den Einfluss von Stress,
- LG 14 → repräsentiert die Immunabwehr als humorales System,
- Ni 6 → repräsentiert den Bereich Psycho-Immunologie.

Der Kreislauf beginnt bei Bl 1, chinesisch *Jing Men*. Die Augen werden bekanntlich von allen *Zang* versorgt. Bei Übermüdung oder Stress werden die Augenlider öfters geschlossen. Dadurch wird Bl 1 automatisch, unwillkürlich mit den Fingern massiert.

Ist genügend *Wei Qi* vorhanden, fließt der Überschuss zu LG 14, chinesisch *Da Zhui*. Dort treffen sich alle *Yang*-Leitbahnen und versorgen sowohl die Körpervorderseite als auch die Körperseite und Körperrückseite mit *Wei Qi*. Das *Wei Qi*, das hier überfließt, wird schließlich in Ni 6, chinesisch *Zhao Hai*, gesammelt.

Von hier aus wird der Kreis wieder zu Bl 1 geschlossen.

Äußere pathogene Faktoren

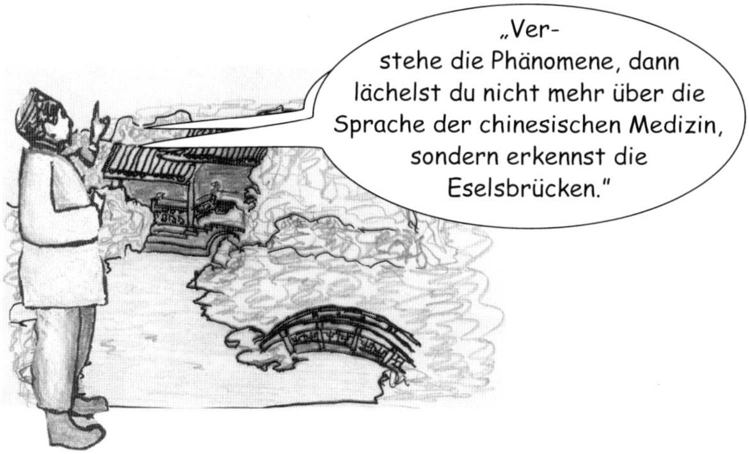
„Verstehe die Phänomene, dann lächelst du nicht mehr über die Sprache der chinesischen Medizin, sondern erkennst die Eselsbrücken."

Der chinesische Sprachgebrauch bezeichnet die sechs äußeren pathogenen Faktoren, auch sechs Übel oder *Liu Yin* genannt, mit Phänomenen aus der Wetterbeobachtung:

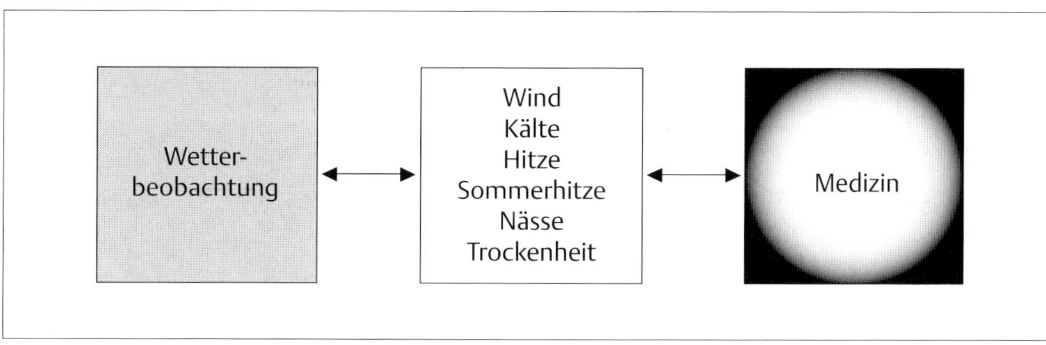

Abb. 14: Wetterbeobachtung und die sechs äußeren pathogenen Faktoren.

Tab. 14: Die sechs äußeren pathogenen Faktoren.

Chinesisch	Deutsch	Englisch	Lateinisch
Feng	Wind	wind	ventus
Han	Kälte	cold	algor
Re	Hitze	heat	aestus
Shi	Nässe	dampness	humor
Zao	Trockenheit	dryness	ariditas
Shu	Sommerhitze	summerheat	ardor

Wind als Phänomen

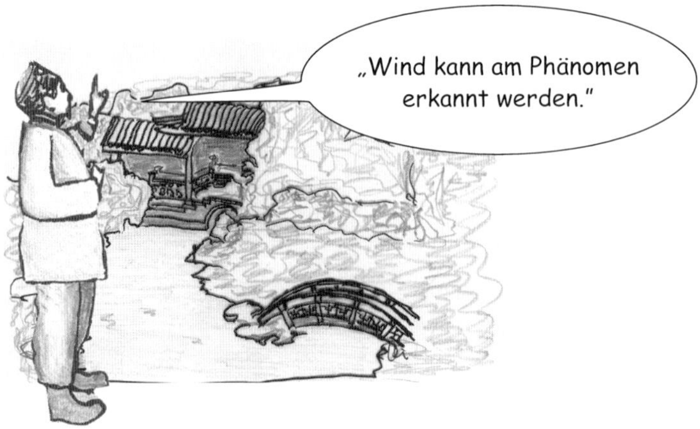

Feng, der Wind, hat in der TCM eine große Bedeutung. Er ist in der chinesischen Medizin ein umfassendes Konzept für einen äußeren pathogenen Faktor.

Beim chinesischen Schriftzeichen *Feng* sind Würmer und Insekten zu sehen, die durch ein Tor gehen.

Nach modernen Vorstellungen kann man jedoch sagen, dass das Schriftzeichen Wind sehr viel mit Krankheitserregern zu tun hat. Deswegen sehe ich dieses Schriftzeichen in Annäherung zur westlichen Medizin als beschreibendes Symptom. Ich gehe also davon aus, dass alle Krankheiten, die mit Wind zu tun haben, gemäß der westlichen Medizin die Krankheiten mit Inkubationszeit darstellen. Früher wurden Würmer und Insekten dargestellt, heute sind es Viren und Bakterien.

Der Wind lässt sich in der chinesischen Medizin häufig wiederfinden als:

- *Feng Shui*
- pathogener Faktor
- Krankheitsbilder.

Das *Feng Shui*, übersetzt Wind und Wasser, ist das geomantische System der Chinesen. Es bestimmt den Ort, an dem ein Haus oder ein Grab gebaut werden kann, sodass die Familie oder der Verstorbene sicheren Frieden genießen wird.

Zudem werden einige Akupunkturpunkte im Chinesischen mit Wind bezeichnet.

Diese sind:

- LG 16, chinesisch *Feng Fu*,
- Gb 20, chinesisch *Feng Chi*,
- 3 E 17, chinesisch *Yi Feng*,
- Dü 12, chinesisch *Bing Feng*,
- Bl 12, chinesisch *Feng Men*,
- Gb 31, chinesisch *Feng Shi*.

Der Wind ist als pathogener Faktor an folgenden Eigenarten zu erkennen:

- Wind greift oben an
  - In der Natur ist zu beobachten, dass bei Windböen die Menschen ihre Jackenkragen hochschlagen oder den Kopf tief in die Achseln einziehen.

  Dies führt zu
  - steifen Nacken, bedingt durch Zugluft,
  - zu Kopfschmerzen durch Föhnluftdrucklage,
  - zu Kitzeln im Hals und Niesen; in den USA sagt man: god bless you!

- Wind ist in Bewegung
  - In der Natur ist die ständige Bewegung des Windes zu beobachten.

  Dies führt zu
  - wandernden Schmerzen im Körper.

- Wind ändert seine Stärke
  - Uns erfreut ein warmes Sommerlüftchen, doch der starke Sturm lässt uns fürchten. So wie der Wind Äste vom Baum abbrechen

kann, sind ähnliche Phänomene auch am Menschen beobachtbar.

Dies führt zu
- Lähmungen
- motorischen Störungen
- Opisthotonus
- Krämpfen.

- Wind führt zum Zittern
  - So wie der Wind in den Blättern und Ästen spielt und diese sich bewegen, kann das auch am Menschen beobachtet werden.

  Dies führt zu
  - Zittern
  - neuromuskulären Störungen
  - Parkinson
  - unkontrollierten Bewegungen
  - Zuckungen.

Wind ist eine Speerspitze

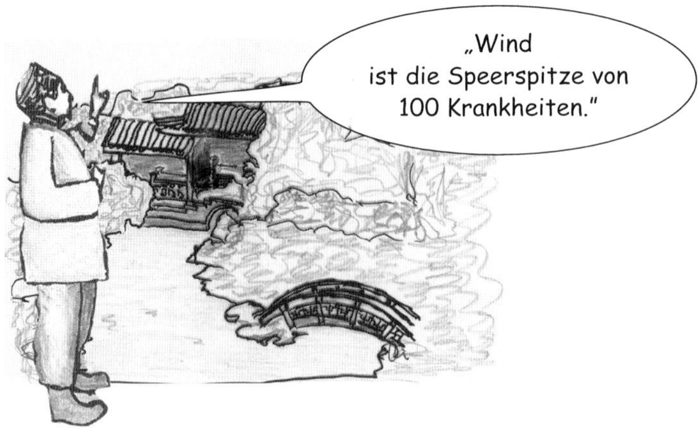

Feng, der Wind, hat in der TCM verschiedene Eigenschaften, die bildlich dem klimatischen Ereignis ähneln.

Eine Erscheinung im Körper wird durch Phänomene der Natur erklärt. In der Naturheilkunde wird dies als Phänomenologie bezeichnet.

Es werden unterschieden:

- Äußerer Wind als äußerer pathogener Faktor,
- innerer Wind aufgrund von Störungen im Körperinneren.

Die grundlegenden Eigenschaften von Wind sind:

- Er ist eine *Yang*-Erscheinung,
- kommt und geht schnell,
- bewegt sich geschwind,
- weht mit Unterbrechungen, mal stark mal schwach, einer Böe ähnlich,
- schüttelt die Zweige der Bäume,
- dringt in alle Ritzen.

Damit werden folgende klinische Symptome mit Wind assoziiert:

- Akut
  - kommt schnell
  - Symptome und Bedingungen wechseln schnell
- Krämpfe
- Tremor
- Kopfwackeln
- Schwindel
  - Drehschwindel
  - Schwankschwindel
- Schmerzen
  - wandern
  - ziehen
- Juckreiz
- greift häufig oben am Körper an
  - Nacken
  - Rücken
- greift häufig *Fei* Lunge an
  - banale Infekte
- attackiert häufig Haut und Körperbehaarung.

Folgende Erscheinungen werden ebenfalls dem Wind zugeschrieben, obwohl sie eher von lähmendem Charakter sind:

- Lähmung
  - halbseitig
  - vollständig
- Gliederstarre oder -steifheit.

Zu unterscheiden sind harmlose von dramatischen Erscheinungen beim pathogenen Faktor Wind.

Äußerer Wind ist eine Banalität:

- Banaler Infekt
- banaler Schnupfen.

Innerer Wind ist ein Drama:
- Lähmung
- Opisthotonus.

> Innerer Wind entsteht aus Pathomechanismen der *Zang-Fu*-Organe!

Gan Feng Leber-Wind

Leber-Wind entsteht, wenn aus *Gan Yang* und *Gan*-Feuer Wind entsteht.

Leber-Wind manifestiert sich in:

- Schwindel
- Zittern
- Krämpfen.

Extreme Hitze erzeugt Wind

Hier sind insbesondere die kindlichen Fieberkrämpfe angesprochen, die mit Krämpfen und Bewusstseinseintrübungen einhergehen, aber auch mit Nackensteifigkeit oder gar mit Opisthotonus. Der chinesische Begriff *Jing Feng* bezeichnet mit *Jing* etwas, was Furcht erregt und einen im Schreck auffahren lässt wie aus einem Alptraum. *Jing* Furcht ist mit den Sehnen verbunden, zieht diese zusammen und ist ein innerer pathogener Faktor.

Xue-Leere/Blut-Leere

Blut-Leere oder -Mangel führt zu innerem Wind.

Ursachen hierfür sind:

- Starkes Erbrechen,
- Schwitzen,
- heftiger Durchfall,
- großer Blutverlust,
- *Yin*-Schwäche bei lang andauernden Erkrankungen,
- die Unfähigkeit der Niere die Leber zu befeuchten, sodass das Leber-*Yang* nicht mehr gebändigt werden kann.

Leber-Wind zeigt sich durch folgende Symptome:

- Schwindel
- Zittern
- wurmartiges Bewegen der Extremitäten
- Kollaps mit Bewusstlosigkeit.

Darüber hinaus existieren eine ganze Reihe von Erkrankungen, die *Feng* Wind im Namen tragen:

- Lippen-Wind, chinesisch *Chun Feng*, auch Eselsmaul-Wind genannt:
  - Erzeugt rote, empfindliche, geschwollene Lippen, meistens die untere Lippe, die reißen kann und dann Exsudat sezerniert.
- Weißflecken-Wind, chinesisch *Bai Dian Feng* oder *Bai Bo Feng*:
  - Dieser entspricht in der westlichen Medizin annäherungsweise Vitiligo.
- Gänsefüße-Wind, chinesisch *Zhang Feng*:
  - Mit den Symptomen Tinea der Hand oder Eczema rhagadiforme.
- Kopf-Wind, chinesisch *Tou Feng*:
  - Bei Glaukom-Anfall, Migräne, vaskulärem Kopfschmerz, Rhinitis, Sinusitis, Hirntumoren und nervösem Kopfschmerz.
- Donner-Kopf-Wind chinesisch *Lei Tou Feng*:
  - Eine Erkrankung, gekennzeichnet durch Beulen oder Schwellungen von Kopf und Gesicht, manchmal von Abscheu gegen Kälte oder gegen extreme Hitze sowie Kopfschmerz begleitet. Der Patient schildert Donnergrollen im Kopf.
- Wind fegt durch die Gelenke, chinesisch *Li Jie Feng*:
  - Rötung und Schwellung der Gelenke mit akutem Schmerz und Einschränkung von Beugen und Strecken. Daraus entwickelt sich gerne der Kranich-Knie-Wind.
- Kranich-Knie-Wind, chinesisch *He Xi Feng*:
  - Schmerzhafte, eitrige Schwellung des Knies mit degenerativem Abbau des Unterschenkels und Fußes.
- Großer taubmachender Wind, chinesisch *Da Ma Feng*:
  - In der westlichen Medizin entspricht diesem annäherungsweise Lepra.
- Kindsbett-Wind, chinesisch *Ru Feng*:
  - Schlaganfall post partum.

- Rotweiß wandernder Wind, chinesisch *Chi Bai You Feng*:
  - In der westlichen Medizin versteht man annäherungsweise darunter ein Quincke-Ödem.
- Brustwarzen-Wind, chinesisch *Ru Tou Feng*:
  - In der westlichen Medizin ist hierfür der Begriff der Brustwarzenrhagaden bekannt.
- Verlorenes-Herz-Wind, chinesisch *Shi Xin Feng*:
  - Beinhaltet Wahnsinn oder andere Geisteskrankheiten, da das Herz den *Shen** Geist beherbergt.
- Grünes-Wasser-verlegt-das-Innere-Wind, chinesisch *Lu Feng Nei Zhang*:
  - In der westlichen Medizin versteht man darunter annäherungsweise ein Glaukom.
- Gelber-Wind-Blockade, chinesisch *Huang Feng Nei Zhang*:
  - Als Folge des Glaukoms, bei der die Pupille wolkig gelb, groß und starr erscheint; führt zu Blindheit.

Zusammenfassung

Die bildlichen Eigenschaften von Wind zeigen sich oft als erstes bei einer ganzen Reihe von Erkrankungen. Damit ist Wind nach der Vorstellung in der TCM die Speerspitze von 100 Krankheiten.

Zum Abschluss ein längeres Zitat aus dem Huang Di Nei Jing Su Wen:

> „Die Energie »Wind« dringt in den *Feng Fu* (LG 16) ein, folgt dem LG, erreicht das Gehirn und löst dort das Syndrom *Nao Feng* (Gehirn-Wind) aus, oder sie erreicht die Augen und löst dort ein Syndrom mit Windempfindlichkeit aus, das *Mu Feng* (Augen-Wind) heißt.
>
> Der direkte Windbefall (*Zhong Feng*) im Stadium der Trunkenheit ist ein *Lou Feng* (verborgener Wind).
>
> Der direkte Windbefall (*Zhong Feng*) während des Schwitzens bei einem Koitus ist ein *Nei Feng* (innerer Wind).
>
> Der direkte Windbefall nach dem Haarewaschen ist ein *Tou Feng* (Kopf-Wind).
>
> Wird pathogener Wind lange Zeit in den Schweißdrüsen zurückgehalten, kann er die Därme erreichen und einen *Chang Feng* (Darm-Wind) mit Diarrhö auslösen.
>
> Ein pathogener Wind, der außerhalb der Schweißdrüsen retiniert wird, kann einen *Xie Feng* (Perspirationswind) auslösen.
>
> So kann der Wind hunderte von Krankheiten verursachen. Befindet er sich erst einmal im Organismus, dann verwandelt er sich in andere Krankheiten, deren Ursache stets der Wind ist."

Oben und hinten

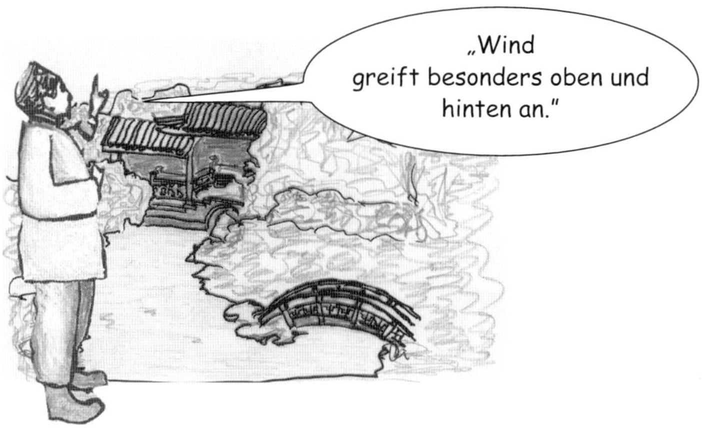

Der äußere pathogene Faktor Wind ist *Yang* und oft mit anderen Faktoren wie Kälte, Hitze, Feuchtigkeit und Trockenheit verknüpft. Er kann deren Wirkung verstärken und so das leichtere Eindringen in den Körper ermöglichen.

Wind ist durch dauernde Bewegung charakterisiert, und die Auswirkungen von pathogenem Wind im Körper umfassen abnormale Bewegungen oder Steifigkeit von Kopf, Gliedern oder Rumpf, z. B. Gefühllosigkeit, Spasmen, Zittern und Krämpfe.

Da der Wind leicht ist und *Yang*, wird er eher die obere Körperhälfte befallen, besonders Kopf, Nacken und Gesicht. Auch die außen liegenden Anteile des Körpers werden eher angegriffen, besonders Haut und Muskeln. Somit entspricht dieser Merksatz auch einer erfahrbaren Realität. Ist es draußen sehr windig und peitscht der Regen ins Gesicht, so macht man gerne den Kragen vom Mantel hoch, damit der Wind nicht ins Gesicht fegt.

Die Lunge wird als das *Yin*-Organ betrachtet, das mit der äußeren Umgebung in engstem Kontakt steht, deshalb ist die Lunge das *Zang*-Organ, das in erster Linie von Wind angegriffen wird. Ein *Yang*-Pathogen greift besonders gerne ein *Yin*-Organ an. Hierbei kommt es besonders zu Wind-Hitze und Wind-Kälte, da diese schnell in die Lunge eindringen. Zudem kann sich Wind-Kälte auch in Wind-Hitze umwandeln.

Im Kontex der westlichen Medizin führt der pathogene Faktor Wind, da er oben angreift, oftmals zusammen mit dem pathogenen Faktor Kälte zu Erkältung oder Unterkühlung. Sollte eine Erkältung nicht adäquat behandelt werden, wandelt sich Wind-Kälte in Wind-Hitze um, was im Kontex der westlichen Medizin als Entzündung der Atemwege zu verstehen wäre.

Zur Behandlung von Winderkrankungen bieten sich besonders Punkte an, die den Namensbestandteil *Feng* Wind tragen:

- LG 16, chinesisch *Feng Fu*,
- Gb 20, chinesisch *Feng Chi*,
- 3 E 17, chinesisch *Yi Feng*,
- Bl 12, chinesisch *Feng Men*,
- Dü 12, chinesisch *Bing Feng*,
- Gb 31, chinesisch *Feng Shi*.

Alle diese Akupunkturpunkte liegen oben und hinten, außer

- Gb 31, chinesisch *Feng Shi*.

Dieser liegt am Oberschenkel außen.

Öffnen und Austreiben

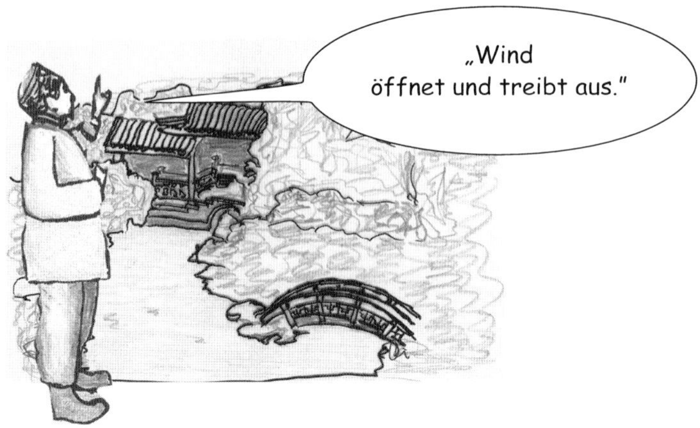

Bei der Vorstellung einen alten Western anzuschauen, assoziiert man oft eine einsame Landschaft, eine Geisterstadt, und der Held reitet durch die Straßen. Der Wind spielt mit den Fensterläden, dort klappert ein Brett, ein dürres Gestrüpp treibt über die Straße.

Oder ein anderes Bild:

Wiederum die angelehnte Tür, die der Wind beinahe aus den Angeln hebt – der Wind, der in der Stube alles durcheinander bringt, das Papier vom Schreibtisch auf die Straße weht.

In Anlehnung an die Pathologie:

Wind öffnet anderen äußeren pathogenen Faktoren die Tür – sie dringen häufig nur durch das Mitwirken von Wind in den Körper ein.

Wind zeigt sich auch in mannigfachen Erscheinungen als Hautekzeme aller Art. Er treibt damit Hitze an die Oberfläche. Daher sagt man, Wind treibt aus.

Zur Erinnerung hier einige Symptome beim Eindringen äußeren Windes:

- Abneigung gegen Wind,
- Abneigung gegen Zugluft,
- föhnige Luftddrucklage wird nicht vertragen,
- Niesen und Husten,
- rinnendes Nasesekret,
- niedriges Fieber,
- Nackensteifheit und Nackenschmerzen,
- Halskitzeln,
- Schwitzen, hängt jedoch vom Überwiegen von Wind oder Kälte ab,
- oberflächlicher Puls.

Chronischer Wind und Blut

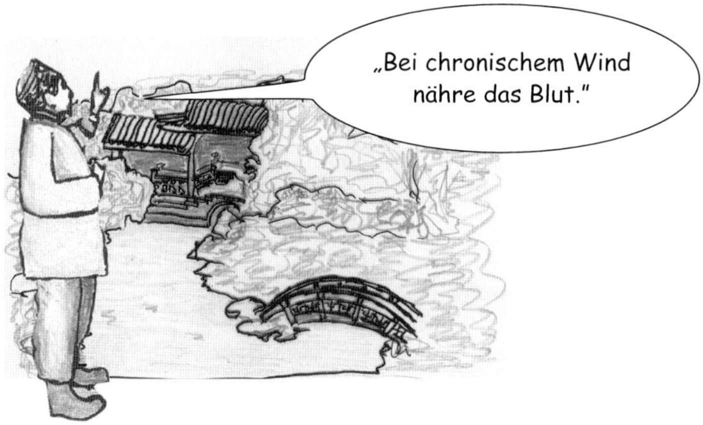

Wie bei *Xue* Blut bereits festgestellt, wird *Qi* bei Mangel an *Xue* Blut zu innerem Wind. Dies leitet sich aus dem verwandtschaftlichen Verhältnis von *Qi* und *Xue* ab, in dem *Qi* den *Yang*-Anteil und *Xue* den *Yin*-Anteil bildet.

Gemäß dem Grundprinzip von *Yin* und *Yang* als eine Einheit wird bei Mangel an *Yin* und Überwiegen von *Yang* folglich *Qi* zu innerem Wind – es hat keine Heimat mehr.

Demzufolge ist nun die Umkehrung der Pathogenese die Therapie:

- Indem das Blut gestärkt wird, erhält *Qi* dadurch eine Heimat.

Das Zitat aus dem Huang Di Nei Jing Su Wen dazu:

> „Der pathogene Wind dringt in die *Shu*-Punkte der fünf Speicher- und sechs Hohlorgane ein, erreicht das Innere und führt zu Winderkrankungen im Bereich dieser inneren Organe. Der pathogene Wind dringt zuerst an den Orten ein, die leer an Blut und Energie sind, füllt sie aus und fließt weiter in eine Körperhälfte, wo er eine Krankheit auslöst, die *Tian Feng*, übersetzt Hemiplegie, heißt."

Der Wind gehört in die Gruppe der „sechs pathogenen Faktoren", deren Chef er ist. Er ist eine extrem bewegliche Energie, die als Vehikel für die anderen in ständiger Umwandlung sich befindenden Energien dient. Daher führt ein Windbefall zu zahlreichen Krankheiten.

Das Wesen des Windes ist *Yang* und er neigt dazu, das Blut und das *Yin* zu verletzen.

Die Behandlung folgt nach dem Prinzip: Vertreibe den Wind und nähre das Blut, im Chinesischen *Qu Feng Yang Xue*.

Grundlegend ist die Behandlung über Punkte am Rücken, insbesondere den *Shu*-Punkten von Le, Gb, MP und Ma, als auch der Niere.

Tonisierende Technik auf:

- Bl 18, chinesisch *Gan Shu*,
- Bl 19, chinesisch *Dan Shu*,
- Bl 20, chinesisch *Pi Shu*,
- Bl 21, chinesisch *Wei Shu*,
- Bl 23, chinesisch *Shen Shu*.

Der *Hui*-Punkt für das Blut:

- Bl 17, chinesisch *Ge Shu*.

Des Weiteren sind folgende Akupunkturpunkte zu empfehlen:

- Le 3, chinesisch *Tai Chong*,
- MP 6, chinesisch *San Yin Jiao*.

Sedierende Technik auf:

- Gb 20, chinesisch *Feng Chi*,
- 3 E 5, chinesisch *Wai Guan*,
- Di 11, chinesisch *Qu Chi*,
- Ma 36, chinesisch *Zu San Li*,
- MP 9, chinesisch *Yin Ling Quan*.

Plötzliche Starre

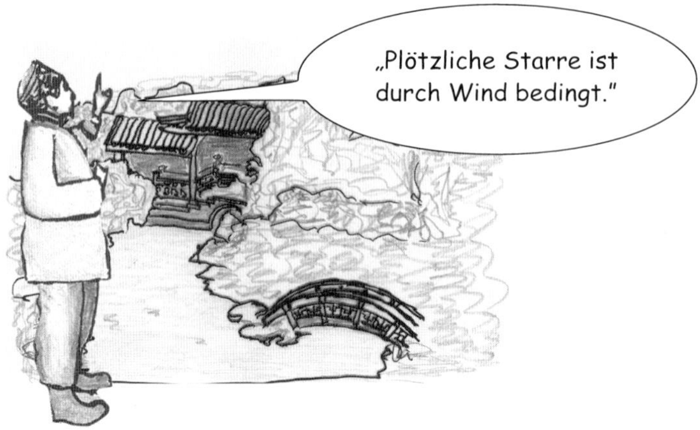

Nach der ausführlichen Erklärung beim Merksatz „Wind als Speerspitze“ hier eine weitere bildliche Annäherung.

Eine Sturmböe schüttelt einen Baum – im Moment der höchsten Windgeschwindigkeit erscheint der Baum im Wind so starr wie ein Krampf, eine Starre oder ein Opisthotonus.

Eine andere bildhafte Darstellung ist der Hurrikan, der Bäume entwurzelt und Äste abbricht. Der Ast der herabhängt ist starr. Übertragen auf den Menschen bedeutet das, dass der „wind stroke“, die amerikanische Bezeichnung für Schlaganfall, zur Starre, das heißt, Lähmung führt.

Wind führt zu Starre und bedeutet im Einzelnen:

- Lähmung
  - Postapoplex
- Störungen
  - Motorik
  - Sensorik
- Opistothonus.

Hitze als Phänomen

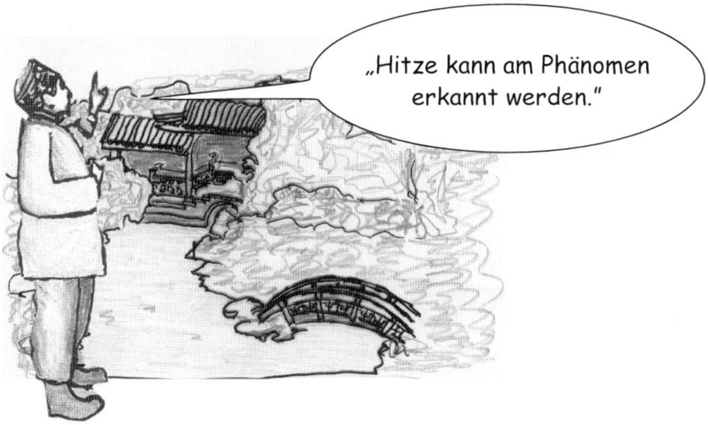

Hitze kann als Phänomen dargestellt werden:

- Hitze steigt nach oben,
- Hitze zerstört das *Yin*,
- Hitze macht das Blut wild,
- Hitze verbraucht die Körperflüssigkeiten.

Hitze steigt nach oben

- Der Kopf wird
  - rot
  - warm.

Hitze zerstört das Yin

Es bilden sich

- Fissuren
- Rhagaden
- Gewebedefekte.

Hitze macht das Blut wild

- Beschleunigter Puls
- Blutungen
  - unterschiedliche Körperöffnungen
  - Haut
  - Schleimhaut.

Hitze verbraucht die Körperflüssigkeiten

- Urin
  - wenig
  - dunkel
  - hoch konzentriert
- Stuhl
  - trocken
  - fest
  - Schafskot
  - Kotsteine
  - Obstipation
- Gewebe
  - trocken
  - Exsikkose
- Haut
  - trocken
  - rot
- Schwitzen
  - starke Schweißbildung.

Hitze und Feuer

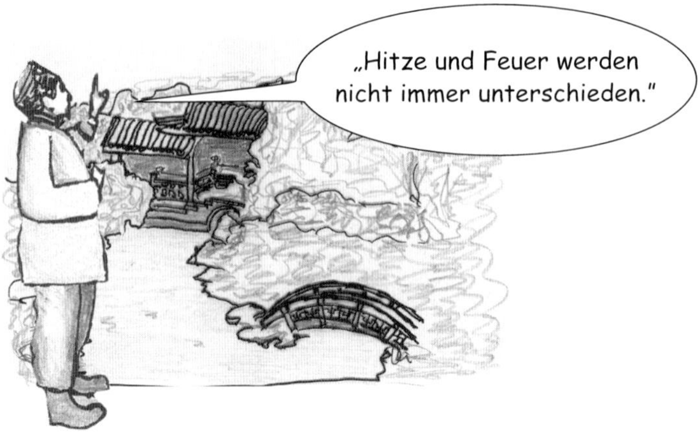

Hitze und Feuer werden oftmals in der Literatur synonym verwendet. Sollten jedoch Hitze und Feuer gleichzeitig in einem Text vorliegen, ist Feuer immer schlimmer zu bewerten.

Im chinesischen Schriftzeichen ist ein Feuer zu sehen, welches nach oben lodert und links als auch rechts fliegen Funken davon. Ein sehr schönes Bespiel dafür, dass Hitze hochsteigt.

Sprachliche Annäherungen

Hitze/Feuer ist heiß:

- Fieber,
- mir ist heiß,
- heißer Kopf,
- heißes Blut,
- heißes Gemüt,
- heißblütig.

Hitze/Feuer brennt:

- Sodbrennen,
- der Magen brennt wie Feuer,
- die Haut brennt,
- die Augen brennen,
- „einen Brand haben", nach einem Trinkgelage.

Hitze/Feuer findet sich wieder im Wort „Ent-zündung", wodurch sich Entzündungen mit Hitze/Feuer gleichsetzen lassen. Dazu zählen:

- Alle Krankheiten die mit -itis enden.

Hitze/Feuer als emotionaler Zustand:

- Heiß sein, im Sinne sexueller Erregung,
- Hitzkopf (bezeichnet einen Menschen, der hitzig erregt ist),
- heiße Braut,
- heißer Typ,
- Feuer und Flamme sein,
- Feuer der Begierde.

Hitze/Feuer als Genussmittel:

- Branntwein,
- Feuerwasser,
- Glimmstängel (für Zigaretten),
- Fleisch ist heiß und sollte in diesem Sinne nicht verzehrt werden.

Hitze steigt nach oben

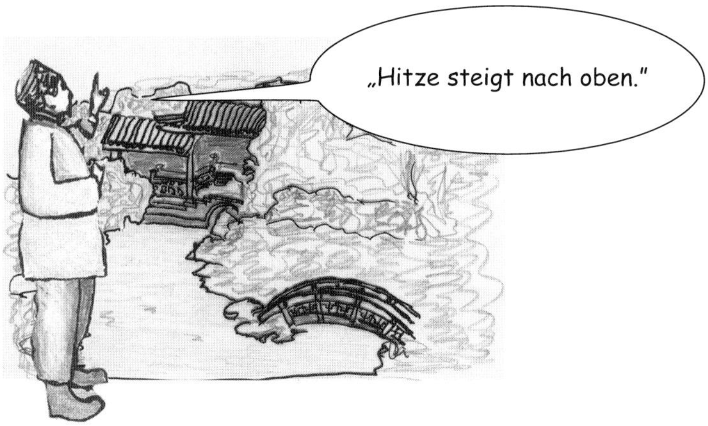

Hitze ist in Entsprechung zu seinem Bild in der Natur ein *Yang*-Faktor und wird verbunden mit:

- Einer milden Form von Wärme,
- zerstörerischem Feuer, der Ursache und Steigerung von Hitze,
- roter oder gelber Farbe wie bei einer Flamme,
- aufsteigender, auflodernder Bewegung,
- Zerstörung durch Verbrennung,
- Eintrocknen von Flüssigkeiten,
- Bewegen, Beschleunigen, Enthemmen,
- punktuellem Glimmen bis hin zum Flächenbrand,
- Glut,
- Kohle oder Asche als Zerstörung und Folge der Verbrennung.

Der *Yang*-Faktor wird als pathogener Faktor zunächst diskutiert als:

- Äußerer pathogener Faktor infolge von Hitzeeinwirkung,
- innerer pathogener Faktor, da sich alle pathogenen Faktoren in Hitze umwandeln können.

Hitze-Muster sind wie folgt zu diskutieren:

- Fülle-Hitze infolge des Eindringens eines pathogenen Faktors mit *Yang*-Qualität wie Hitze, Feuer oder Sommerhitze,
- Leere-Hitze infolge eines *Yin*-Mangels.

In Entsprechung zu den Erscheinungen in der Natur sind die Symptome:

- Bei Fülle-Hitze:
  - Rotes Gesicht,
  - rote Augen,
  - starke Rötungen,
  - Erregtheit,
  - Durst,
  - trockener Mund, bitterer Mundgeschmack,
  - Verlangen nach kalten Getränken, Trinken nur in großen Schlucken,
  - harter Stuhlgang, Obstipation,
  - konzentrierter Urin in geringen Mengen, auch mit Blutbeimengungen,
  - rote bis dunkelrote Zunge mit gelbem Zungenbelag,
  - schneller Puls.
- Bei Leere-Hitze:
  - Hitze der fünf Flächen (Palmar- und Plantar-Erythem, Gesichtsrötung),
  - Hitzegefühl in der Brust,
  - Hitze in den Extremitäten, wechselnd,
  - trockener Rachen, trockener Mund,
  - Verlangen nach kalten Getränken, Trinken aber nur in kleinen Schlucken,
  - Unruhe, Agitiertheit,
  - Enthemmung, verbal und sexuell,
  - schmale, rote Zunge, praktisch kein Belag,
  - dünner, schneller Puls.

Feuer zerstört den Geist

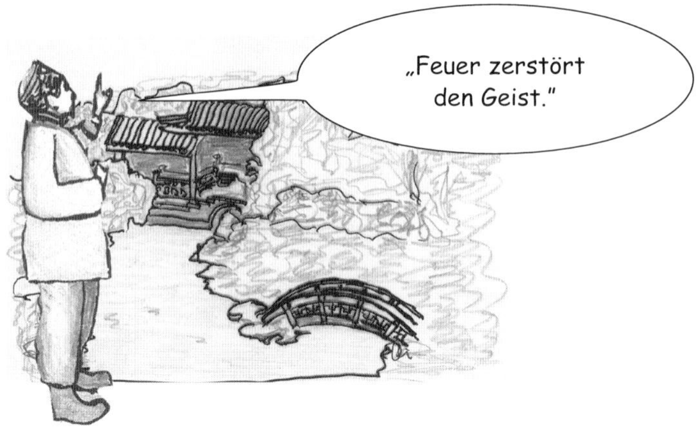

Feuer als Steigerung von Hitze trocknet die *Jin Ye* Körperflüssigkeiten und das *Xue* Blut aus. Zudem ist *Xue* Blut die Heimat des *Shen** Geist.

Nun hat *Shen** keine Heimat mehr und wandert umher, es kommt zu:

- Wahnsinn
- Irrsinn
- manischen Zuständen
- wirrem Reden.

Diesen Zustand findet man bei hohem Fieber, der Körper glüht förmlich und es kommt zu:

- Fieberkrämpfen
- Fieberhalluzinationen
- Fiebervisionen.

Feuer steigt auf, es schädigt also die oberen Körperpartien. Dort sind zu thematisieren:

- *Xin* Herz als Haus des Geistes:
  - Das Herz wird durch Feuer geschädigt, wodurch es zu Strukturverlust kommen kann.
- Gehirn als „Meer des Markes":
  - Das Mark hat in der TCM eine andere Begrifflichkeit als in der westlichen Medizin. Das Mark gemäß der Vorstellung der TCM bildet Gehirn, Rückenmark und das Knochenmark. Es wird aus der *Jing* Essenz gebildet. Da aber *Jing* Essenz nicht einfach aufzufüllen ist, ist ein Schaden am Mark oder ein Verbrennen von Mark, sehr schwerwiegend. Das spiegelt sich in den Krankheitsbildern wider.

Hitze schädigt die Abwehr

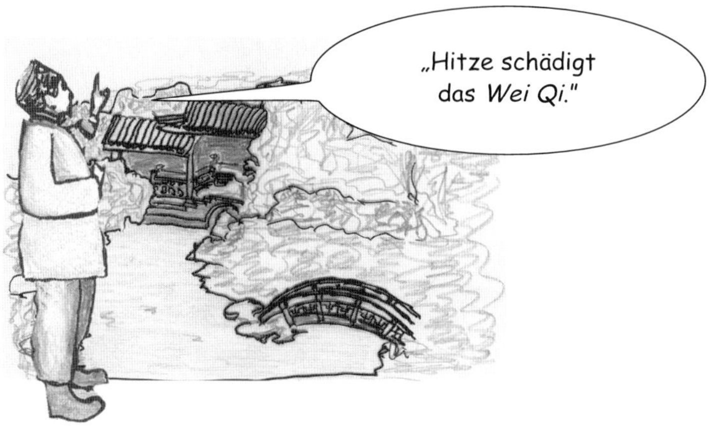

Wei Qi, das Abwehr-*Qi*, entsteht aus dem Nahrungs-*Qi* der Milz unter Bewegung der Lunge und Mitwirkung der Niere.

Die Lunge hat die Aufgabe, das *Wei Qi* zu bewegen und in der Körperoberfläche zu verteilen.

Die Lunge als zartes *Zang*-Organ ist bei Hitze anfällig, sie ist das höchste *Yin*-Organ des Körpers.

Beeinträchtigt nun die Hitze die Lunge, so wird das Erzeugen und Verteilen von *Wei Qi* gestört. Damit kann man sagen, Hitze schädigt das *Wei Qi*.

Zudem dringt der pathogene Faktor Hitze über die Haut ein. Trifft die Hitze nun auf das *Wei Qi*, wird dieses in einem heftigen Kampf zerstört. Hitze zerstört das *Wei Qi*, nicht dagegen Kälte. Kälte blockiert es. Somit ist Hitze immer schlimmer, denn es kann das *Wei Qi* zerstören. Hierbei muss eine entsprechende Therapie auch sehr konsequent durchgeführt werden. Nachlässigkeiten in der Therapie werden bei Hitze/Feuer nicht toleriert.

Feuer zerstört *Yin*

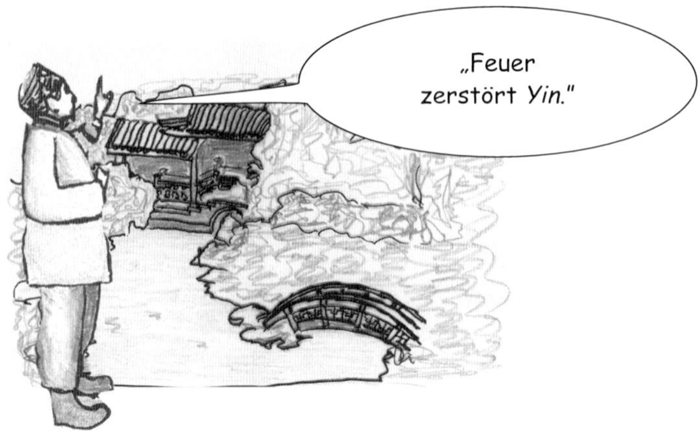

Das Prinzip von *Yin* ist:

- Kühlen
- bewahren
- befeuchten
- hemmen.

Yin ist darüber hinaus auch Struktur im Gegensatz zu *Yang*, das als Funktion dargestellt werden kann.

Feuer verbrennt Struktur, also *Yin*, womit auch die Funktionen von *Yin* gestört werden. Somit kommt es zu:

- Zerstörung von Struktur, Gewebe und Flüssigkeiten,
- fehlender Kühlung, dadurch zu Rötung und Wärmegefühl,
- fehlender Hemmung im sexuellen oder verbalen Bereich
- fehlender Befeuchtung und damit Austrocknung, vor allem von Haut und Schleimhaut.

Umgekehrt kann man auch formulieren, dass alles, was Struktur zerstört, Feuer ist:

- Direkte Hitzeeinwirkung,
- Operationen,
- heißes Essen, scharfes Essen, viele künstliche Nahrungsergänzungsmittel, viele chemische Medikamente,
- Alkohol in Form von Branntwein oder Feuerwasser,
- Drogen,
- Reizüberflutung,
- hitzige Debatten.

Des Weiteren ist zu berücksichtigen, dass sich alle pathogenen Faktoren in Hitze umwandeln können.

Pathogene Faktoren und Hitze

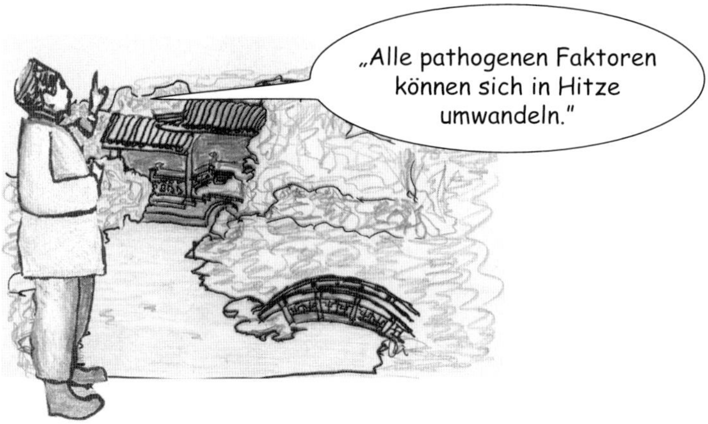

Dieser Merksatz gilt ausnahmslos für alle pathogenen Faktoren:

- Äußere pathogene Faktoren,
- innere pathogene Faktoren,
- sonstige pathogene Faktoren.

Es ist lediglich eine Frage der Zeit bis sich die pathogenen Faktoren umwandeln können.
Hitze:

- Steigt empor, es zeigen sich Symptome insbesondere an Kopf und oberer Körperhälfte,
- bewegt, es kommt zu Herzrasen und ähnlichen Symptomen,
- trocknet aus, es kommt zu Zeichen von Trockenheit, *Xue* Blut wird verletzt,
- beeinträchtigt den Geist, es kommt zu Ängstlichkeit, agitierten Zuständen, Schlaflosigkeit oder gar Geisteskrankheiten,
- zerstört das *Yin*, hier im Sinne von Struktur, die zerstört wird.

Aus extremer Hitze wird Feuer. Beide Begriffe werden gerne synonym gebraucht und nur beim direkten Vergleich voneinander wirklich unterschieden. Dabei sind beim Feuer alle Symptome wesentlich heftiger als bei Hitze.

Zudem kann unterschieden werden zwischen:

- Fülle-Hitze
- Leere-Hitze.

Die Symptome bei Fülle-Hitze sind:

- Hohes Fieber,
- rote Augen,
- trockener Mund,
- bitterer Mundgeschmack,
- Obstipation,
- spärlicher, konzentrierter Urin,
- Durst,
- psychische Erregung,
- rote Zunge mit gelbem Belag,
- voller, schneller Puls.

Befällt Feuer das Blut, kann es zu

- dunkelvioletten Flecken unter der Haut,
- Hämatemesis,
- Blutungen

kommen.

Die Symptome von Leere-Hitze sind:

- Nachtschweiß,
- Hitzegefühl auf dem Brustkorb,
- Handflächen, Fußsohlen und Gesicht sind rot („die roten fünf Flächen"),
- trockener Mund,
- eher nachmittags Fieber,
- rote, belaglose Zunge,
- oberflächlicher, leerer, schneller Puls.

Leere-Hitze entspricht somit weitestgehend einem *Yin*-Mangel. Hierbei ist die kühlende Eigenschaft des *Yin* reduziert und es kommt tendenziös aufgrund dessen, dass der *Yang*-Aspekt größtenteils in der Norm ist, zu einem Hitze-Aspekt. Dies wird als relatives Ungleichgewicht zwischen *Yin*- und *Yang*-Aspekten bezeichnet.

Hitze und manisches Verhalten

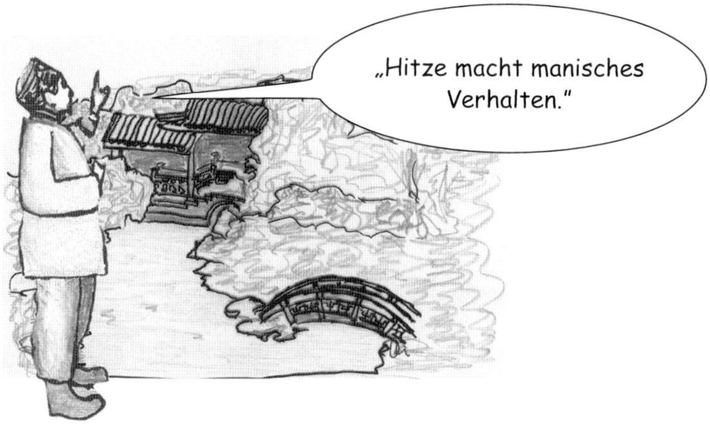

Die westliche Welt läuft auf Hochtouren und manchmal auch heiß.

Einige sprachliche Annäherungen sind:

- Der Glimmstängel, als Bezeichnung für Zigaretten,
- Branntwein, als Bezeichnung für Alkohol,
- Feuerwasser, als Bezeichnung für Alkohol,
- heiße Braut, als Bezeichnung für eine interessante Frau,
- heißer Typ, als Bezeichnung unter Jugendlichen für einen interessanten Mann,
- heißes Eisen, als Bezeichnung für Konfliktstoff,
- heiß sein, im Sinne sexueller Erregung,
- hitzige Debatte, als Bezeichnung für eine konfliktreiche Diskussion.

Die obige Ausführung nochmals vertiefend dargestellt:

- Da ist die Freundin, die in der Diskothek sagt: „Das ist ein heißer Typ." Doch sie meint: Lass bloß die Finger von dem, dem brennt die Sicherung so schnell durch.
- Ein anderes Beispiel aus der Jugendsprache: „Ich bin Feuer und Flamme für dich."
- Die feurige Leidenschaft verzehrt alles.

In der Redewendung verdeutlicht sich das überschießende Verhalten, welches auf die Chinesen oftmals manisch wirkt.

Dieser Merksatz wird etwas abgemildert aufgenommen. Hitze erzeugt folgendes Verhalten:

- Extrovertiert
- extravagant
- kontaktfreudig
- hyperaktiv
- sprachgewandt
- theatralisch.

Doch leider neigt Feuer auch zu extremen Positionen:

- Sucht
  - Alkohol
  - Drogen.

Auch kann Feuer über die allgemeinen Positionen und Ansichten der Gesellschaft hinausschießen.

Wiederzufinden ist dies in der Redewendung:

- „Die Revolution verbrennt ihre Anhänger."

Drei Organe neigen zu Feuer

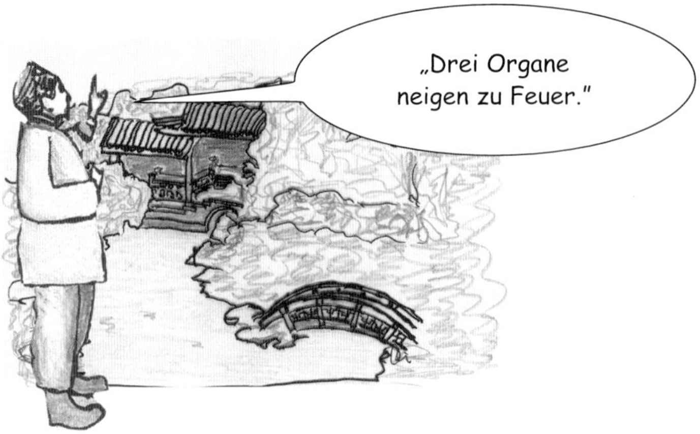

Es gibt drei Organe, die zu Feuer neigen:

- Magen
- Herz
- Leber.

In der Literatur wird dies oft bezeichnet als:

- Aufsteigendes Magen-Feuer,
- aufsteigendes Herz-Feuer,
- aufsteigendes Leber-Feuer.

Aufsteigendes Magen-Feuer

Hierbei steigt die Hitze vom Magen in die Mundhöhle. An Symptomen können beobachtet werden:

- Sodbrennen
- der Magen brennt wie Feuer
  - Gastritis
  - Ulcus ventriculi et duodenii
- brennendes Aufstoßen
  - Reflux
  - Refluxösophagitis
- Zahnfleischaffektionen
  - wundes Zahnfleisch
  - blutendes Zahnfleisch.

Aufsteigendes Herz-Feuer

Es erzeugt manisches Verhalten:

- Extrovertiertheit,
- extravagantes Verhalten,
- „Hans Dampf in allen Gassen",
- Schlafstörungen,
- Hyperaktivität.

Aufsteigendes Leber-Feuer

Das sind lang anhaltende emotionale Probleme und diese werden sich auf der körperlichen Ebene manifestieren. Somit führt Leber-Feuer zu:

- Psychosomatischen,
- psychoemotionalen,
- psychovegetativen,
- psychomentalen Störungen.

Viele Krankheiten können in der chinesischen Medizin vom Leber-Feuer abhängen. Zudem können auch Alkohol oder Drogen als Problemlöser zu Leber-Feuer führen oder dieses mit unterhalten.

Kälte als Phänomen

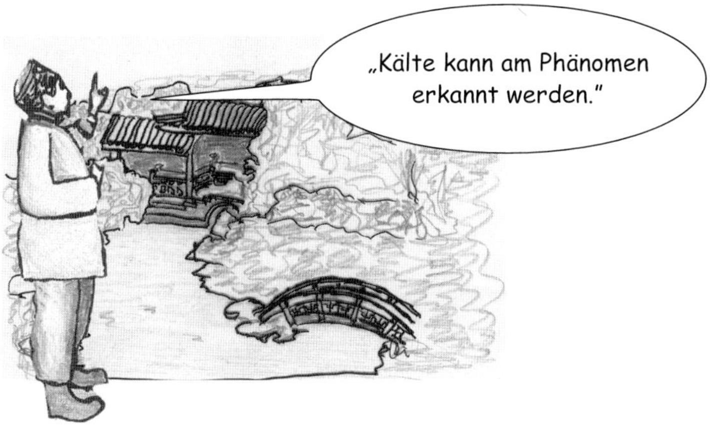

Kälte erhält seine bildhafte Erklärung gemäß den Erscheinungen in der Natur, die durch Kälte verursacht werden:

- Kühle Temperatur,
- Verringerung von Aktivität,
- Zusammenziehen, Einfrieren, Erstarren.

Das chinesische Schriftzeichen zeigt einen Menschen, der sich unter einem Dach in Stroh eingewickelt hat. Er schützt sich vor Kälte.

Nach einer anderen Interpretation ist ein Haus zu sehen, in dem ein Brunnen ist. Ist es bei Frost nicht schön einen eigenen Brunnen unter dem Dach zu haben?

Das Schriftzeichen bedeutet:

- Frostig kalt,
- arm, armselig, bedürftig,
- erzittern, furchtsam,
- bescheiden.

Symptome von *Han* Kälte sind:

- Abneigung gegen Kälte:
  - Frieren
  - frösteln
  - Gänsehaut
  - kalte Extremitäten.
- Bedürfnis nach Wärme:
  - Warme Getränke,
  - warme Kleidung,
  - warme Umgebung.
- Kälte führt zu Schmerz:
  - schneidender Charakter.
- Kälte führt zu wässrigen Flüssigkeiten:
  - Kalte, dünne, klare Sekrete,
  - wässriges Nasensekret,
  - klarer Schleim,
  - wässrig Erbrochenes,
  - reichlich wässriger Urin,
  - wässriger Durchfall.
- Kälte zieht zusammen und verursacht:
  - Schmerzen
  - Kontraktionen.

Kälte und wässrige Flüssigkeiten

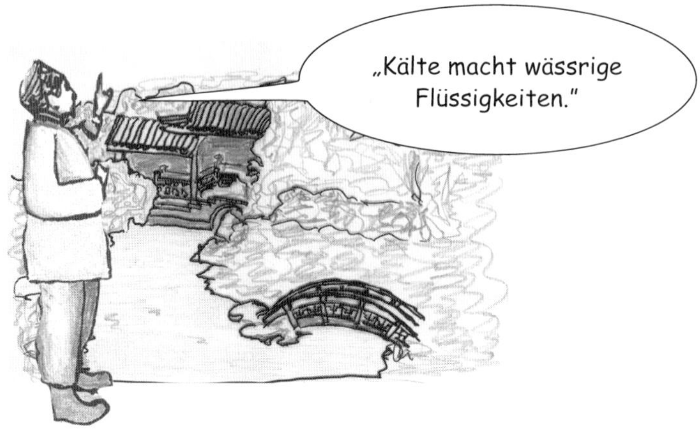

Im Huang Di Nei Jing Su Wen steht:

„Alle Krankheiten, die mit klaren, reinen, wässrigen Flüssigkeiten verbunden sind, werden dem äußeren pathogenen Faktor *Han* Kälte zugeschrieben."

Kennt man nicht alle diese Bilder:

Eine Mutter geht mit ihren zwei Kindern im Sommer durch die Kaufhäuser und ist auf Schnäppchenjagd. Die Kinder quengeln und wollen etwas zu trinken. Die Mutter hat jedoch keine Zeit, hetzt von Kaufhaus zu Kaufhaus, bis das Jammern der Kinder zu laut wird. Dann wird das Kaufhaus verlassen, ein Eisstand gesichtet und die Kinder bekommen als Belohnung ein Eis. Schon kurze Zeit später haben sie Durchfall, leicht wässrig.

Man ist jung, dynamisch und steht voll im Leben. Den Sommer will man auch noch etwas genießen. Deswegen eilt man nach der Arbeit Heim, schaut in den Kühlschrank und isst etwas Gurkensalat, leicht unterkühlt mit Essig und Öl, um anschließend noch ins Schwimmbad oder an den See zu gehen. Doch leider kommt es nicht mehr dazu: Durchfall setzt ein.

Überträgt man nun die chinesische Redewendung auf den Menschen, so führt Kälte zu wässrigen Flüssigkeiten. Einige Beispiele dafür:

- Kälte attackiert den Kopf
  - Rhinitis
  - Sinusitis
  - Konjunktivitis.
- Kälte attackiert den Uterus
  - Ausfluss.
- Kälte attackiert den Darm
  - Durchfall.
- Kälte attackiert die Blase
  - Dysurie.

Kälte und Schmerz

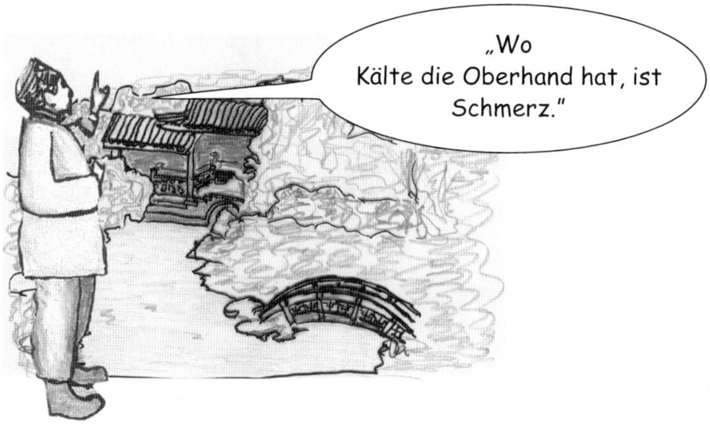

In der Natur kann die Kälte alles zum Erstarren bringen. Der Fluss- oder Bachlauf erstarrt, das Wasser kann nicht mehr fließen. Auf den Körper übertragen werden die Energiewege gerne mit Wasserläufen aus der Natur verglichen. Und wenn nun diese Energie in Form von

- *Qi*
- Blut

nicht mehr fließen kann, stagniert die Energie.

Kälte zieht zusammen und lässt erstarren. Dadurch wird das freie Fließen von *Qi* und Blut gestört.

Es kommt zu Schmerzen. Dieser Schmerz hat einen akuten, schneidenden Charakter, ist von kurzer Dauer und kann alle Körperregionen befallen. Einige Beispiele hierfür:

- Kälte attackiert den Kopf
  - Kopfschmerzen
  - Migräne.
- Kälte attackiert den Nacken
  - Rigide Muskulatur,
  - steifer Nacken.
- Kälte attackiert die Muskulatur
  - Muskelschmerzen.
- Kälte attackiert das Herz
  - Angina pectoris.
- Kälte attackiert den Uterus
  - Dysmenorrhö.
- Kälte attackiert den Magen
  - Magenschmerzen.
- Kälte attackiert den Darm
  - Spastisches Colon.

Kälte ist *Yin*

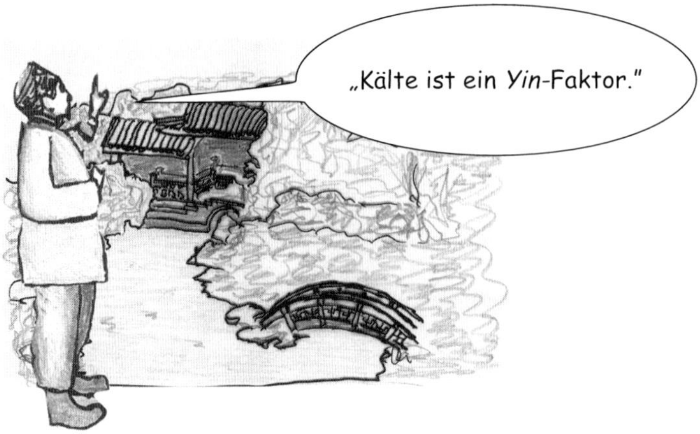

Kälte ist ein *Yin*-Faktor und wird eher das *Yang* des Körpers beeinträchtigen.

Im Besonderen die *Yang*-Funktionen wie

- erwärmen
- bewegen
- umwandeln
- zurückhalten
- beschützen.

Sowohl in der Natur als auch im Körper verlangsamt Kälte die Aktivitäten und Bewegungen. Im Körper kontrahiert Kälte die Energie in den Meridianen, sodass der Fluss von *Qi* und *Xue* verlangsamt und behindert wird und folglich stagniert. Der zugehörige Schmerz von schneidendem Charakter bessert sich durch Wärme und verschlimmert sich durch Kälte.

Tab. 15: Symptome der Unterdrückung der *Yang*-Funktionen durch Kälte.

***Yang*-Funktion**	**Auswirkung durch Kälte**
erwärmen	• Abneigung gegen Kälte • Patient friert • Patient fröstelt • Patient hat Gänsehaut
bewegen	• Stagnation der Bewegung des *Qi* führt zu ziehenden Schmerzen • Stagnation der Bewegung von *Xue* führt zu punktuellen Schmerzen
umwandeln	• Körperflüssigkeiten werden nicht mehr umgewandelt • unvollständige Verdauung • wässriger Durchfall • reichlich unkonzentrierter Urin • wässriges Nasensekret • Körperflüssigkeiten reichern sich an, dies führt zu Gedunsenheit und Ödemen
zurückhalten	• Verlust von Flüssigkeit • vermehrte Kotausscheidung • vermehrte Urinausscheidung • vermehrte Nasensekretion

Kälte und Moxa

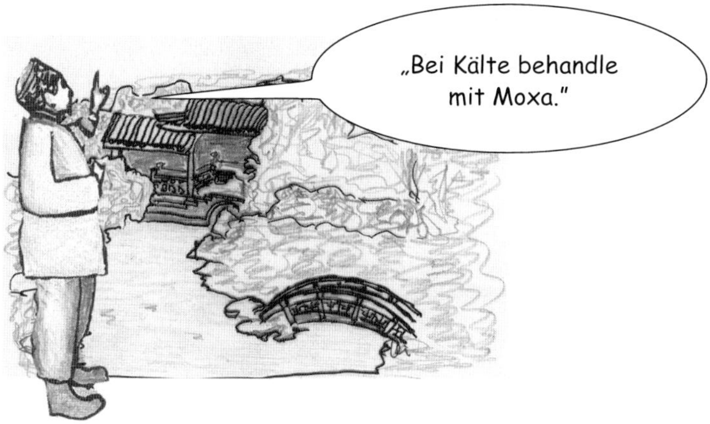

Der pathogene Faktor Kälte wird in der chinesischen Medizin mit Wärmebehandlungen therapiert. Hierfür hat sich ein eigenes Behandlungskonzept entwickelt.

Dabei werden Kräuter abgebrannt und entsprechende Akupunkturpunkte erwärmt. Es wird hauptsächlich Beifuß eingesetzt:

- Lateinisch: Artemisia vulgaris
- Chinesisch: *Ai*

Moxibustion

Materialien

- Moxawolle
- Moxazigaretten
- Moxazigarre
- Moxakohle.

Hilfsmittel/Instrumente

- Moxahalter
- Moxabox.

Methoden

- Direktes Moxen
- Reiskornmoxa
- Moxakegel
- indirektes Moxen
- heiße Nadel
- Narben verursachendes Moxen.

Die Moxatherapie steht der Behandlung mit Nadeln ebenbürtig gegenüber.

Nässe als Phänomen

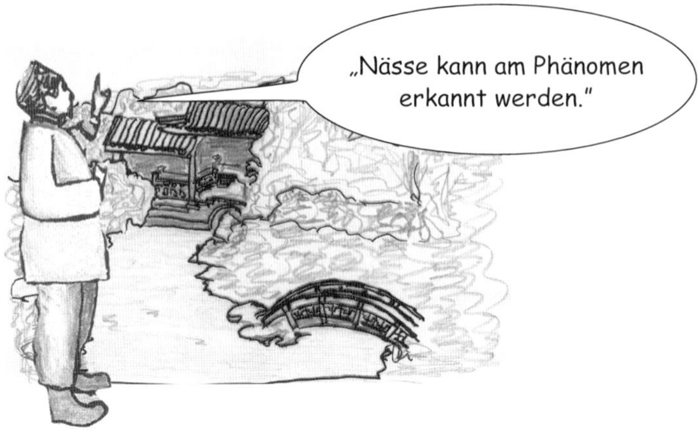

Nässe heißt auf Chinesisch *Shi* und ist ein sehr komplexes Phänomen in der TCM.

Das Schriftzeichen *Shi* besteht aus dem Zeichen für Wasser, daneben zwei Gräser, die aus der Erde heraus wachsen.

Weitere Bedeutungsinhalte sind:

- Nass
- feucht.

Mittels sprachlicher Annäherung kann versucht werden, dies auf den Menschen zu übertragen:

- Nässe steht für eine Störung des Wasser- und Elektrolythaushalts im weitesten Sinne.

Der Mensch ist:

- Aufgequollen
- aufgedunsen
- geschwollen.

Zu beobachten sind:

- Ödeme
- Glottisödem.

Weitere sprachliche Annäherungen sind:

- Bauchwassersucht, Aszites
- Wasserkopf, Hydrozephalus
- Gelenkerguss
- Schleimbeutelerguss
- Ausfluss
- Transsudat
- Exsudat
- nässendes Ekzem.

In der chinesischen Medizin ist Nässe immer umfassend.

Es gibt drei Kardinalzeichen bei der Nässe:

- Schwer
- trüb
- klebrig.

Nässe ist schwer, trüb und sie klebt

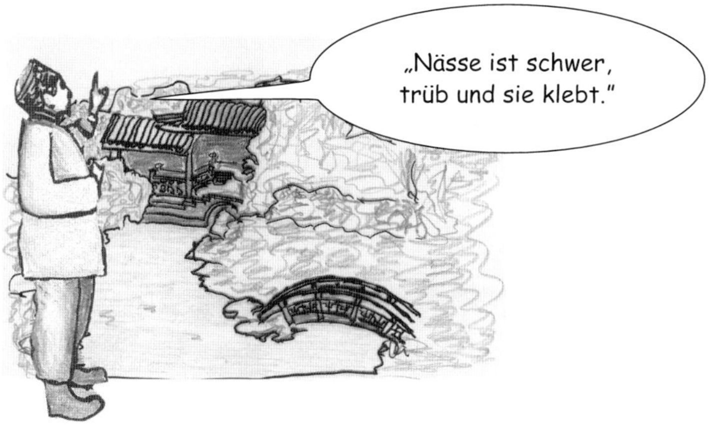

Nässe ist wiederum einer der äußeren pathogenen Faktoren, chinesisch *Liu Yin*. Der Begriff Nässe entspricht seinem Bild in der Natur, ist also assoziiert mit:

- Klima:
  - Feucht
  - subtropisch
  - schwül.
- Wetter:
  - Nass
  - feucht
  - regnerisch
  - neblig.
- Gewässer:
  - Sumpf
  - Moor
  - Tümpel
  - Morast.

Eigenschaften von Nässe

Sie ist schwer:

- Die Beine sind schwer,
- die Arme sind schwer,
- der Körper ist schwer,
- das Denken fällt schwer,
- das ist nur schwer zu begreifen,
- man ist schwerfällig, entweder körperlich oder geistig,
- schwermütig.

Sie ist trüb:

- Trübe Absonderungen,
- trüber Ausfluss,
- trüber Urin,
- trüber Kot,
- Trübsinn.

Sie klebt:

- Sekret klebt,
- Sputum klebt,
- die Eileiter sind verklebt,
- die Krankheit klebt an einem,
- „die Freundin klebt an einem".

Nässe und Milz

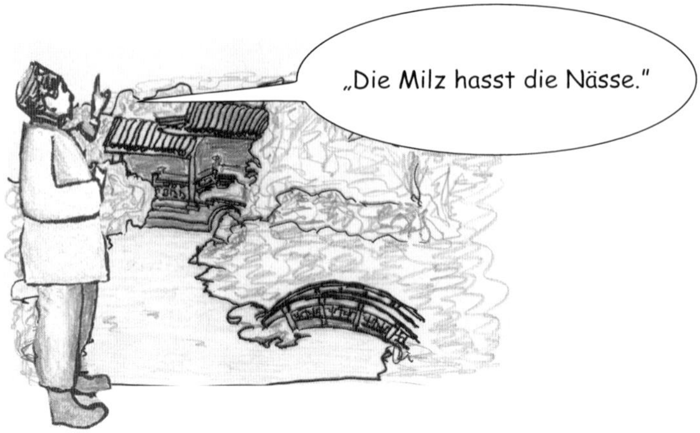

Nässe wird in der TCM sehr wichtig genommen. Sie wird dort als äußerer pathogener Faktor gewertet und schädigt die Milz.

Hierzu gibt es auch eine Redewendung:

- „Die Milz hasst die Nässe."

> Hinweis!
>
> Hier ist die Milz im Sinne der TCM und somit nicht im Kontext zur westlichen Medizin gemeint!

Leider gibt es keinen Akupunkturpunkt, der das Schriftzeichen Nässe beinhaltet. Doch dort, wo sich Nässe ansammelt, wird daraus Wasser, chinesisch *Shui*.

Hierzu sind einige Akupunkturpunkte bekannt:

- Ma 10, chinesisch *Shui Tu*,
- Ma 28, chinesisch *Shui Dao*,
- Ni 5, chinesisch *Shui Quan*,
- KG 9, chinesisch *Shui Fen*,
- LG 26, chinesisch *Shui Gou*.

Nässe und Pflanzenheilkunde

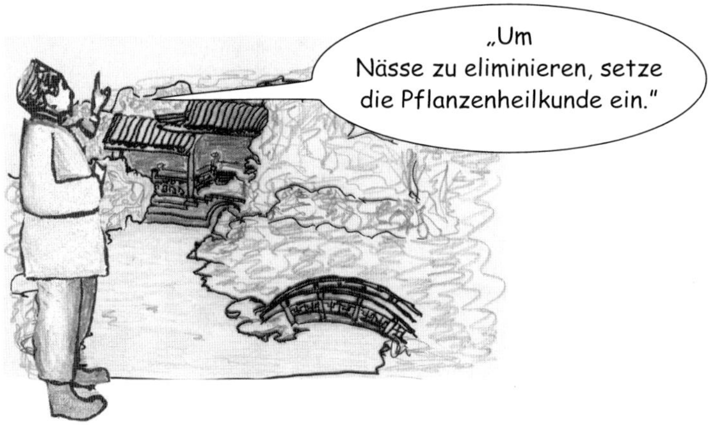

Nässe lässt sich nur sehr schwer therapeutisch mit Akupunktur erreichen. Nässe klebt am Patienten und glaubt man schon Erfolg zu haben, kommt der therapeutische Rückfall.

Es gibt jedoch in der chinesischen Medizin immer verschiedene Wege der Therapie.

Um nun die Nässe zu eliminieren, können folgende therapeutische Überlegungen angestellt werden:

- Nässe beseitigen,
- Milz stärken.

Doch das Geheimnis für den Erfolg ist die Phytotherapie. Eingesetzt werden dazu Amara-Drogen. Am besten die Gruppe der

- Amara aromatica.

Zu nennen sind hier besonders:

- Ingwer
- Zimt.

Hinweis!

Besonders Ingwer hat sich bewährt, da dieser auch die Milz stärkt.

Trockenheit als Phänomen

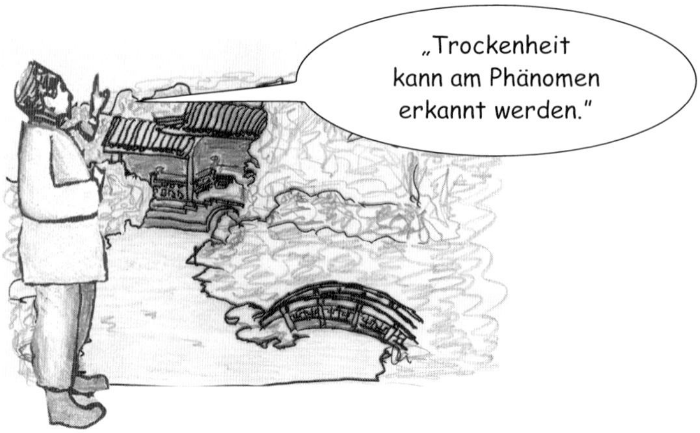

Eine sprachliche Annäherung an die Trockenheit wäre:

- Austrocknung, Exsikkose.

Die Jugend mit ihrer individuellen Sprache hat ebenfalls eine Redewendung:

- „Du trockene Pflaume."

Die Interpretation des chinesischen Schriftzeichens ist sehr einfach. Links ist das Zeichen für Feuer zu sehen, rechts davon sind dürre Äste und darüber Vögel, die singen.

Im Einzelnen bedeutet das:

- Versengt
- verdorrt
- ausgetrocknet
- Trockenheit
- Dürre.

Die Trockenheit als pathogener Faktor geht mit folgenden Symptomen einher:

- Fissuren
- Schuppen.

Wiederzufinden ist die Trockenheit bei einigen Hauterkrankungen:

- Schuppenflechte
- endogenes Ekzem.

Der pathogene Faktor Trockenheit greift insbesondere an:

- Lunge
- Dickdarm.

Trockenheit der Lunge beinhaltet auch

- trockene Nase,
- trockener Husten,
- trockener Hals,
- trockener Rachen,
- trockene Atemwege.

Trockenheit des Dickdarms führt zu

- Trockenheit des Stuhls,
- Kotsteinen,
- Schafskot.

Ansonsten führt Trockenheit zu

- trockenen Lippen,
- trockener Haut,
- trockener Schleimhaut.

Trockenheit und Lunge

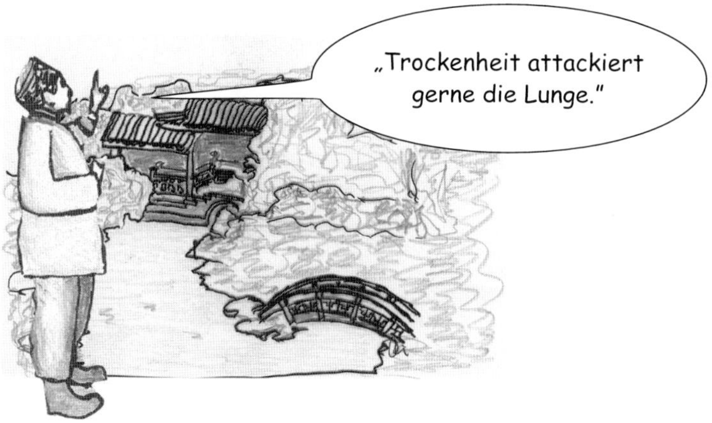

Trockenheit ist ein weiterer äußerer pathogener Faktor. Er ist ein *Yang*-Pathogen.

In China ist insbesondere der Herbst häufig trocken und es kommt zu einem Austrocknen der Lungengewebe und entsprechenden Krankheitsbildern.

Deswegen heißt es auch:

- Die Lunge hasst die Trockenheit.

Symptome für Trockenheit sind

- trockene Nasenschleimhäute, auch mit Nasenbluten,
- trockener Mund,
- trockener, wunder Rachen,
- trockener Husten ohne oder nur mit geringem Auswurf,
- raue, trockene Haut,
- trockene Zunge.

Es wird unterschieden zwischen:

- Kälte-Trockenheit
- Hitze-Trockenheit.

Immer sind *Jin Ye*, also die Körperflüssigkeiten, bei Trockenheit betroffen und müssen ergänzt werden.

In unseren Breitengraden spielt die Trockenheit, insbesondere im Winter während der Heizperiode, eine Rolle. Das Klima hat sich der Mensch mit einem „Kunstklima" selbst geschaffen.

So leiden vor allem Kinder oftmals am pathogenen Faktor Trockenheit, aufgrund von

- überheizten Schlafräumen,
- trockener Raumluft.

Erwachsene führen durch Zigaretten der Lunge den pathogenen Faktor Trockenheit zu.

Dies führt zu

- trockenem Reizhusten.

Trockenheit und Magen

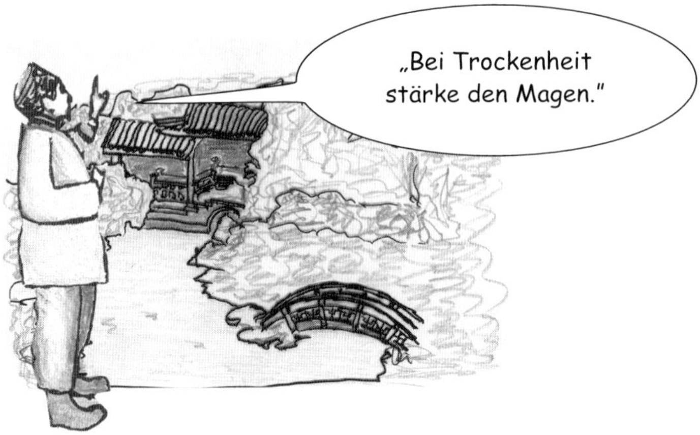

Der pathogene Faktor Trockenheit kann mit Akupunktur kaum therapiert werden. Deswegen sind Erkrankungen, die auf diesen äußeren pathogenen Faktor zurückzuführen sind, schwer zu behandeln. Hier müssen insbesondere die *Jin Ye* Körperflüssigkeiten ergänzt werden.

Therapeutischer Tipp

Stärke den Magen, und dies verbessert die Verteilung der Flüssigkeiten im Körper.

Die chinesische Medizin hat eigene Vorstellungen von den normalen Lebensvorgängen im Körper des Menschen. Diese unterscheiden sich oftmals deutlich von denen der westlichen Medizin.

Der Magen
- kontrolliert das Fermentieren,
- kontrolliert das Reifen,
- kontrolliert den Transport der Nahrung,
- kontrolliert das Absteigen des *Qi*,
- ist der Ursprung der Flüssigkeiten.

Stärke also den Magen und die Verteilung der Flüssigkeiten wird optimiert.

Sommerhitze ist klimatische Hitze

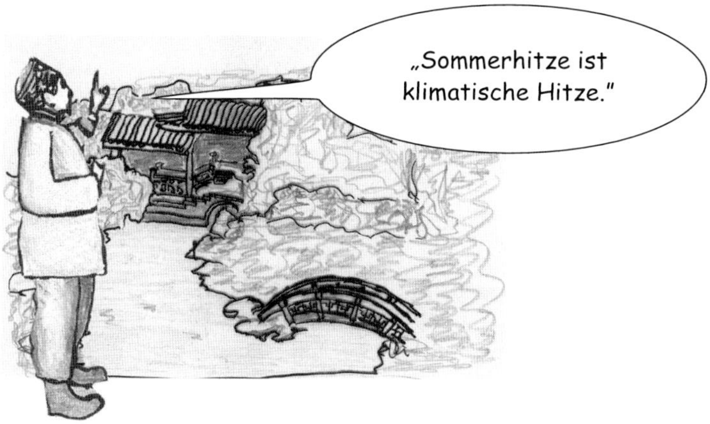

Der äußere pathogene Faktor Sommerhitze ist in Abgrenzung zu Hitze-Erkrankungen im Allgemeinen besonders an das sommerliche Klima gekoppelt.

Somit ist die Sommerhitze jahreszeitlich begrenzt.

Dabei ist die Sommerhitze:

- Auslöser von Krankheiten,
- jahreszeitlicher pathogener Faktor.

Auslöser von Erkrankungen

Die Sommerhitze kann selbst Auslöser einer Krankheit sein, ähnlich wie bei Hitzschlag oder Sonnenstich.

Jahreszeitlicher pathogener Faktor

Die Krankheit ist insbesondere in den Sommermonaten besonders häufig wie bei bestimmten viralen oder bakteriellen Enzephalitiden.

Unterschieden wird zwischen

- Sommerhitze-Hitze-Muster
- Sommerhitze-Nässe-Muster.

Sommerhitze-Hitze-Muster mit den Symptomen

- hohes Fieber, attackiert *Qi* und die Flüssigkeiten,
- Durst,
- Herzprobleme mit Kraftlosigkeit und hechelnder Atmung,
- wenig Schweiß,
- große Mengen konzentrierten Harns, manchmal rot gefärbt,
- wogender Puls,
- trockene Zunge.

Sommerhitze-Nässe-Muster mit den Symptomen

- viel Schweiß, der jedoch klebt,
- schwere Extremitäten,
- wenig Appetit,
- Enge in der Brust,
- Übelkeit und Erbrechen,
- wenig, harter Stuhl,
- geringe Mengen konzentrierten Harns, manchmal rot gefärbt,
- weicher Puls,
- schleimiger, dicker Zungenbelag.

Sommerhitze und der Einsatz der Akupunktur

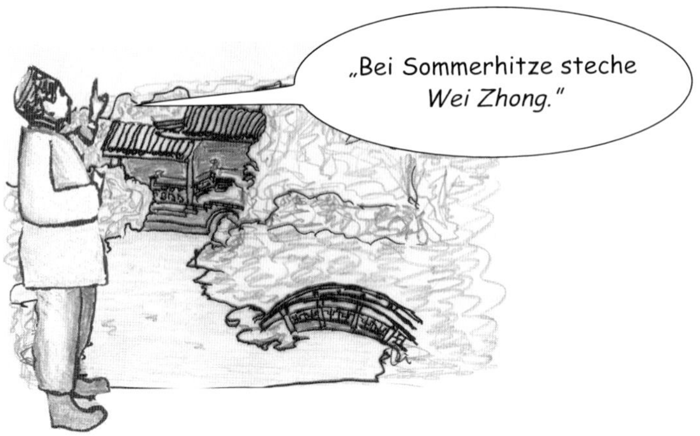

Der Akupunkturpunkt Bl 40, chinesisch *Wei Zhong*, kann die Sommerhitze eliminieren. Hierzu sollte der Akupunkturpunkt jedoch blutig gestochen werden.

Bl 40, chinesisch *Wei Zhong*, eliminiert folgende pathogene Faktoren:

- Hitze
- Sommerhitze
- Nässe.

Aufgrund dessen wird dieser Akupunkturpunkt eingesetzt bei:

- Roten Hauterkrankungen,
- nässenden Hauterkrankungen.

Im Einzelnen zu diskutieren sind:

- Erysipel
- Erythem
- Exanthem
- endogenes Ekzem
- atopisches Ekzem
- seborrhoisches Ekzem.

Innere pathogene Faktoren

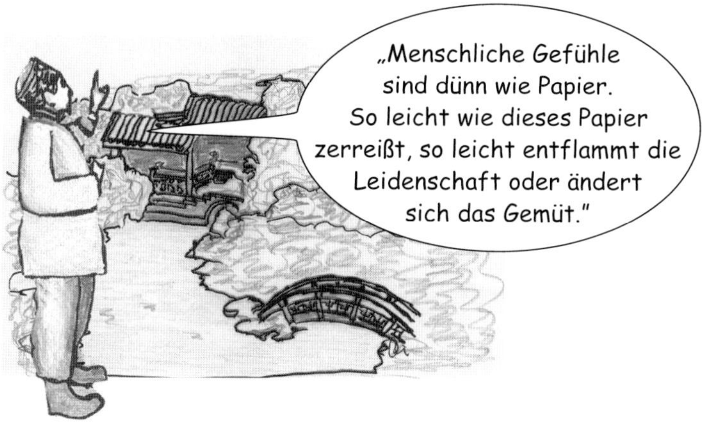
„Menschliche Gefühle sind dünn wie Papier. So leicht wie dieses Papier zerreißt, so leicht entflammt die Leidenschaft oder ändert sich das Gemüt."

Die Gefühlserregungen werden chinesisch *Qing* genannt und sind die Affekte.

Im chinesischen Schriftzeichen ist das Radikal für Herz zu sehen. Daneben das Zeichen für grün, welches mit der Wandlungsphase Holz in Verbindung gebracht werden kann.

Im Einzelnen bedeutet das Schriftzeichen:

- Gefühlserregung
- Leidenschaft
- Affekt
- Begehren.

Gefühlsregungen sind auch in der chinesischen Medizin als natürliche Erscheinungen zu diskutieren. Sollte jedoch die Gefühlsregung zu groß und der Mensch davon ergriffen werden, so zeigt sich hier ein pathologisches Erscheinungsbild.

Die übermäßigen Gefühlserregungen stehen in der chinesischen Medizin für einen pathologischen Zustand und werden bezeichnet als

- *Qi Qing.*

Dies kann übersetzt werden als

- sieben Leidenschaften.

Die einzelnen emotionalen Aspekte des menschlichen Daseins werden wie folgt dargestellt:

- Angst, chinesisch *Kong,*
- Wut, Zorn, chinesisch *Nu,*
- Freude, chinesisch *Xi* oder *Le,*
- Sorgen, Denken, chinesisch *Si,*
- Trauer, chinesisch *Bei,*
- Kummer, sich sorgen, chinesisch *You,*
- Schreck, Schock, chinesisch *Jing.*

Vom Gefühlsausdruck

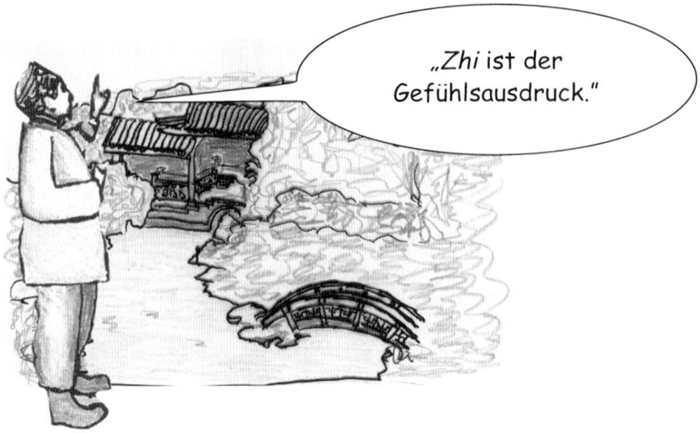

Mit dem Gefühlsausdruck, chinesisch *Zhi*, sind die Emotionen gemeint. Das chinesische Schriftzeichen zeigt ein Herz, welches seinen Weg geht.

Im Einzelnen bedeutet das Schriftzeichen:

- Gefühlsausdruck
- Emotionen
- Wille zur Selbstverwirklichung.

Der Gefühlsausdruck wird in der TCM als physiologisch angesehen und wäre somit Ausdruck von Emotionen und Gefühlen. Diese Emotionen und Gefühle dürfen den Menschen jedoch nicht beherrschen!

Nach dem Huang Di Nei Jing Su Wen, 5. Kapitel, hat der Mensch fünf Organe, die die fünf Energien enthalten und somit die Emotionen

- Freude
- Zorn
- Traurigkeit
- Sorge
- Furcht

erzeugen.

Die sieben Emotionen und ihre Krankheiten

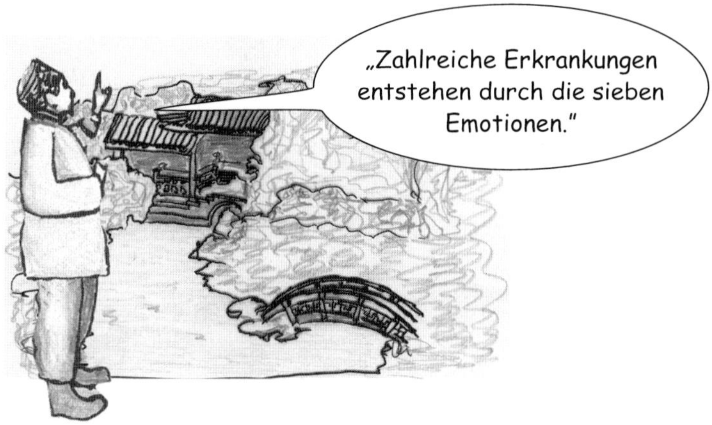

Zahlreiche Erkrankungen entstehen durch die sieben den Menschen beherrschenden Emotionen. Eine alte chinesische Redewendung besagt:

- „Sind Freude und Zorn sehr heftig, so dauert das Leben nicht lange."

Die Einflüsse der sieben Emotionen sind folgende:

- Zorn lässt das *Qi* aufsteigen und beeinträchtigt die Leber.
- Freude verlangsamt den *Qi*-Fluss und beeinträchtigt das Herz.
- Sorge und
- Nachdenklichkeit verknoten das *Qi* und beeinträchtigen die Milz, Sorge beeinträchtigt auch die Lunge.
- Traurigkeit zersetzt das *Qi* und beeinträchtigt die Niere.
- Schock zerstreut das *Qi* und beeinträchtigt Niere und Herz.
- Angst führt das *Qi* nach unten.

Dazu gibt es einige Stellen im Huang Di Nei Jing Su Wen zu lesen:

> „Zahlreiche Erkrankungen entstehen durch die Befindlichkeit des *Qi*. Zorn lässt das *Qi* nach oben steigen, Freude veranlasst das *Qi* nachzulassen. Kummer lässt das *Qi* verflüchtigen und Angst führt das *Qi* nach unten. Kälte engt es ein und Hitze schwächt es. Schock führt dazu, dass alles außer Rand und Band gerät. Harte körperliche Arbeit zehrt es auf, Nachdenklichkeit lässt es austrocknen."

Innere pathogene Faktoren schaden direkt

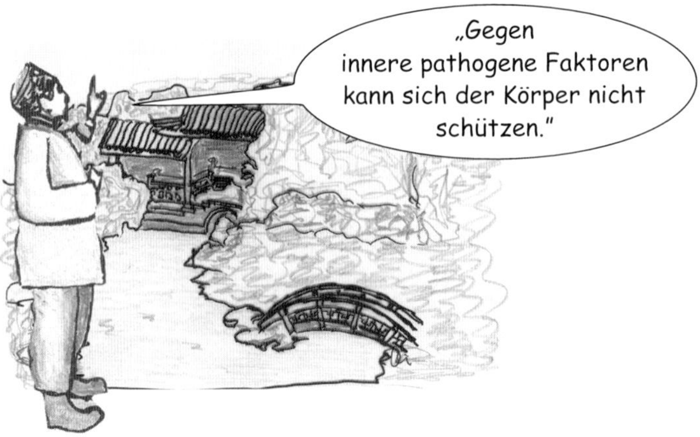
„Gegen innere pathogene Faktoren kann sich der Körper nicht schützen."

Äußere pathogene Faktoren müssen zunächst das *Wei Qi*, also das Abwehr-*Qi* des Körpers, überwinden, um tiefer einzudringen.

Im Gegensatz dazu entstehen innere pathogene Faktoren, also die sieben Emotionen, im Körper selbst. Daher wird er von diesen direkt getroffen.

Hierzu gibt es in der westlichen Literatur unzählige Schriften aus den psychologischen oder lebenskundlichen Bereichen über:

- Psychosomatische Medizin,
- psychoemotionale Störungen,
- psychomentale Störungen,
- psychovegetative Störungen.

Sie werden gerne mit Punkten auf dem Rücken auf dem äußeren Ast des Blasen-Meridians behandelt.

Jedoch bewertet die TCM die sieben Emotionen nicht übermäßig, sondern gleichrangig mit anderen Disharmonien im Körper.

Von der Angst

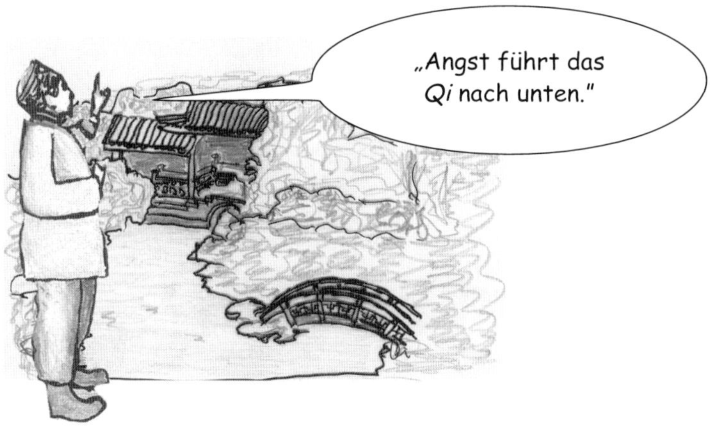

Das Phänomen Angst, chinesisch *Kong*, kann unterschiedlich mit der TCM geklärt werden. Bei den Funktionsbeziehungen der *Zang-Fu*-Organe kommen in Frage:

- Niere, die Existenzangst,
- Herz, die Situationsangst.

Das chinesische Schriftzeichen *Kong* besteht unten aus dem Zeichen für Herz. Über dem Herzen ist links das Zeichen für Arbeit und rechts davon eine schlagende Hand dargestellt. Eine andere Interpretation sieht über dem Herzen das Klopfen eines Werkzeugs.
Im Einzelnen bedeutet das Schriftzeichen:

- Angst
- Furcht
- sich fürchten
- einschüchtern
- erschrecken.

In der chinesischen Sprache gibt es viele Verbindungen mit dem Schriftzeichen für Angst:

- *Kong Huang*, die Panik,
- *Kong He*, die Drohung,
- *Kong Bu*, der Terror.

Psychosomatik der Angst

Es gibt in der deutschen Sprache eine Anzahl von Redewendungen, die sich auf die Angst beziehen. Beispiele:

- „Es rutscht das Herz vor Angst in die Hosen."
- „Der Angsthase erstarrt vor Furcht."
- „Die Angst sitzt im Nacken."
- „Die Knie zittern vor Angst."
- „Vor Angst in die Hose machen."

Wie man auch an den Redewendungen sieht, führt die Angst das *Qi* nach unten, bis in die Hose oder bis zum Knie.

Von der Freude bis zur Ekstase

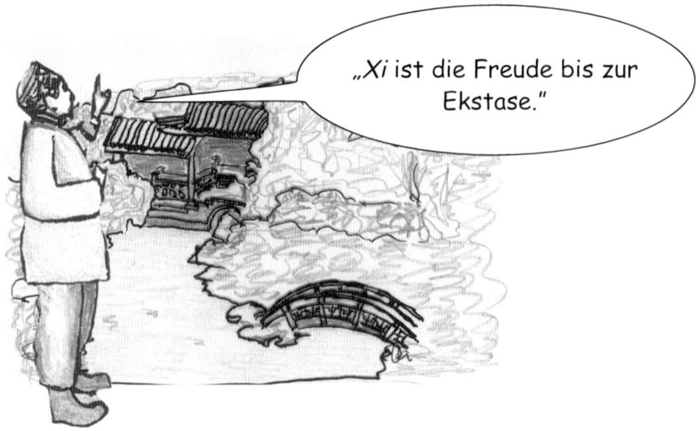

Es gibt zwei Arten von Freude (s. S. 95). Einmal wird auf die Freude, chinesisch *Xi*, geschaut im Sinne von:

- Lust
- Erregung
- Ekstase.

Das chinesische Schriftzeichen für *Xi* besteht aus dem Zeichen für Mund, einer Trommel und einer Hand, die die Trommel schlägt. Zur Musik dieser Trommel wird getanzt und gesungen. Der Rhythmus erfasst die Personen und kann schnell zu einer übersteigenden Freude, Raserei oder Ekstase werden. Dies ist die Qualität der Freude, die das Herz schädigt: Maßlosigkeit, Raserei und Ekstase.

Diese Freude ist die spontane Freude, eine freudige Erregung und die Erwartung, welche den Menschen aus seinem Alltag reißt.

In der chinesischen Sprache gibt es weitere Verbindungen mit dem Schriftzeichen für Freude:

- *Xi Xiao*, vor Freude lachen.

Von der Freude als Wonne und Vergnügen

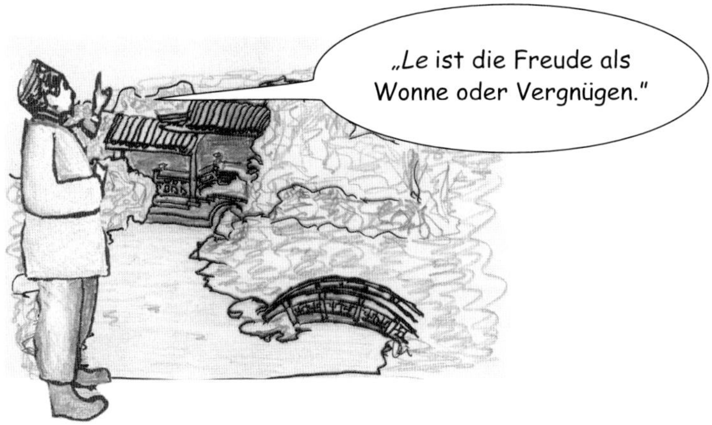

Die zweite Art der Freude heißt chinesisch *Le* und bedeutet:

- Wonne
- Vergnügen.

Sie erfährt man beispielsweise bei einer schönen Blume, einem Musikstück oder Gedicht.

Das chinesische Schriftzeichen *Le* zeigt ein Gerüst, auf dem Musikinstrumente, Trommeln und eine Glocke montiert sind. Die Glocke befindet sich in der Mitte, die Trommeln an der Seite. Es ist das Symbol für die geordnete Musik bei offiziellen Festen, also Vergnügen und Freude gemäß traditioneller Gepflogenheiten.

In Kapitel 1 des Huang Di Nei Jing Su Wen steht:

„In alten Zeiten lebten die Menschen mit dem *Tao* in Harmonie. Sie ernährten sich bescheiden, waren mäßig in der Bewegung und arbeiteten ohne Exzess. Sie erhielten sich Körper und Geist.
Die Weisen der alten Zeit rieten, das Herz stets im Zustand der Gelassenheit und des Nichtseins zu lassen, damit die Erbenergie harmonisch und die Geistesenergie ungestört im Inneren bleiben.
Deshalb hatten die Menschen in alter Zeit eine ruhige Gemütsverfassung und wenig Leidenschaften. Sie waren ruhig und fürchteten nichts."

Vom Grübeln und Sorgen

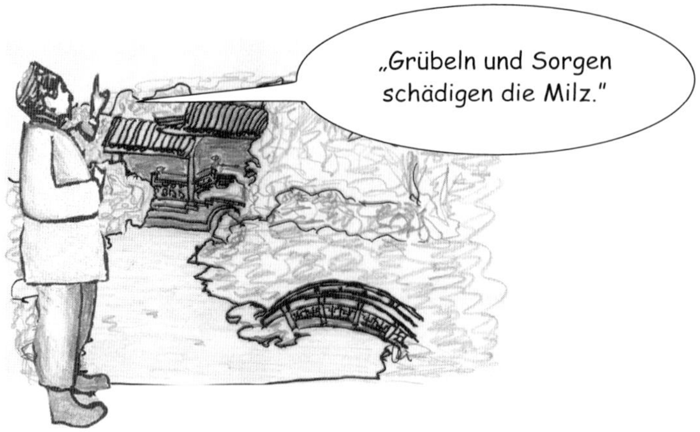

Zu viel grübeln, sich sorgen oder denken, chinesisch *Si*, schädigen die Milz und somit gemäß der TCM die Verdauung.

Das chinesische Schriftzeichen für *Si* besteht im unteren Anteil aus dem Herzen. Darüber befindet sich ein Feld. Etymologisch lässt sich dieses Zeichen auf die Überlegung der Bauern zurückführen, den geeigneten Termin für die Pflanzungen zu ermitteln.

Eine andere Deutung des oberen Anteils weist in Richtung Gehirn. Hierbei wird erst eine Denkleistung erbracht, wenn *Shen**, das im Herzen zu Hause ist, dazu kommt.

In der chinesischen Sprache gibt es viele Verbindungen mit dem Schriftzeichen für Denken:

- *Si Lü*, die Bedenkzeit.

Vom Kummer

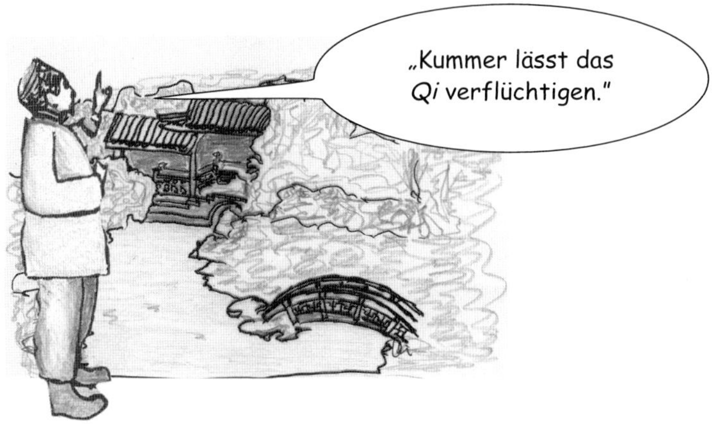

Kummer, chinesisch *You*, ist ein emotionaler Ausdruck.

Das chinesische Schriftzeichen besteht aus dem Herzen, dem Kopf, Körper und Fuß. Man kann dies wie folgt interpretieren: Das Herz folgt den Gedanken, sodass es zum Kummer kommt.

Im Einzelnen bedeutet das Schriftzeichen:

- Kummer
- Trübsal
- Sorgen
- Traurigkeit
- Niedergeschlagenheit
- sich Sorgen machen
- besorgt sein.

Wer sich dem Kummer ergibt, der kommt nicht mehr recht in Schwung und seine Lebensenergie verflüchtigt sich.

Vom Schreck

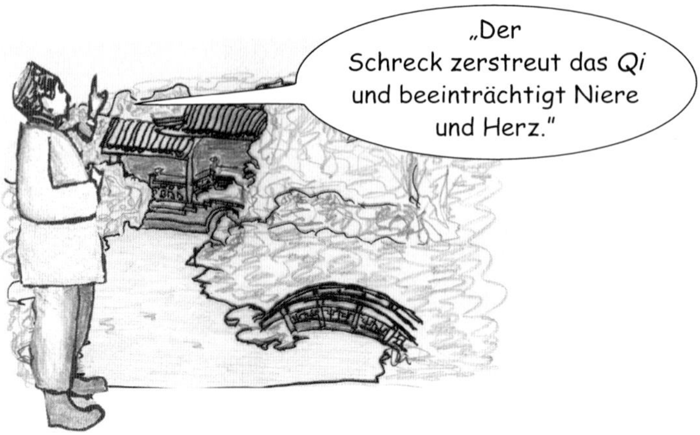
„Der
Schreck zerstreut das *Qi*
und beeinträchtigt Niere
und Herz."

Schreck, chinesisch *Jing*, ist ein emotionaler Ausdruck.

Das sehr komplexe chinesische Schriftzeichen *Jing* kann im oberen Anteil im Sinne von Ruhe, Zurückhaltung und Stillstehen gedeutet werden. Im unteren Anteil steht das Schriftzeichen für ein Pferd, *Ma*. Hieraus entsteht eine innere Anspannung. Das Pferd steht für Bewegung und ungebändigte Kraft. Diese steht dem oberen Zeichen der Ehrfurcht entgegen und führt zu einer inneren Spannung, die nur schwer zu lösen ist.

Im Einzelnen bedeutet das Schriftzeichen:

- Schrecken,
- Erschrecken,
- Furcht,
- Furcht erregen,
- das Scheuen von Pferden,
- das Durchgehen von Pferden.

In der chinesischen Sprache gibt es viele Verbindungen mit dem Schriftzeichen für Schrecken:

- *Jing Hu*, vor Schreck aufschreien,
- *Jing Ji*, vor Schreck Herzklopfen haben.

Das Erschrecken ist eine spontane Reaktion des Individuums, ausgelöst aufgrund äußerer Faktoren. Es bringt sofort den gesamten Organismus in Aufruhr. Somit gibt es keine normale oder positive Form des Erschreckens.

Diese Emotion *Jing* Schrecken trifft nun besonders:

- Herz
- Niere.

Beim Herzen führt dies zu Symptomen wie

- Herzrasen
- Arrhythmien
- Palpitationen
- Brustenge
- Herz-Angst
- Cor nervosa.

In Bezug auf die Nieren sind bei uns Redewendungen bekannt:

- „Vor Schreck ins Hemd machen."
- „Vor Schreck in die Hosen machen."

Von der Trauer

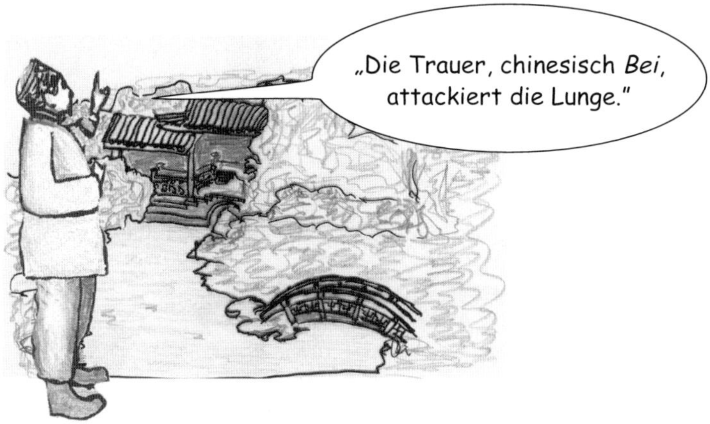

Hört man eine traurige Nachricht, kann man kaum atmen, die Luft bleibt weg – die Nachricht kann nicht für wahr gehalten werden: Nein das kann nicht sein.

Das chinesische Schriftzeichen für *Bei* besteht im unteren Anteil aus dem Zeichen für das Herz. Das obere Zeichen kann als Ausdruck für Verneinung, Verleugnung oder Verweigerung gedeutet werden. Dies ist der Hinweis auf „etwas nicht wahr haben wollen".

Im Einzelnen bedeutet das Schriftzeichen:

- Trauer
- Kummer
- Traurigkeit
- Betrübnis
- Mitleid
- Erbarmen.

Von der Wut

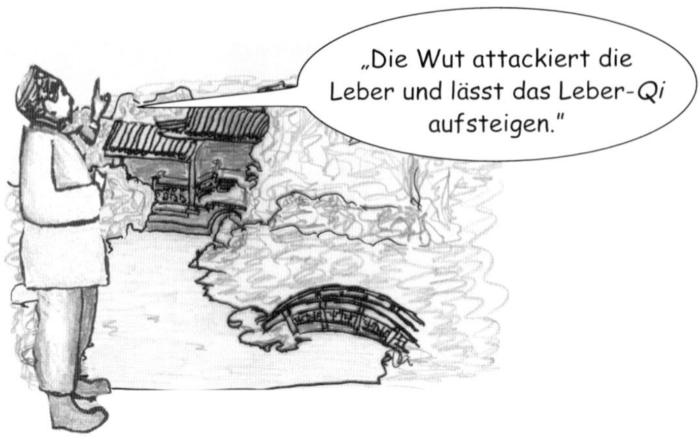
„Die Wut attackiert die Leber und lässt das Leber-*Qi* aufsteigen."

Wut, chinesisch *Nu*, lässt das *Qi* aufsteigen. Dies passiert unkontrolliert und es kommt zu entsprechenden explosionsartigen Affekten.

Das chinesische Schriftzeichen *Nu* besteht unten wieder aus dem Herzzeichen. Links oben befindet sich das Zeichen für Frau und rechts oben das Zeichen für Hand. Beide oberen Zeichen zusammen können auch als Sklave oder Sklavin gedeutet werden.

Einer anderen Interpretation nach ist hier eine weibliche Sklavin unter der Hand ihres Meisters dargestellt. Das entstehende Gefühl ist die Wut oder der Ärger unter der Hand eines anderen.

Dieses Aufbrausen wird mit der Leber in Zusammenhang gesetzt.

Auch bei uns kennt man die Redewendung:

- „Mir ist eine Laus über die Leber gelaufen."

4 Diagnose in der TCM

Die TCM kennt grundsätzlich die gleichen diagnostischen Möglichkeiten wie die westliche Medizin:

- Anamnese
- Inspektion
- Palpation
- Auskultation
- Olfaktion.

Dazu kommen noch die Zungen- und Pulsdiagnose, wobei diese auch in der westlichen Medizin einen entsprechenden Stellenwert erlangten, jedoch nicht in dieser starken Differenzierung.

Der große Unterschied der diagnostischen Methoden ist die unterschiedliche Beurteilung der Symptome und Erscheinungen der Erkrankung. Dort wo die westliche Medizin eine Erkrankung benennt, definiert die TCM ein Muster. Dieses Muster stellt anschließend die Grundlage für die Behandlung dar.

In einer chinesischen Klinik werden heute auch moderne Methoden der Diagnose eingesetzt, wie z. B. Laboruntersuchungen oder Bild gebende Verfahren. Diese Methoden schließt die chinesische Medizin nicht aus. Jedoch versucht man sie ebenfalls im Kontext der Musterdefinierung zu beurteilen.

Hier werden nun Merksätze zur Diagnose, insbesondere zur Pulsdiagnose, besprochen.

Diagnose – *Si Zhen*

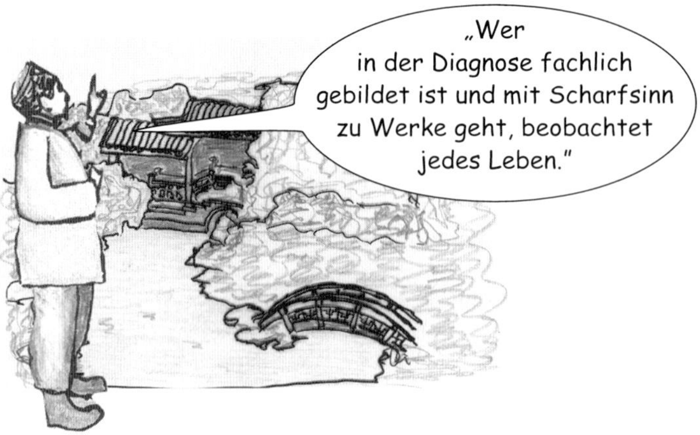
„Wer
in der Diagnose fachlich
gebildet ist und mit Scharfsinn
zu Werke geht, beobachtet
jedes Leben."

Nach Kapitel 17 des Huang Di Nei Jing Su Wen soll im Sinne einer korrekten, verantwortungsvollen und der Sorgfaltspflicht genügenden medizinischen Tätigkeit die Diagnose nach folgenden Kriterien erfolgen:

Erstellen einer korrekten Diagnose gemäß westlicher Medizin, insbesondere mit Blick auf

- Notfälle
- Sorgfaltspflicht.

Erstellen einer korrekten Diagnose gemäß *Si Zhen*, den vier Prinzipien:

- Anamnese,
- Inspektion, dazu auch Gesichtsdiagnose, Zungendiagnose,
- Auskultation und Olfaktion, also Hören, Riechen, Schmecken,
- Palpation, dazu auch Pulsdiagnostik.

Dabei liegt es in der Sorgfaltspflicht eines jeden einzelnen Therapeuten, dem Patienten eine angemessene Behandlung zuzuführen!

Der Merksatz impliziert natürlich diagnostisch-fachliche Kompetenz!

Si Zhen – die Kunst der Diagnose der TCM

Die TCM stellt ihre Diagnosen ohne Einsatz technischer Hilfsmittel. Dabei ist die Summe der festgestellten Symptome hinreichend genau einem chinesischen Krankheitsmuster zugeordnet. Dies führt dann zur Festlegung der Therapiestrategie gemäß der TCM.

Daraus ergeben sich Vorteile und Nachteile

Vorteile:

- Die Diagnose erfordert keine technischen Hilfsmittel, ist einfach und überall durchführbar.
- Dadurch ist sie auch sehr kostengünstig.
- Deshalb ist sie in der Regel schnell, da keine anderen Befunde (Röntgen, Laborwerte etc.) abgewartet werden müssen.
- Die festgestellte Symptomkonstellation ist hinreichend genau einem Krankheitsmuster der chinesischen Medizin zugeordnet, das wiederum bestimmte Behandlungsstrategien beinhaltet.
- Da keine weiteren diagnostischen Hilfsmittel vorgesehen sind, schult dies den Scharfsinn des Therapeuten.

Nachteile:

- Das Erlernen der *Si Zhen* erfordert Übung und Vertrauen.
  - Übung, da die Untersuchungstechniken, insbesondere die Pulstastung, die Inspektion des Gesichtes und die Inspektion der Zunge viel Feingefühl und Aufmerksamkeit erfordern.
  - Vertrauen, da die verschiedenen Verfahren, z. B. die Puls- oder die Zungendiagnose, in westlich-medizinischen Begriffen zunächst nicht erklärbar zu sein scheinen.
- Bei bewusstseinseingetrübten Patienten kann sie gegebenenfalls nicht in der erforderlichen Tiefe vollständig durchführbar sein, dadurch geht eventuell Zeit für eine notfallmäßige Versorgung verloren. Sorgfaltspflicht!
- Wie bereits des Öfteren hingewiesen, ist das Verständnis der TCM ein bildhaftes, das nicht so sehr mit reellen Bildern, denn mehr mit kybernetischen Denkmodellen zu tun hat. Dies führt häufig zu Verständnisproblemen für den in Anatomie und Physiologie erfahrenen und an Bild gebende westliche Diagnostik gewöhnten Mediziner.
- Da sie ausschließlich auf den sensorischen Fähigkeiten des Arztes zur Diagnose beruht und keine Bild gebenden Verfahren oder Labor mit einbezieht, wird vom Arzt ein höchstes Maß an Unvoreingenommenheit, Aufmerksamkeit, Scharfsinn und Konzentration verlangt.

Nach den klassischen Texten sind die einzelnen Aspekte der Diagnose immer untrennbar miteinander verbunden.

Insbesondere werden

- Pulsdiagnose
- Gesichtsfarbe
- Zungenbefund
- Organfunktionen
- Körperhaltung

als wichtige Kriterien für die Diagnose und Prognose einer Erkrankung herangezogen, wobei immer auf den Bezug zu den Jahreszeiten hingewiesen wird.

Dabei fällt auf, dass nicht der Einzelbefund entscheidet, sondern dass die einzelnen Befunde harmonisch zueinander passen müssen. Sollten sich einzelne Befunde untereinander widersprechen, stellt dies eine weitere Herausforderung für den Therapeuten dar.

Heute werden insbesondere Puls- und Zungenbefund in enger Korrespondenz zueinander gesehen.

Das Zitat impliziert darüber hinaus noch:

Der Arzt beobachtet alles und stellt es in Beziehung zueinander. Dies bedeutet, dass er nicht nur den Patienten mit seinem Leid im Auge hat, sondern auch das Umfeld, in dem sich die Krankheit entwickeln konnte und mehr noch: Die ganze Natur und die in ihr lebenden Organismen nutzt er als Hinweis auf die Gesamtsituation.

Dies gipfelt in der selbstverständlichen Aussage: Ohne Diagnose keine Therapie.

Anamnese als erstes Diagnoseprinzip

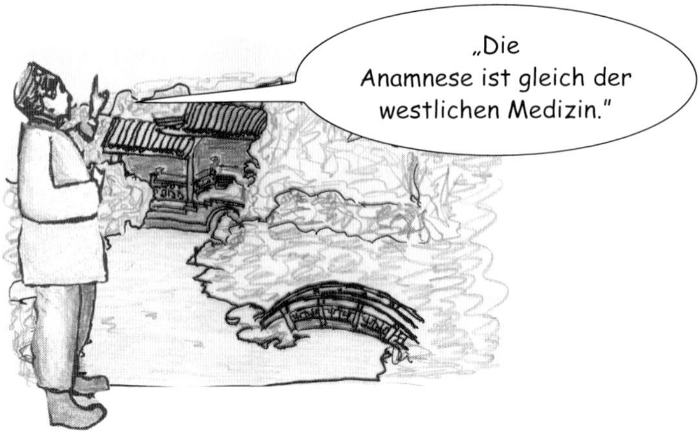

Das erste diagnostische Prinzip der *Si Zhen* ist die Anamnese-Erhebung.

Darin unterscheidet sich die TCM nicht von der westlichen Medizin:

- Eigenanamnese
- Medikamentenanamnese
- Familienanamnese
- Sozialanamnese
- Berufsanamnese.

Sie gibt damit Hinweise auf

- Behandlungsstrategie
- Behandlungsmethode
- Mitarbeitsmöglichkeit des Patienten
- mögliche Ursachen für die Erkrankung.

Inspektion als zweites Prinzip

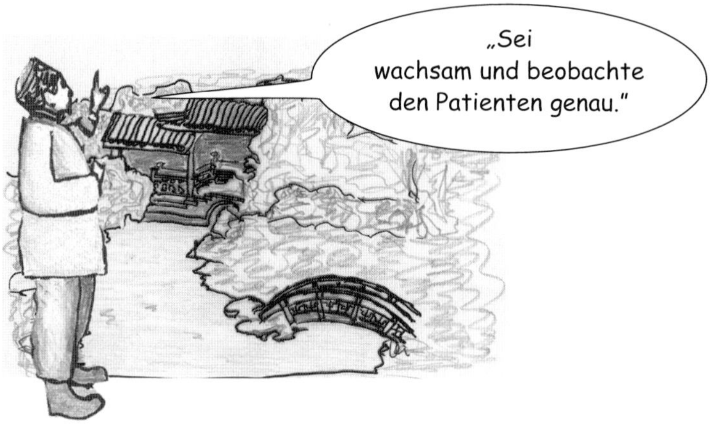

Wichtige Hinweise auf die Erkrankung gibt die Inspektion mit ihren Teilaspekten

- Gesamthabitus
- Gesichtsinspektion
- Zungeninspektion
- Körperinspektion
- Inspektion lokaler Bereiche.

Die Inspektion gibt auch deshalb wichtige Hinweise auf die Erkrankung, da insbesondere in der TCM der

- organische Aspekt,
- emotionale Aspekt,
- seelische Aspekt

eines Patienten jeweils untrennbar miteinander verbunden sind.

Inspektion: Habitus

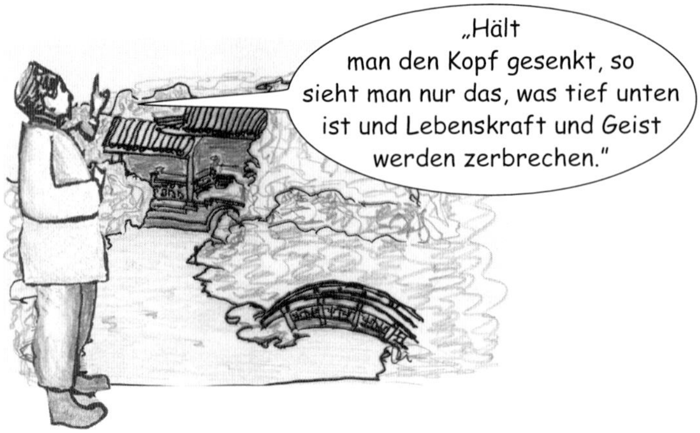
„Hält
man den Kopf gesenkt, so
sieht man nur das, was tief unten
ist und Lebenskraft und Geist
werden zerbrechen."

Nach Kapitel 17 des Huang Di Nei Jing Su Wen gibt der Habitus den Hinweis „Wie erscheint mir der Patient?“:

- Selbstsicher und zuversichtlich (Niere ist das Haus von *Zhi*),
- gebeugt (s. Merksatz)
  - vor Gram (Leber-Feuer, stagnierendes Leber-*Qi*),
  - vor Schmerz (Schmerz ist der Schrei nach freiem Fließen von *Qi*),
  - vor Leid (z. B. bei Trauer als Emotion der Lunge, aber auch bei Zorn als Emotion der Leber),
- ängstlich (Hinweis auf Nieren-Schwäche),
- ausweichend, unsicher (Gallenblasen-, Nieren-Schwäche),
- schmuddelig, schnodderig (*Qi*-Mangel, *Yang*-Mangel),
- warm angezogen (innere oder äußere Kälte, *Qi*-Mangel, *Yang*-Mangel),
- leicht angezogen (innere oder äußere Hitze, z. B. *Yin*-Mangel),
- aufgedreht, überdreht, Redeschwall (*Yin*-Mangel).

Um dies zu beobachten, geht der Patient nach der Begrüßung zum Sprechzimmer vor dem Therapeuten her.

Inspektion: Gesicht

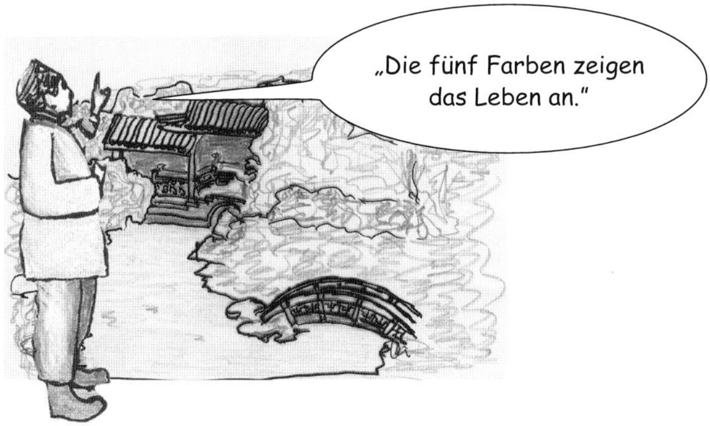

Im Huang Di Nei Jing Su Wen wird sehr viel Wert auf die Farben gelegt, die sich insbesondere im Gesicht zeigen.

Zunächst heißt es:

- Weiß bezieht sich auf die Lungen wie der scharfe Geschmack,
- rot auf das Herz wie der bittere Geschmack,
- grün auf die Leber wie der saure Geschmack,
- gelb auf den Magen wie der süße Geschmack,
- schwarz auf die Nieren wie der salzige Geschmack.

Dann wird die Gesichtsfarbe noch näher beschrieben:

- Die Lebensfarbe, die das Herz anzeigt, ist wie das zinnoberrote Leinen einer weißen Seidenrobe,
- die Lebensfarbe der Lungen wie das herrliche Rot einer weißen Seidenrobe,
- die Lebensfarbe der Leber wie das Violett einer weißen Seidenrobe,
- die Lebensfarbe des Magens wie das wacholderbeerfarbene Leinen einer Seidenrobe,
- die Lebensfarbe der Nieren wie das purpurfarbene Leinen einer Seidenrobe.

Auch in der westlichen Medizin kennt man einige Farbzuordnungen:

- Die schwarzen Bereiche um die Augen als Hinweis auf die Nieren,
- „Mitralisbäckchen" bei Mitralklappeninsuffizienz,
- Blässe hinter den Lidern bei Blutarmut,
- die rotviolette Säufernase,
- Gelbfärbung der Haut bei Leber- und Gallengangserkrankungen (Ikterus),
- Gelbfärbung der Skleren (Sklerenikterus).

Zungendiagnose – Allgemein

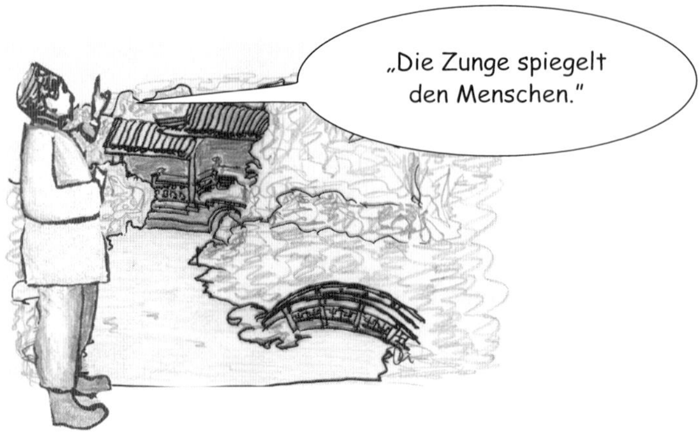

Die Zunge spiegelt den Körper wider. Sie ist dabei zu verstehen wie ein Mikrosystem, ähnlich dem Ohr oder der Fußsohle, in dem bekanntermaßen alle Organe des Körpers gefunden werden können.

Drei Meridiane haben eine Abzweigung zur Zunge:

- Der Herz-Meridian an die Zungenspitze,
- der Milz-Meridian an die Zungenunterseite,
- der Nieren-Meridian an die Zungenwurzel.

Die Zunge wurde in der Vergangenheit auch in China immer wieder unterschiedlich interpretiert.

Jedoch hat sich in der Zwischenzeit folgende übliche Zuordnung durchgesetzt:

- Die Zungenwurzel repräsentiert die Nierenzone,
- die Zungeränder werden Leber und Gallenblase zugeordnet,
- die Zungenspitze dem Herzen,
- die Mitte der Zunge dem Magen und Verdauungstrakt.

Systematisches Vorgehen zur Untersuchung der Zunge

Zungenkörper

- Zungenform
  - ebenmäßig
  - zu klein
  - zu groß
  - Zahneindrücke vorhanden
  - spitz
  - ausladend
  - schlank
  - aufgequollen
  - Längsrisse
  - Querrisse
  - Aphten.
- Zungenfarbe
  - blass – putenfleischfarben
  - normal – schweinefleischfarben
  - rot – rindfleischfarben
  - violett
  - blau.
- Zungenbeweglichkeit
  - gleichmäßig
  - eingeschränkt.

Zungenbelag

- Farbe
  - weiß
  - gelb
  - grau
  - schwarz.
- Stärke
  - dick
  - dünn.
- Sonstige Eigenheiten
  - feucht
  - klebrig
  - schmierig.

Unterzungenvene

- violett
- gestaut.

Zungenform

Die Zungenform zeigt meist einen Substanzmangel an.

Tab. 16: Übersicht über verschiedene Zungenbefunde: Zungenform.

Zungenform	Muster
dünn und blass	Blut-Mangel
dünn und rot, ohne Belag	*Yin*-Mangel
geschwollen und blass	*Yang*-Mangel
geschwollen und rot	pathogener Faktor Hitze-Nässe
schmal	*Yin*-Mangel
schlaffer Zungenkörper	*Jin-Ye*-Mangel
Risse und Furchen	pathogener Faktor Hitze
	Yin-Mangel
langer, tiefer, medialer Riss	Magen-*Yin*-Schwäche
kurze, quer laufende Risse	Milz-*Qi*-Mangel

Zungenfarbe

Die Zungenfarbe zeigt eine Veränderung der Substanzen oder den pathogenen Faktor an.

Tab. 17: Übersicht über verschiedene Zungenbefunde: Zungenfarbe.

Zungenfarbe	Muster
blass	• *Qi*-Mangel • leichte Erkrankung • *Zheng Qi*, das antipathogene *Qi* ist aktiv
blass, geschwollen, feucht	*Yang*-Mangel
blass und trocken	*Xue*-Mangel aufgrund von Milz-Schwäche
blasse Zungenränder	Leber-Blut-Mangel
weiße Zunge	• *Qi*-Mangel • *Xue*-Mangel • Yang-Mangel
rot bis tiefrot	pathogener Faktor Hitze
rot mit gelbem Zungenbelag	exzessive Hitze
rot mit blassem Belag	Leere-Hitze
rote Zungenspitze	aufsteigendes Herz-Feuer
rote Pünktchen	pathogener Faktor Hitze
große rote Pünktchen	Blut-Stagnation
kleine rote Pünktchen	Resthitze
dunkelrot	pathogener Faktor Hitze
violett/purpurfarben	*Qi*- und Blut-Stagnation
rötlich-violett	pathogener Faktor Hitze führt zu Blut-Stagnation
bläulich-violett	pathogener Faktor Kälte führt zu Blut-Stagnation
violette Zungenränder	Leber-*Xue*-Stagnation
violettes Zungenzentrum	Blut-Stagnation im Magen
blau	pathogener Faktor Kälte

Zungenbewegung

Tab. 18: Übersicht über verschiedene Zungenbefunde: Zungenbewegung.

Zungenbewegung	Muster
weiche, dabei rote Zunge	Endstadium Hitze • häufiger bei Kindern • nach Alkoholgenuss
weich, dabei weiße Zunge	schlechte Prognose
fest, hart, der Patient kann Zunge nicht rollen	• pathogener Faktor Hitze • *Xue*-Schwäche bei Hitze • Wind-Schleim verlegt den Meridian
steife Zunge	innerer Wind
abweichende Zunge	• Leber-Wind und Schleim • Schleim-Stagnation
Zittern der Zunge	Wind-Syndrom
spielende Zunge	Herz-Feuer Magen-Feuer
kurze, blasse Zunge	Kälte befällt die Meridiane
kurze, rote Zunge	*Yin*-Mangel
langer Zungenkörper	pathogener Faktor Hitze

Zungenbelag

Die Konsistenz des Zungenbelags zeigt meist den pathogenen Faktor an.

Tab. 19: Übersicht über verschiedene Zungenbefunde: Konsistenz des Zungenbelags.

Konsistenz des Zungenbelags	Muster
feucht	• pathogener Faktor Kälte
	• pathogener Faktor Feuchtigkeit
trocken	• Hitze konsumiert *Jin Ye* • *Qi*-Mangel • *Xue*-Mangel
frieseln = griesig	• Schleim • Schleim-Stagnation
klebrig, schleimig	• pathogener Faktor Nässe • Schleim
Landkarten-Zunge	• Magen-*Qi*-Schwäche • Magen-*Yin*-Schwäche

Der Zungenbelag gibt einen Hinweis auf äußere pathogene Faktoren:

- Weiß steht für den pathogenen Faktor Kälte,
- gelb steht für den pathogenen Faktor Hitze,
- schmutzig grau steht für den pathogenen Faktor Nässe.

Tab. 20: Übersicht über verschiedene Zungenbefunde: Farbe des Zungenbelags.

Farbe des Zungenbelags	Muster
weiß	pathogener Faktor Kälte
weiß, trocken, pulverförmig	oft nach Antibiotikatherapie
gelb	pathogener Faktor Hitze
grau und trocken, schmutzig	extremer pathogener Faktor Hitze
schwarz	Hinweis auf Verschlechterung

Das Argument, dass auch Nahrung, Genussmittel oder Rauchen den Zungenbelag beeinflussen, ist richtig.

Diese Gewohnheiten des Lebensalltags sind jedoch integraler Bestandteil der Pathologie und werden, da von außen in den Körper einwirkend, als äußerer pathogener Faktor definiert.

Zunge ist zeitnah

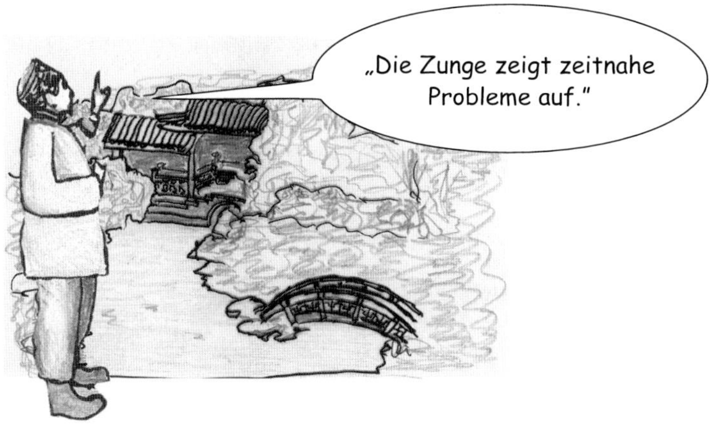

Aufgrund dessen, dass sich die Ernährung und die Lebensgewohnheiten unmittelbar auf die Symptome auswirken, muss ein System definiert sein, wie diese in der TCM erkannt werden können.

Da die zeitnahen Probleme über äußere pathogene Faktoren ausgelöst werden, kann gerade die Zungendiagnose recht einfach diese festlegen.

Zu beobachten ist hierbei der Zungenbelag.

Sollte es widersprüchliche Befunde geben zwischen

- Anamnese und
- Pulsbefund

weist uns die Zunge den Weg, da gerade die äußeren pathogenen Faktoren für die Aktualität der Geschehnisse ausschlaggebend sind.

Zunge führt

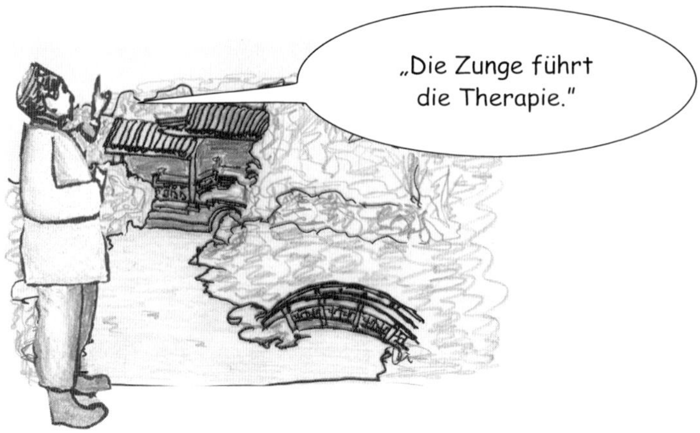

Die Zunge führt die Therapie, denn sie zeigt zeitnahe Faktoren, insbesondere die pathogenen Faktoren, auf.

Daher ist bei scheinbar widersprüchlichen Befunden zwischen Puls und Zunge die Zunge führend gemäß der *Biao-Ben*-Regel.

Biao steht hier für die Zweige, und darunter ist die Aktualität zu verstehen.

Ben steht hier für die Wurzel, und darunter ist die Ursache zu verstehen.

Das heißt, dass zuerst die Zweige und dann die Wurzel der Erkrankung behandelt werden müssen.

Oder westlich ausgedrückt:

Zuerst muss die Akutproblematik angegangen werden, dann die zugrunde liegende Ursache. Denn nur wer mir schnell hilft, hilft mir wirklich.

Inspektion: Körper

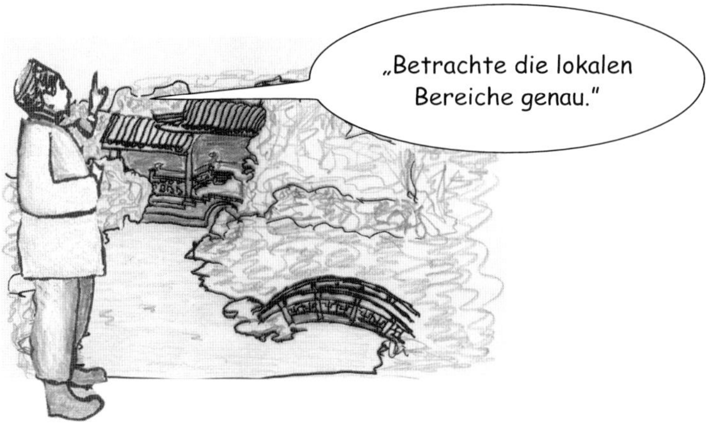

Entsprechend der westlichen Medizin ist auch in der TCM die genaue körperliche Inspektion eine Conditio sine qua non.

Insbesondere Farben zeigen immer wieder die Beteiligung einzelner Funktionskreise an. So können Exsudate aufgrund ihrer Farbe bestimmte pathogene Faktoren anzeigen.

Sämtliche primäre und sekundäre Hauteffloreszenzen lassen sich bewerten. So werden in der TCM Hauterscheinungen auch im Sinne der westlichen Diagnostik mit einbezogen. Insbesondere Hinweise auf Misshandlungen, schwere innere Erkrankungen sowie auf Infektionskrankheiten müssen – auch hinsichtlich der Sorgfaltspflicht und eventueller Behandlungsvorbehalte – mit in die Gesamtanamnese aufgenommen werden.

Darüber hinaus können Narben und Verwachsungen im Verlauf eines Meridians zu nicht unerheblichen Symptomatiken und Schwierigkeiten führen.

Auch die Nadeltechnik richtet sich nach den vorliegenden lokalen pathogenen Faktoren, beispielhaft ist die Gesichtsrötung bei allergischer Rhinitis als Ausdruck des pathogenen Faktors Hitze, was eine oberflächliche Nadelung im lokalen Bereich zur Folge hat. Manchmal finden sich Muttermale oder Leberflecken an bestimmten Akupunkturpunkten. Auch diese können mit bestimmten Grundmustern übereinstimmen.

Auskultation und Olfaktion

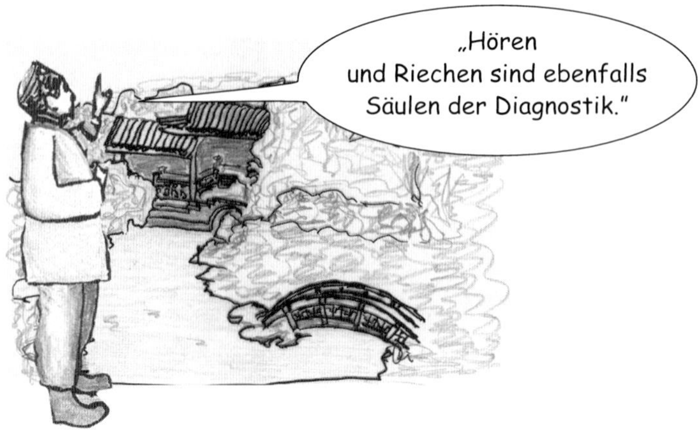

Das Hören

Zuerst hört man dem Patienten zu:

- Eine leise oder eine laute Stimme geben Hinweise auf die Funktion der Lunge.
- Kann sich der Patient artikulieren:
  - Wortfindungsstörungen
  - Lallen
  - Stottern.
- Sind Arthrosen hörbar oder knirschen Gelenke?

Des Weiteren sind die klassischen – auch stethoskopischen – Auskultationen anzuführen.

Das Riechen und Schmecken

Riechen und Schmecken sind in der westlichen Medizin etwas ungewohnt.

In der TCM unterscheidet man fünf Geschmacksrichtungen:

- süß
- salzig
- sauer
- bitter
- scharf.

Diese Eigenschaftsbeschreibungen gelten im Zweifelsfall für alle Körperabsonderungen. Dabei ist aber dringend auf Hygiene und Eigenschutz zu achten!
Körperabsonderungen sind:

- Körpergeruch allgemein
- Sekret
- Sputum
- Schweiß
- Harn
- Kot.

Übrigens wird dem Geruch auch in der westlichen Medizin durchaus Beachtung geschenkt.

Palpation im Allgemeinen

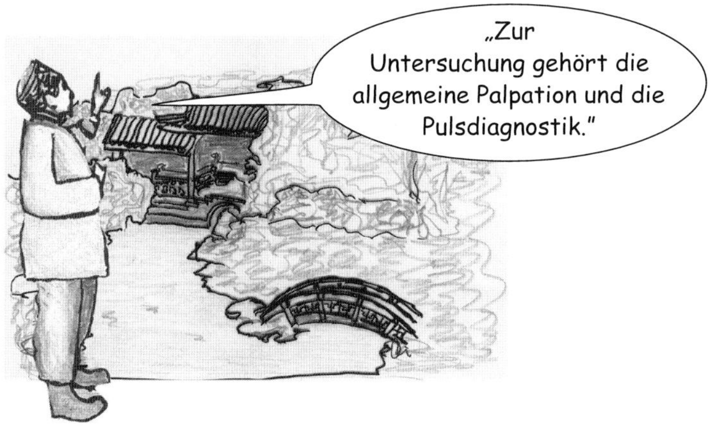

Zunächst können nach dem IPPAF-Schema (= Inspektion-Perkussion-Palpation-Auskultation-Funktionsprüfung) die klassischen Palpationstechniken angewandt werden.

Auch diese können – z. B. bei der Diagnose von Appendizitis, einem mechanischen oder reflektorischen Ileus oder bei Invaginationen oder Involutionen – zwingend die Behandlungsstrategie einer Notfallversorgung anzeigen.

Angezeigt ist also die Palpation der betroffenen Bereiche, eventuell einschließlich orthopädischer Funktionsprüfungen.

Hierbei ist auf druckschmerzhafte Punkte im Sinne von *Ah-Shi*-Punkten zu achten. Diese sind primär zu behandeln und zeigen eine allgemeine Behandlungsstrategie an.

Die Pulsdiagnostik schließlich ist wieder eine komplexe, aber sehr gut hinweisende palpatorische Technik, die in der chinesischen Medizin einen herausragenden Stellenwert besitzt. Die Pulsdiagnostik der TCM basiert auf dem Gedankengerüst der *Qi*-definierten Medizin, das heißt, sie ist als energetische Diagnostik zu verstehen.

Die Kunst der Pulsdiagnostik

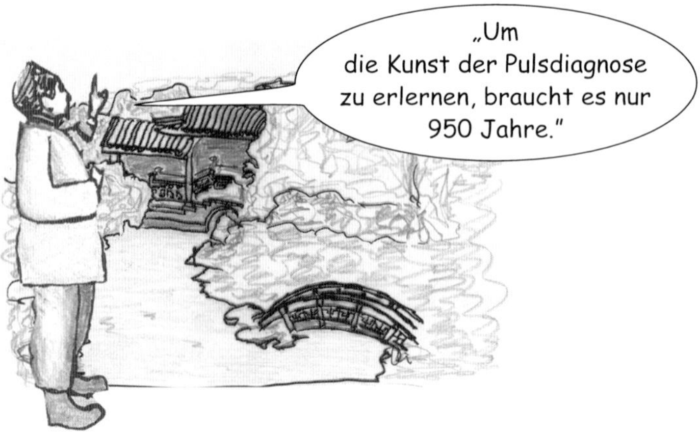
„Um die Kunst der Pulsdiagnose zu erlernen, braucht es nur 950 Jahre."

Die Kunst der Pulsdiagnostik ist schwer und leicht zugleich.

Die Pulsdiagnostik ist schwer zu erlernen:

- Sie verlangt ein erhebliches Maß an Umdenken im Sinne der energetischen Medizin.
- Sie verlangt ein hohes Maß an Fingerspitzengefühl, das leider nicht jeder besitzt oder zu erlernen bereit ist.
- Sie verlangt vom Therapeuten innere Ausgeglichenheit und Ruhe, denn nur dann kann er die Pulse wirklich genau ertasten.
- Sie verlangt unendlich viel Erfahrung, sodass die Befunde erst im Laufe der Zeit immer präziser und verlässlicher werden.
- Sie verlangt Verantwortung, denn schließlich zeigt der Puls das Grundmuster der Erkrankung an und deutet so die zugrunde liegende Behandlung an.

Die Pulsdiagnostik ist aber auch leicht zu erlernen:

- Die Pulsbefunde können systematisch eingeteilt werden.
- Die Pulstaststellen sind systematisch bestimmten festgelegten Funktionskreisen zugeordnet.
- Die Anzahl der wichtigen Pulsbefunde beträgt nur 28 und diese sind lehr- und lernbar.
- Die Pulsbefunde sollten mit den anderen Symptomen in Einklang zu bringen sein, stehen deshalb nicht alleine und sind – nach dem Zungenbefund – für die Behandlung führend.
- Und schließlich beschäftigten sich schon viele Generationen der größten chinesischen Ärzte wesentlich länger als 950 Jahre (s. Vorwort) mit dieser Art der Diagnose und haben so durch ihr intensives Studium, kritisches Hinterfragen und immer wieder neuer Bestätigung schon einiges an „Vorarbeit" von diesen 950 Jahren geleistet, sodass man viel Vertrauen in dieses Wissen setzen darf.

Umstände für eine gute Pulstastung

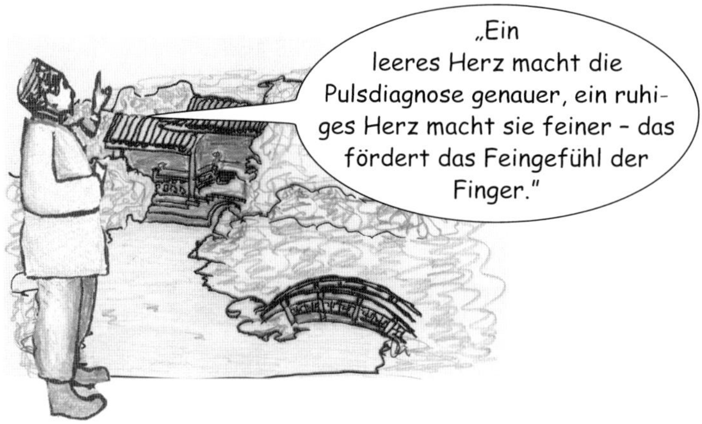
„Ein leeres Herz macht die Pulsdiagnose genauer, ein ruhiges Herz macht sie feiner – das fördert das Feingefühl der Finger."

Bei der Pulstastung geht es um Feinheiten. Diese lassen sich nicht in Hektik und unter Zeitdruck feststellen. Insbesondere der Therapeut hat sich auf die Pulsbefundung einzustellen:

- Er muss *Shen** haben.
- Er muss sich ruhig verhalten.
- Er muss ein leeres und ruhiges Herz haben.
- Er muss auf seine Atmung und Konzentration achten.

Er muss *Shen** haben

Er sollte bei vollen mentalen Kräften sein und auch in der Lage sein, diese entsprechend zu kontrollieren. Das heißt, er sollte sich vollständig auf die Pulsdiagnose konzentrieren können und die Pulse entsprechend gelernt haben, um sie dann zuzuordnen.

Er muss sich im Verhalten und Benehmen auf das Pulstasten einstellen

Niemand kann vernünftig arbeiten, wenn die ganze Zeit „gequasselt" wird oder sonstige unnötige Dinge nebenher erledigt werden. Telefone und sonstige Ablenkungen stören ebenfalls die Pulstastung. Das Sprechen mit dem Patienten während der Untersuchung sollte vermieden werden – das Schaffen einer Atmosphäre der Konzentration und Ruhe durch das eigene Auftreten und Benehmen ist wichtig. Für ein professionelles Gespräch ist hinterher immer genug Zeit, das sollte selbstverständlich sein.

Er muss ein leeres und ruhiges Herz haben

Ein leeres Herz haben bedeutet, es gibt keine vorweggenommene oder zurechtgelegte Diagnose im Kopf, man ist im wahrsten Sinne des Wortes vorurteilsfrei. Nichts ist von Bedeutung, nur das reine Erfühlen des Pulses.

Ein ruhiges Herz haben bedeutet, alles findet ohne Hektik statt, es gibt keinen Stress und keine emotionale Erregung. Es bedeutet auch, sich selbst zurückzunehmen, sich nicht wichtig zu nehmen, jetzt ist nur die Situation wichtig.

Er muss Atemzug und *Shen** regulieren

Indem man seine Atmung kontrolliert und seinen Geist konzentriert, ist man erst in der Lage, vernünftig zu palpieren: Ein gesunder Erwachsener hat auf einen Atemzug des Therapeuten vier Pulsschläge.

> Insgesamt sollte die Atmosphäre für die Pulstastung einen beinahe meditativen Charakter haben: Der Therapeut muss Professionalität und Ruhe ausstrahlen. Dabei sollte der Raum eine angenehme und ruhige Atmosphäre haben und die Umgebung ruhig und vor allem störungsfrei sein.

Die Pulse eines Menschen

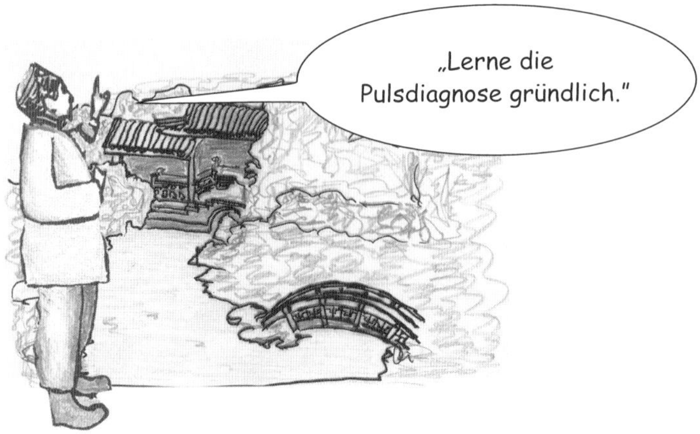

Vorgestellt werden nun die Technik der Pulsdiagnose und die anatomischen Grundlagen dazu.

Zunächst die jeweiligen Pulstaststellen der A. radialis.

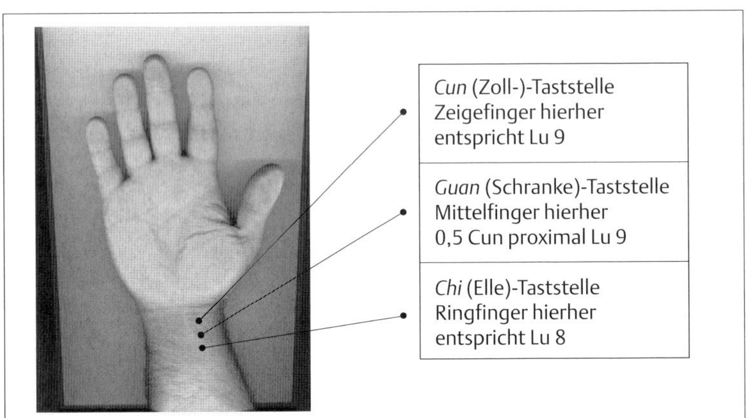

Abb. 15: Pulstaststellen A. radialis, Hand liegt mit Handrücken auf Unterlage.

Man legt die Hand des Patienten auf ein Sandsäckchen, das auf dem Tisch bereitliegt. Alternativ dazu nimmt man die Hand des Patienten am Handgelenk in die eigene Hand. Nun sucht man die Pulstaststellen auf: Dabei kommt der Zeigefinger immer auf Lu 9, chinesisch *Tai Yuan*. Dies ist ein Dogma der TCM. Dann folgen der Mittelfinger vor dem Processus styloideus radii und der Ringfinger auf Lu 8. Es sollen also alle drei Finger lose nebeneinander auf die A. radialis aufgesetzt werden. Zunächst werden alle Pulse weggedrückt, indem der Druck so stark ausgeübt wird, dass der Puls über dem Knochen nicht mehr tastbar ist. Dann lässt man mit dem Druck nach und registriert aufmerksam, wo die Pulse kommen. Schließlich lässt man die Finger wie Federn auf der Haut ruhen. Auch darf man die Finger einzeln durchtesten.

Es wird getastet:

- An welcher Stelle,
- in welcher Tiefe,
- mit welchen Besonderheiten

die Pulse auftauchen.

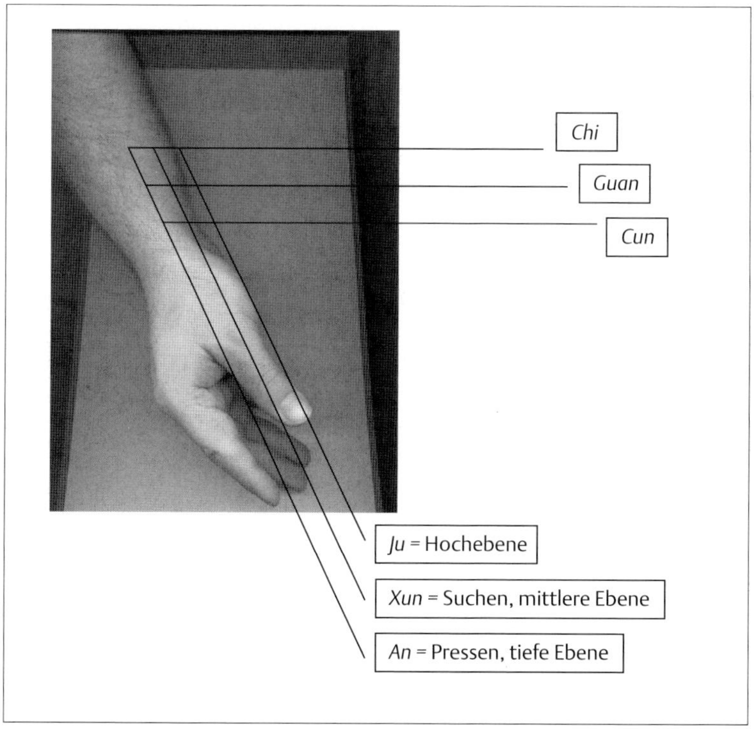

Abb. 16: Pulstaststellen A. radialis, Hand liegt seitlich auf Unterlage.

Gegensätzliche Pulse

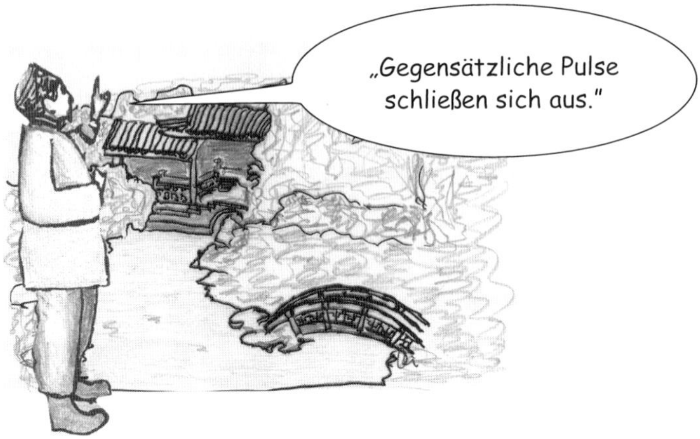

Eine Erleichterung bei der Herangehensweise ist die Gegenüberstellung gegensätzlicher Pulse.

Somit gibt es grundsätzlich erst einmal sechs verschiedene Pulsqualitäten. Diese können jedoch in den unterschiedlichen Tiefen dargestellt werden.

Tab. 21: Die sechs gegensätzlichen Pulsqualitäten.

oberflächig = *Fu*	tief = *Chen*
schnell = *Shu*	langsam = *Huan*
voll = *Shi*	leer = *Xu*

Tab. 22: Unterschiedliche Tasttiefen *Ju*, *Xun* und *An* in Bezug auf Struktur, Ebene und Druck.

	Struktur	Ebene	Druck
Ju	Haut	obere Ebene	sanfter Druck
Xun	Muskel-schicht	mittlere Ebene	mäßiger Druck
An	Knochen-ebene	untere Ebene	starker Druck

Oberflächliche Pulse – *Fu Mai*

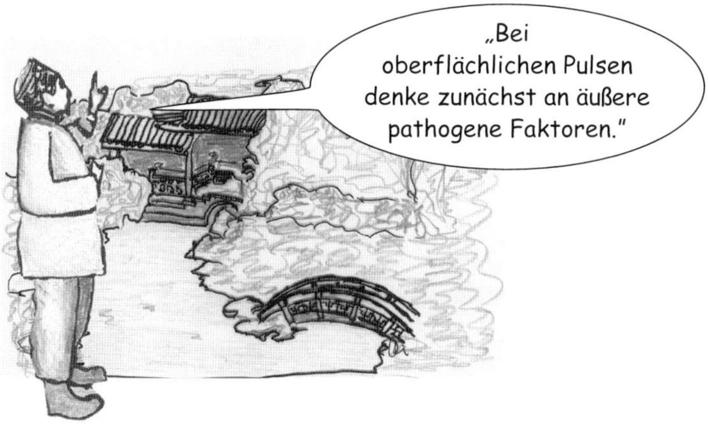

Die oberflächlichen Pulse sind häufig ein Hinweis auf äußere pathogene Faktoren, die gerade erst in die äußerste Schicht des Körpers eingedrungen sind. Sie können aber auch auf sehr ernste Pathologien hinweisen.

Die Pulse werden hier mit ihrem bildhaften Verständnis und den wichtigsten Pathologien angeführt.

Oberflächliche Pulse sind:

- Hohler Puls,
- sanfter Puls,
- zerfließender Puls,
- Trommel(-leder)-Puls.

Sanfter Puls – *Ru Mai*

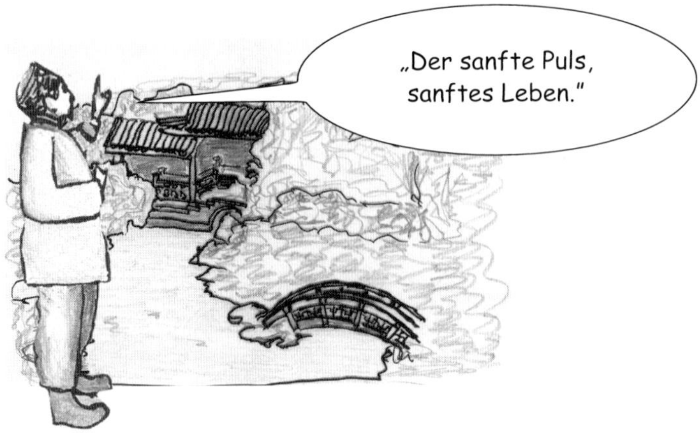

Der sanfte oder nachgiebige Puls fühlt sich weich und kraftlos an – er verschwindet unter leichtem Druck.

Er weist meistens hin auf:

- *Qi*-Mangel
- *Xue*-Mangel
- *Yin*-Mangel
- den äußeren pathogenen Faktor Nässe bei deutlichen Mangel-Zuständen.

Der sanfte Puls ist ein Mangel-Puls, der den Patienten aufgrund eines Mangels als wenig aktiv erscheinen lässt. Dieser lebt gerne in seinem Milieu und ist meist zufrieden. Die Emotionen sind geglättet und so erscheint alles sanft und friedlich.

Zerfließender Puls – *San Mai*

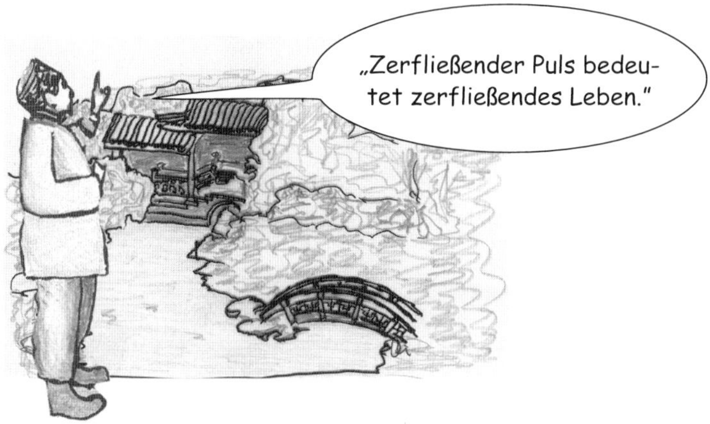

Beim zerfließenden Puls hat man das Gefühl, der Puls löse sich auf und zerfließe unter den Fingern. Der zerfließende Puls ist

- wie das Leben, das unter den Fingern zerrinnt.

Er bedeutet:

- Oft eine schwere Erkrankung,
- einen Mangel an *Yuan Qi*,
- einen Mangel an *Qi*,
- einen Mangel an *Xue*,
- bei Frauen kommt er nach der Entbindung vor.

Der zerfließende Puls weist auf ein Zusammenbrechen des Nieren-*Qi* hin, ist damit ein schlechtes Zeichen und ernsthaftes Symptom.

Tiefe Pulse – Überblick – *Chen Mai*

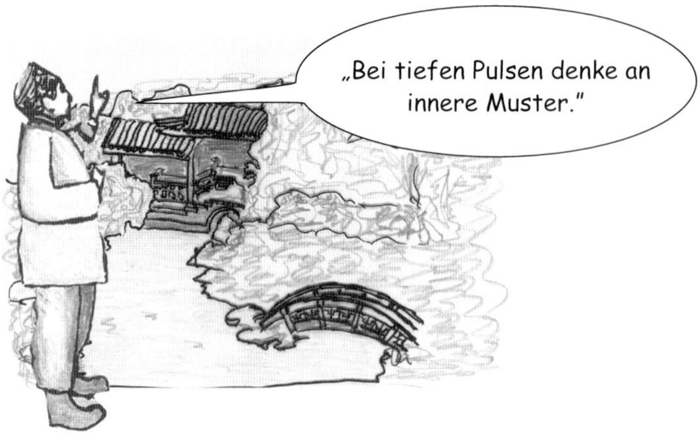

Ein tiefer Puls ist oberflächlich nicht zu tasten, erst wenn die A. radialis quasi gegen den Knochen gedrückt wird, kann er erfasst werden.

Bei tiefen Pulsen ist zuerst an innere Muster zu denken.

Tiefe Pulse lassen sich differenzieren in:

- Verborgener Puls,
- fixierter Puls.

Bildhaft fühlt sich der Puls an wie ein ins Wasser geworfener Stein.

Dieser Puls verweist auf

- innere Muster,
- *Qi*-Stagnation,
- *Xue*-Stagnation.

Ist kein inneres Muster vorhanden, weist der Puls auf eine Stagnation hin.

Insbesondere dicke Menschen zeigen den tiefen Puls, aber auch bei tiefer Außentemperatur kann der Puls in der Tiefe zu tasten sein.

Langsame Pulse – *Huan Mai*

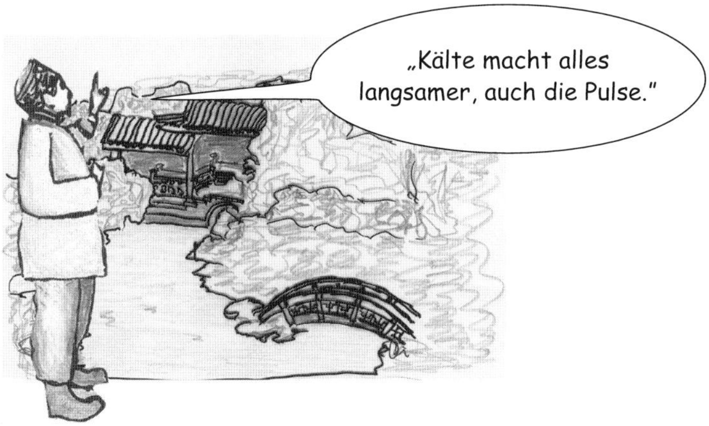

Der normale Puls wird beschrieben als vier Pulse pro Atemzug, wobei auch ein fünfter Pulsschlag in der Pause möglich ist, was in etwa 60–80 Schläge pro Minute ergibt. Ein langsamer Puls ist also unter 60 Schläge pro Minute zu definieren.
Auch ein

- träger Puls

wird zu den langsamen Pulsen gerechnet.

Langsame Pulse werden mit dem pathogenen Faktor Kälte in Verbindung gebracht.

So wie die Kälte in der Natur alles zum Erstarren bringt und sich dadurch alles verlangsamt, ist es auch im Körper. Der pathogene Faktor Kälte zieht zusammen, *Qi* und *Xue* Blut können nicht mehr ungehindert fließen und der Puls wird langsam.

Beschleunigte Pulse – *Shu Mai*

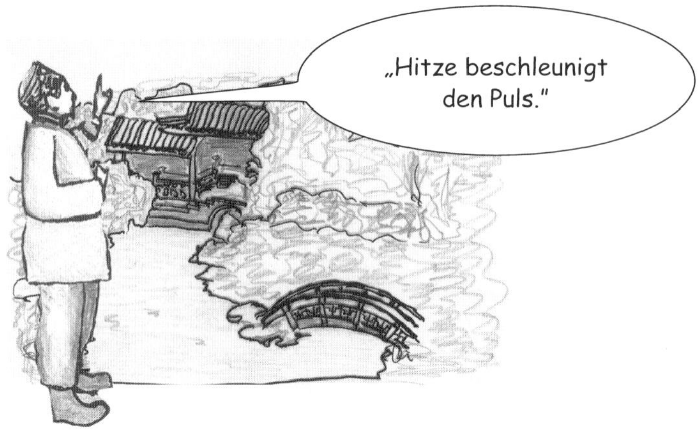

Beschleunigte Pulse sind definiert als Pulse mit einer Frequenz von mehr als 90 Schlägen pro Minute, das sind mehr als fünf Schläge pro Atemzug. Hitze beschleunigt die Pulse. Hitze ist ein *Yang*-Faktor, das heißt, es handelt sich um einen *Yang*-Überschuss. Zu unterscheiden ist zwischen

- absolutem *Yang*-Überschuss, *Yang*-Fülle,
- relativem *Yang*-Überschuss, z. B. durch *Yin*-Mangel.

Folgende beschleunigte Pulse werden unterschieden:

- Schneller Puls,
- rasender Puls,
- beweglicher Puls.

Bekannt ist der beschleunigte Puls bei erhöhter Temperatur und Fieber. Nach der Terminologie der chinesischen Medizin ist hier der äußere pathogene Faktor Hitze beteiligt. Dieser beschleunigt den Puls.

Akupunkturdiagnostik und Balance-Methode

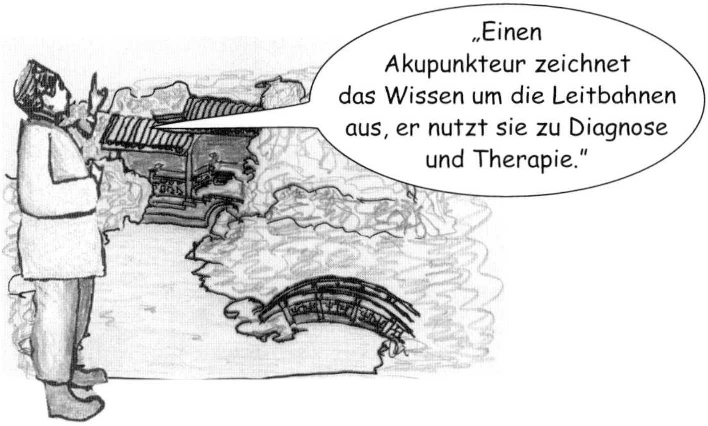
„Einen
Akupunkteur zeichnet
das Wissen um die Leitbahnen
aus, er nutzt sie zu Diagnose
und Therapie."

Während die bisher vorgestellte Diagnostik sowohl für die Kräuterheilkunde als auch für die Akupunktur anzuwenden ist, ist die folgende Methode speziell für Akupunkteure geeignet. Die Balance-Methode fußt auf einem vollständig anderen Ansatz und bringt das *Zang-Fu*-System, die Organuhr, die Mathematik des Yi Jing und das System der Leitbahnen zusammen. Insbesondere in der Schmerztherapie, aber auch in der internistischen Therapie, erweitert sie die Möglichkeiten und baut nicht zuletzt eine Brücke zwischen den Ansätzen der fünf Elementarphasen und dem *Zang-Fu*-System. Durch entsprechende Überlegungen lassen sich die zu verwendenden Nadeln drastisch reduzieren. Zusätzlich lassen sich die Funktionen vieler Akupunkturpunkte über dieses System zwanglos ableiten.

Für das Verständnis der Balance-Methode sind folgende Grundlagen wichtig:

- Der Verlauf der Leitbahnen im Körper als Grundlage der Lokalisation für Diagnose und Therapie.
- Die vollständigen chinesischen Namen der Leitbahnen und ihre Zuordnung zu den *Zang-Fu*-Organen.

Daraus ergeben sich Diagnose und Behandlungsstrategie nach folgenden Kriterien:

- Wo ist das Problem? Die Lokalisation erfolgt gemäß den Leitbahnverläufen.
- Welche Leitbahnen können entsprechend zur Behandlung eingesetzt werden? Die Auswahl erfolgt nach den Leitbahnbeziehungen.
- Welche Punkte auf den Leitbahnen werden schließlich zur Behandlung herangezogen? Klassische Punkte sowie *Ah-Shi*-Punkte werden herangezogen und besondere Strategien des Nadeleinsatzes finden Anwendung (s. S. 135).

Verlauf der Leitbahnen im Körper

Der genaue Verlauf der Leitbahnen ist zwingender Inhalt der Ausbildung in TCM. An dieser Stelle sei auf entsprechende Wandkarten und Atlanten verwiesen, in denen die Hauptleitbahnen, die außerordentlichen Leitbahnen und ihre Verbindungsgefäße sowie natürlich die genaue Lokalisation der Akupunkturpunkte verzeichnet sind.

Die chinesischen Namen der Leitbahnen geben Auskunft über die Zuordnung zu den *Zang-Fu*-Organen. Einige Beziehungen ergeben sich direkt aus ihren Namen.

Tab. 23: Leitbahnen und Zuordnung zu den *Zang-Fu*-Organen.

Deutsch	Chinesisch (Pin Yin)	verdeutlicht
Lunge	*Shu Tai Yin Fei Jing*	*Tai Yin* der Hand
Milz	*Zu Tai Yin Pi Jing*	*Tai Yin* des Fußes
Dickdarm	*Shu Yang Ming Da Chang Jing*	*Yang Ming* der Hand
Magen	*Zu Yang Ming Wei Jing*	*Yang Ming* des Fußes
Herz	*Shu Shao Yin Xin Jing*	*Shao Yin* der Hand
Niere	*Zu Shao Yin Shen Jing*	*Shao Yin* des Fußes
Dünndarm	*Shu Tai Yang Xiao Chang Jing*	*Tai Yang* der Hand
Blase	*Zu Tai Yang Pang Guang Jing*	*Tai Yang* des Fußes
Perikard	*Shu Jue Yin Xin Bao Jing*	*Jue Yin* der Hand
Leber	*Zu Jue Yin Gan Jing*	*Jue Yin* des Fußes
3 Erwärmer	*Shu Shao Yang San Jiao Jing*	*Shao Yang* der Hand
Gallenblase	*Zu Shao Yang Dan Jing*	*Shao Yang* des Fußes

Tab. 24: Leitbahnbeziehungen gemäß *Yin*- und *Yang*-Paaren.

Tai Yin (Lu oder MP)	*Tai Yang* (Dü oder Bl)
Jue Yin (Le oder Pe)	*Yang Ming* (Ma oder Di)
Shao Yin (He oder Ni)	*Shao Yang* (Gb oder 3 E)

Tab. 25: Leitbahnbeziehungen gemäß gleichen chinesischen Namens (oben-unten).

Shao Yang Hand – 3 E	*Shao Yang* Fuß – Gb
Jue Yin Hand – Pe	*Jue Yin* Fuß – Le
Tai Yang Hand – Dü	*Tai Yang* Fuß – Bl
Shao Yin Hand – He	*Shao Yin* Fuß – Ni
Yang Ming Hand – Di	*Yang Ming* Fuß – Ma
Tai Yin Hand – Lu	*Tai Yin* Fuß – MP

Tab. 26: Leitbahnbeziehung gemäß *Zang-Fu*-Partnerorganen.

Lunge (*Tai Yin* Hand) Lu	Dickdarm (*Yang Ming* Hand) Di
Herz (*Shao Yin* Hand) He	Dünndarm (*Tai Yang* Hand) Dü
Milz (*Tai Yin* Fuß) MP	Magen (*Yang Ming* Fuß) Ma
Niere (*Shao Yin* Fuß) Ni	Blase (*Tai Yang* Fuß) Bl
Leber (*Jue Yin* Fuß) Le	Gallenblase (*Shao Yang* Fuß) Gb
Perikard (*Jue Yin* Hand) Pe	3 Erwärmer (*Shao Yang* Hand) 3 E

Strategie der Behandlung:

- Bestimmen der *Ah-Shi*-Punkte.
- Bestimmen des betroffenen Meridians.
- Bestimmen der korrespondierenden Meridiane.
- Festlegen des *Zang-Fu*-Musters.

Wichtig hierbei ist, dass nach eigenem Kenntnisstand behandelt und das System TCM nicht intellektuell überstrapaziert wird.

Um eine Balance zu erreichen, muss kombiniert werden:

- unten und oben,
- vorne und hinten,
- innen und außen.

Hierbei sind die Meridiane und Muster gemäß der chinesischen Medizin zu beachten.

> Ein wesentlicher Pfeiler der TCM ist neben der chinesischen Phytotherapie die Akupunktur.

Die TCM geht weit über die Vorstellung vom einfachen Nadelstechen hinaus. Mit der Nadeltechnik ist nicht nur eine mechanische Handlung verbunden, da hinter dieser Technik philosophische Überlegungen stehen und sie insofern fundiert ist. Es konnte also nicht ausbleiben, dass sich um die Nadeltechnik eine große Anzahl von Merksätzen etabliert hat.

Akupunktur und *De Qi*

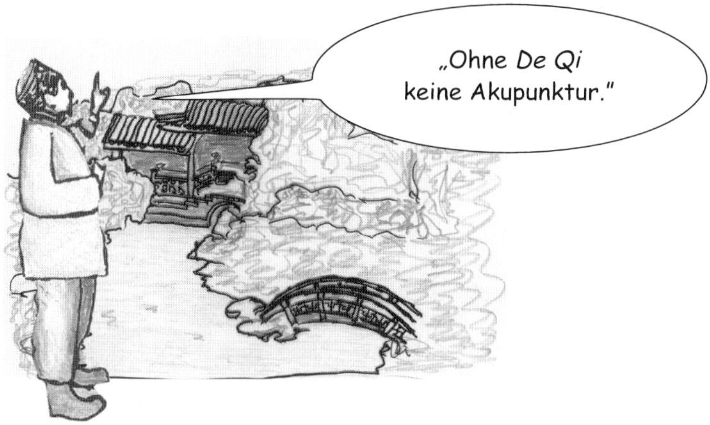

De Qi heißt übersetzt „Ankommen des *Qi*" und ist ein individuelles Empfinden des Patienten während der Akupunktur.

Nach dem Durchdringen der Nadel durch die Haut, was durchaus mit einem hellen Stichschmerz einhergehen kann, aber nicht muss, sucht der Akupunkteur in der Tiefe mit der Nadel den Akupunkturpunkt auf.

Sobald er den Akupunkturpunkt getroffen hat, kommt es in der Regel zu einer Empfindung des Patienten, die sehr unterschiedlich beschrieben wird.

Ein dunkles Ziehen, entweder am Ort der Nadel oder im Verlauf der Meridiane, ein Elektrisieren bis hin zu einem Taubheitsgefühl – dies ist alles *De Qi*, solange es kein heller, stechender Schmerz ist.

Da diese Empfindung für den Patienten meist überraschend kommt, ist er darauf vorzubereiten.

Das *De-Qi*-Gefühl ist die Sensation, die über den Erfolg einer Akupunktur entscheidet. Ohne *De Qi* gibt es keine wirksame Akupunktur.

Im Huang Di Nei Jing Su Wen, Kapitel 53, steht:

> „Die Regel, dass man auf das Erscheinen der Energie *(De Qi)* warten soll, gilt allgemein, unabhängig davon, ob es sich um äußere oder innere Affektionen handelt."

Im Ling Shu, ebenfalls ein Klassiker der Akupunkturliteratur und direkte Ergänzung zum Huang Di Nei Jing Su Wen, steht:

> „Und die Aussage, nicht weggehen bis zur Ankunft des *Qi*, bedeutet, dass man so lange mit dem Tonisieren und Sedieren fortfahren muss, bis die Reaktion des *Qi* sichtbar wird."

Chinesische Patienten sind in der Lage, das *De Qi* differenziert darzustellen:

Zong

- dumpfer Schmerz
- Wohlfühlschmerz.

Re

- Wärmeempfindung
- Hitzegefühl.

Ma

- Taubheitsgefühl
- ziehende Empfindung.

„Ohne *De Qi* keine Akupunktur" heißt, dass der Therapeut immer dieses individuelle Nadelgefühl auslösen muss.

Sollte das *De-Qi*-Gefühl bei chinesischen Patienten nicht ausgelöst werden können, sprechen die Patienten dies direkt an:

- *Tong*, als Schmerz,
- *Ba Tong*, ein wenig schmerzhaft.

Kein *De Qi*? Nadel liegen lassen

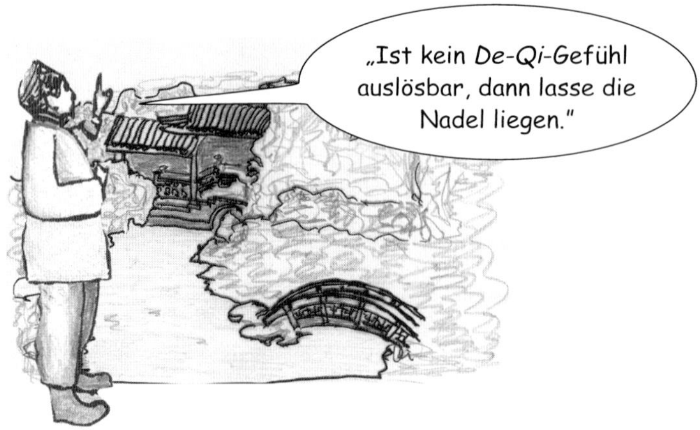
„Ist kein *De-Qi*-Gefühl auslösbar, dann lasse die Nadel liegen."

Immer wieder stellt ein Therapeut fest, dass er mit Sicherheit den richtigen Akupunkturpunkt getroffen hat, sich trotz aller Bemühungen aber kein *De-Qi*-Gefühl einstellen will.

In diesem Fall heißt es, die Nadel liegen zu lassen. Eventuell kann man die Nadel später nochmals manipulieren. In der Regel lässt sich nach 10–20 Minuten an jeder Nadel ein *De-Qi*-Gefühl auslösen.

Im Huang Di Nei Jing Su Wen steht, dass das *Qi* an einem Tag 50-mal durch den Körper kreise, 25-mal in den *Yin*- und 25-mal in den *Yang*-Leitbahnen.

Rein rechnerisch müsste folglich nach etwa 28 Minuten ein *De-Qi*-Gefühl auslösbar sein.

Es ist in der Regel aber sehr viel schneller auslösbar.

Warten bis zur Ankunft des *Qi*

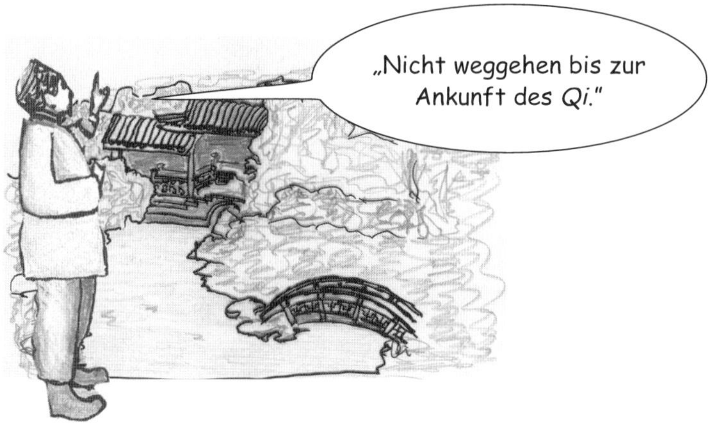

Die Aussage, nicht weggehen bis zur Ankunft des *Qi*, bedeutet, dass man so lange mit der Nadelmanipulation fortfahren muss, bis die Reaktion des *Qi* sichtbar wird. Hierzu gibt es unterschiedliche Möglichkeiten.

Manipulation im Verlauf des Meridians:

- Ausstreichen des Meridians
  - Vor und nach dem Akupunkturpunkt wird der Meridian ausgestrichen, um den Verlauf frei zu machen. Hierbei wird mit sanftem Druck der Meridian ausgestrichen.
- Zwicken des Meridians
  - Vor und nach dem Akupunkturpunkt wird entlang des Meridians die Hautfalte hochgezogen und somit der Meridian entlüftet.

Manipulation an der Nadel:

- Schwingen der Nadel
  - Diese Technik ist an den chinesischen Kliniken sehr beliebt. Der Griff der Akupunkturnadel wird durch Anschnippen mit den Fingern in Schwingung versetzt. Diese Technik wird auch als „Der Phönix wedelt mit dem Schwanz" bezeichnet.
- Reiben des Nadelgriffs
  - Entlang des Nadelgriffs wird mit einem schmalen Gegenstand die Akupunkturnadel geriffelt und in feine Schwingungen versetzt. Diese Technik nennt man auch „Den Berg in Feuer setzen".

Qi folgt der Nadel

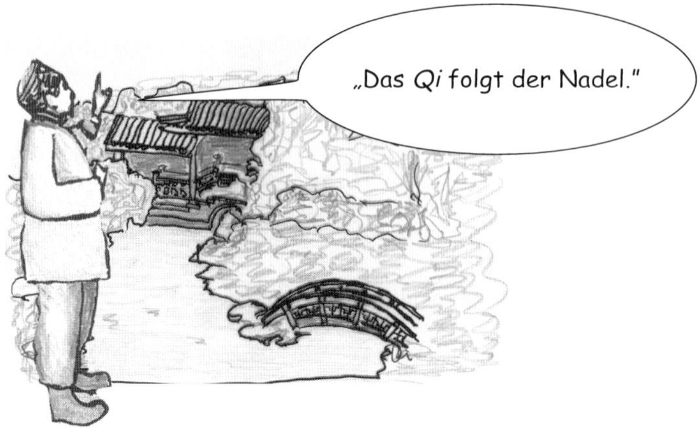

Akupunkturpunkte sind Stellen im Körper, an denen sich die verschiedenen Energieleitbahnen treffen. Dabei sind die Akupunkturpunkte selbst anatomisch exakt definiert, die Energieleitbahnen haben jedoch keinerlei anatomische Basis. Energieleitbahnen werden aber aufgrund der *De-Qi*-Sensationen exakt beschrieben.

Diese Energieleitbahnen werden unterteilt in:

- Hauptleitbahnen
- Nebenleitbahnen
- außerordentliche Meridiane
- Verbindungsgefäße.

An diesen Stellen ist das *Qi*, also die Lebensenergie, zugänglich. Darüber hinaus sind es Stellen, an denen die verschiedenen Leitbahnen miteinander im Sinne eines dreidimensionalen Netzwerks verknüpft sind.

Im Huang Di Nei Jing Su Wen wird gesagt:

> „An einem Tag fließt die Energie 50-mal durch alle Leitbahnen, 25-mal durch die *Yin*-, und 25-mal durch die *Yang*-Leitbahnen."

Aufgrund energetischer Blockaden oder Leere-Zustände kann es nun sein, dass bestimmte Punkte im Moment der Nadelung „leer", das heißt, ohne *Qi* sind.

In diesem Fall lässt man die Nadel so lange liegen, bis das *De Qi* auslösbar ist, das *Qi* also der Nadel folgt.

Lässt man die Nadel länger liegen, folgt ihr entsprechend mehr *Qi*, also Energie, an diesen Punkt. Demzufolge lässt man bei Leere-Zuständen die Nadel länger liegen.

Je akuter, desto ferner

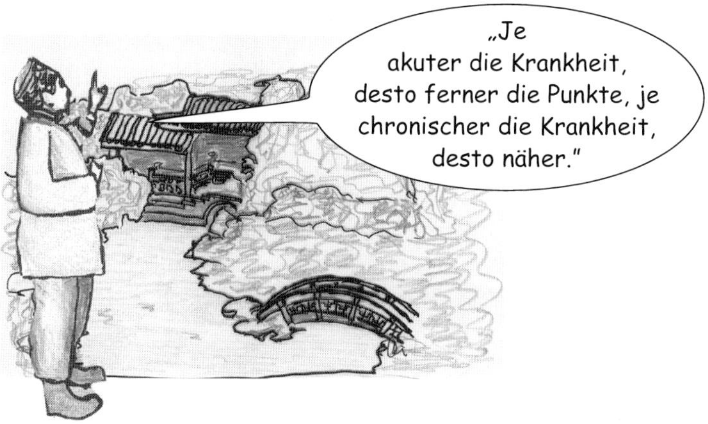
„Je akuter die Krankheit, desto ferner die Punkte, je chronischer die Krankheit, desto näher."

Fernpunkte spielen eine wichtige Rolle bei der Reinigung des Meridians von Flussbehinderungen, die von äußerer Kälte, Nässe und Wind oder auch nur von Zirkulationsstörungen des *Qi* und/oder des Blutes herrühren können wie z. B. bei Verstauchungen.

Dabei sind die Fernpunkte an den Beinen wichtiger und in der Wirkung stärker als die Akupunkturpunkte an den Armen.

Man kann zunächst den Fernpunkt alleine verwenden. Dieser beseitigt die Blockade des Meridians durch äußere pathogene Faktoren. Dadurch werden die lokalen Punkte „geöffnet" und können anschließend verwendet werden.

Nahpunkte müssen zwingend bei der Therapie chronischer Erkrankungen eingesetzt werden.

Besonders die *Shu*-Transportpunkte auf dem Blasen-Meridian sind entscheidend (s. S. 271). Im Huang Di Nei Jing Su Wen steht:

> „Eine lang andauernde Erkrankung ist nur durch Einsatz der *Shu*-Punkte zu überwinden."

Je akuter, desto häufiger

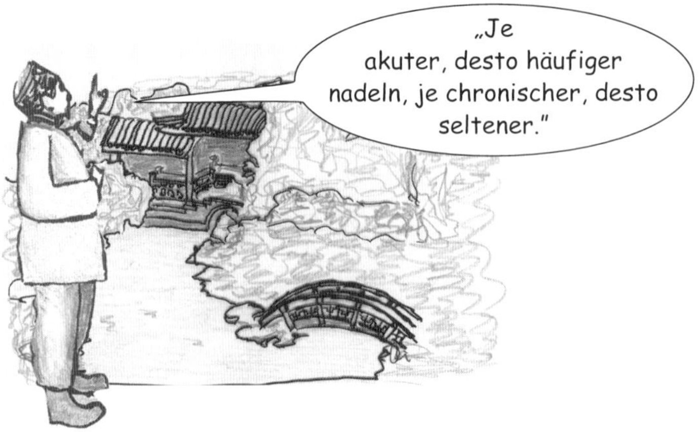

Eine akute Erkrankung bedarf der sofortigen und schnellen Therapie – es werden daher vorrangig die Symptome behandelt. Dabei zeigen sich in mehrmals täglicher Behandlung die besten Erfolge. Die Ursache ist häufig das Eindringen äußerer pathogener Faktoren, die sich noch nicht in den Organen manifestiert haben müssen.

Eine chronische Erkrankung hat bereits die Organe erreicht und sie aus dem Gleichgewicht gebracht. Um hier Heilung oder Linderung zu erzielen, ist die Ursache zu beheben.

Jede chronische Erkrankung schwächt auch die Niere – insbesondere *Jing* Essenz, die mit der Niere verbunden ist. Da die Erkrankung bereits lange besteht, ist eine kontinuierliche Therapie angezeigt. Dies bedeutet in etwa eine Akupunktursitzung pro Woche über einen längeren Zeitraum hinweg. 20–30 Sitzungen sind dabei durchaus nötig, wobei eine sichtbare Verbesserung bereits nach 5–10 Sitzungen festzustellen sein sollte.

Ah-Shi-Punkte

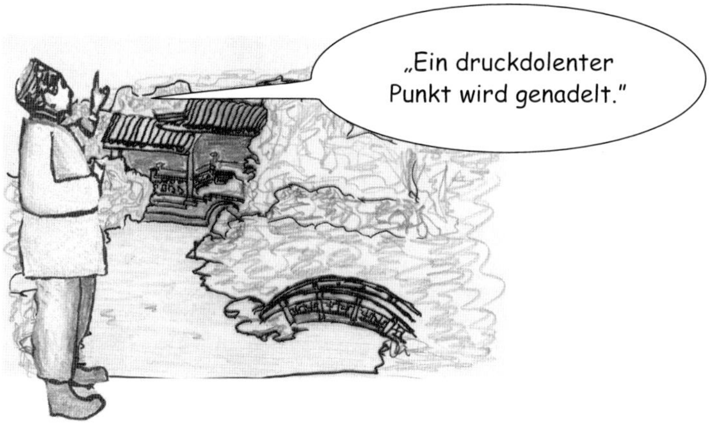

Wie sich aus diesem Merksatz ableiten lässt, haben druckdolente Akupunkturpunkte Behandlungspriorität.

In der Naturheilkunde wird diese Art von Stechen bezeichnet als:

- Locus dolendi stechen,
- Dawos-Methode, das heißt „Da wo's weh tut",
- ad hoc.

Sollte man einem Chinesen weh tun, sagt er meist *Ah Shi*, das heißt, *Ah Shi* zeigt einen spontanen Schmerz an.

Der spontane Schmerz bei der Palpation eines Akupunkturpunktes zeigt jedoch immer seine Behandlungsbedürftigkeit an. Druckdolente Akupunkturpunkte sind somit immer behandlungsbedürftig! Druckdolente Punkte, so genannte *Ah-Shi*-Punkte, sind Punkte im betroffenen Gebiet, die auf Druck Schmerzsensationen auslösen – von *Ah Shi* chinesisch für „Aua!".

Diese Punkte können sich auf oder auch neben den Meridianen befinden. Die Nadelung oder Moxibustion von *Ah-Shi*-Punkten kann bei lokalen Problemen häufig schon eine Linderung bewirken.

Zwischen den Sitzungen moxen

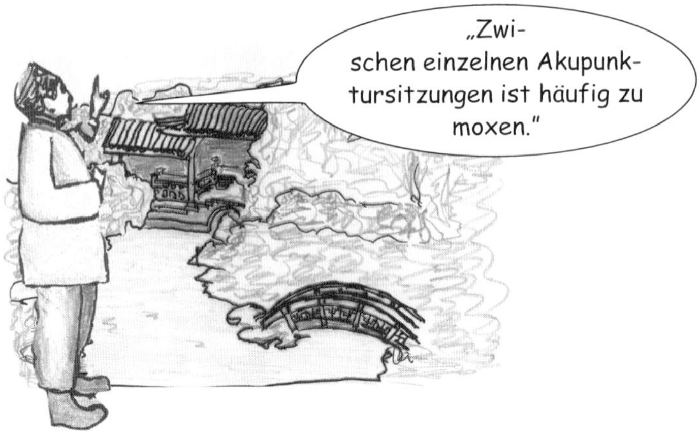

Die Akupunktur in Form eines kompletten Therapieregimes unter Zuhilfenahme von Nadel-, Schröpf-, Massage- und anderen Techniken kann die Energie, die vorhanden ist, verteilen und kann durch Tonisierungs- oder Sedierungstechniken stärkend oder mäßigend einwirken. In der Regel bleibt sie aber an die Person des Therapeuten gekoppelt.

Die Moxatherapie kann von außen Energie in Form von Wärme zuführen. Sie ist einfach durchzuführen und auch in Patientenhand hinreichend sicher. Sie stärkt die Eigenverantwortlichkeit des Patienten, für seine Gesundung etwas zu tun.

Besonders angezeigt ist die Moxibustion bei:

- Kälte-Mustern
- Nässe-Mustern
- Leere-Mustern
  - *Qi*-Mangel
  - *Yang*-Mangel.

Medizinische Kontraindikationen für die Moxatherapie sind:

- Fülle-Zustände
- Hitze-Zustände
- *Yin*-Mangel.

Weitere Kontraindikationen bei:

- Fieber
- Infektionen
- Entzündungen
- Hypertonie
- Blutungen
- Menstruation
- Nervosität
- Innere Unruhe
- Schlafstörungen.

Der Patient kann die Moxatherapie nach Anleitung selbst durchführen und arbeitet somit am Behandlungserfolg mit.

Weitere Möglichkeiten zur Mitarbeit des Patienten sind:

- Befolgung der Ernährungsratschläge gemäß der TCM,
- *Qi-Gong*-Übungen,
- Atemübungen,
- Kräutertees oder Kräuterabkochungen.

Wie viele Sitzungen?

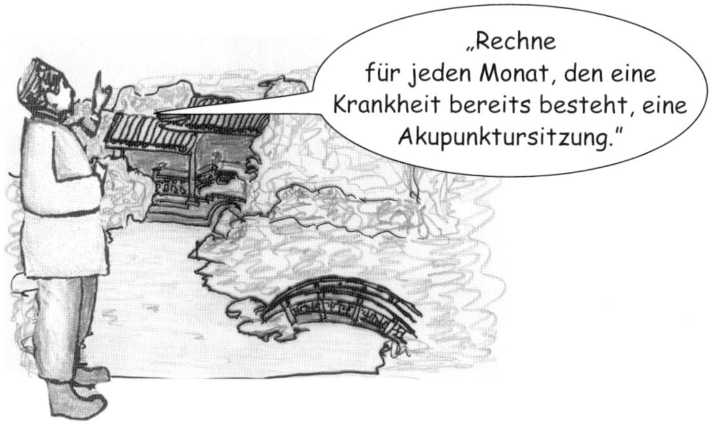
„Rechne
für jeden Monat, den eine
Krankheit bereits besteht, eine
Akupunktursitzung."

Bei der Frage wie viele Akupunktursitzungen nötig sind, um eine Krankheit zu heilen, kann es hier nur um das Finden eines Richtwerts gehen, wobei aber folgende Umstände zu beachten sind:

- Welches chinesische Krankheitsmuster steckt hinter der Erkrankung?
- So ist bei *Yang*-Mangel-Krankheiten in der Regel schon nach zehn Sitzungen mit einem Erfolg zu rechnen. Bei *Yin*-Mangel-Krankheiten sind 20 Sitzungen nicht selten, dabei darf man dann, vorausgesetzt der Patient hält durch, mit durchaus tief greifenden Veränderungen rechnen.
- Wie lange besteht die Erkrankung schon?
- Wie ist die Mitarbeit des Patienten und wie aktiv beteiligt er sich selbst an seinem Heilungsprozess?
- Kann das Krankheitsmuster mit Ernährungsempfehlungen, Kräuterheilkunde, manuellen Behandlungen und *Qi-Gong*-Übungen zusätzlich positiv beeinflußt werden?

Eine Behandlung hat insbesondere dann Aussicht auf Erfolg, wenn sie dem Patienten individuell angepasst ist und seine persönlichen Möglichkeiten berücksichtigt. Diese Kriterien werden durch die Methodenvielfalt der TCM erfüllt.

Vom Schwitzen und Bluten lassen

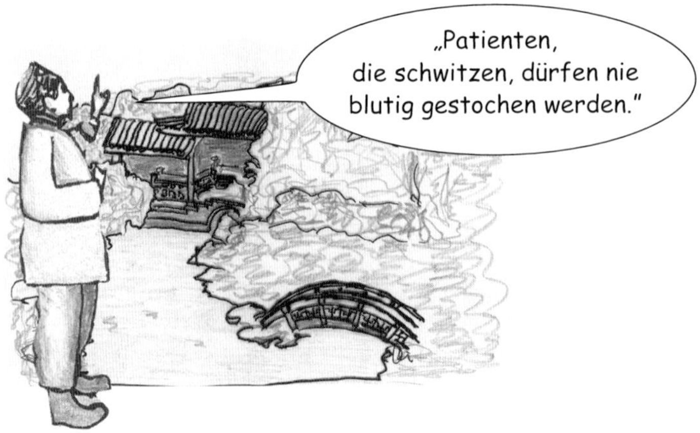

In diesem Merksatz geht es um die Beziehung zwischen *Qi* und den Körperflüssigkeiten.

Das *Qi* wandelt die Flüssigkeiten um und transportiert sie. Darüber hinaus hält *Qi* die Flüssigkeiten im Körper. Insbesondere sind hier die Flüssigkeiten gemeint, die im Raum zwischen der Haut und den Muskeln den Schweiß bilden, und somit mit dem Abwehr-*Qi* vermengt sind.

Starkes Schwitzen schädigt daher das *Yang*, da das Abwehr-*Qi* zum *Yang* gehört.

Die Beziehung zwischen Blut und den Körperflüssigkeiten:

- Blut kann die Körperflüssigkeiten nähren und ergänzen.
- Körperflüssigkeiten und Blut entstammen derselben Quelle.

Folglich schließt sich die gleichzeitige Anwendung von Methoden, die Schwitzen auslösen, und solchen, die Aderlasstechniken beinhalten, aus.

Auch umgekehrt gilt der oben genannte Merksatz, dass schwitzende Patienten nicht blutig gestochen werden sollten: Patienten, die bluten, sollten nie zum Schwitzen angeregt werden.

Energetisches Fenster

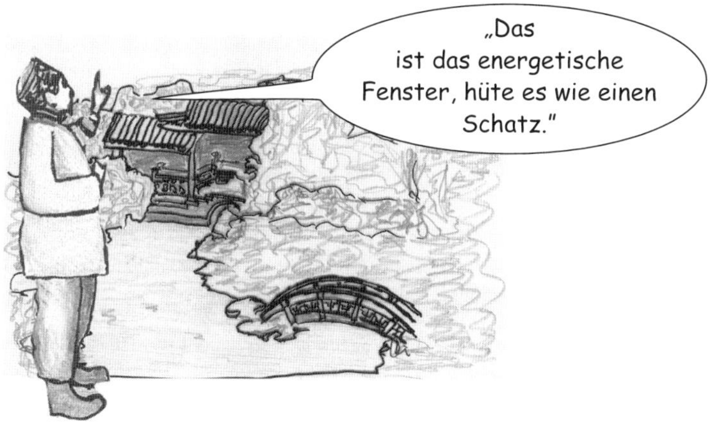
„Das ist das energetische Fenster, hüte es wie einen Schatz."

Das „Energetische Fenster" oder „*Qi*-Fenster" wird dazu verwendet, allgemein Energiepotenziale anzuheben.
Dabei ist

- der mittlere Bereich der allgemeinen Stärkung des *Qi* zugeordnet,
- der linke Bereich zur allgemeinen Stärkung des *Yin* gedacht,
- der rechte Bereich zur allgemeinen Stärkung des *Yang* gedacht,
- die obere Zeile eher das oberflächige Energieniveau,
- die untere Zeile eher das tiefer gehende Energieniveau.

Tab. 27: Energetisches Fenster oder *Qi*-Fenster.

Yin	*Qi*	*Yang*
MP 6	KG 6	Ma 36
Ni 3	KG 4	Bl 23

Punktekombinationen in diesem Buch sind beispielhafte Grundrezepturen. Sie stellen lediglich Vorschläge dar und sind folgerichtig nicht unreflektiert zu übernehmen. Sie bieten Anfängern und Geübten Anhaltspunkte für die therapeutische Arbeit. Die Anwendung liegt in der Verantwortung des Therapeuten.

5 Das *Zang-Fu*-System

Unter dem *Zang-Fu*-System versteht die TCM ein Organsystem, mit dem die Diagnose von Mustern und die daraufhin folgende Therapie aufgebaut werden kann. Das *Zang-Fu*-System ist ein eigenständiges Konzept der TCM, mit dem Krankheiten und deren Symptome äußerst erfolgreich

- klassifiziert
- diagnostiziert
- strukturiert
- therapiert

werden können. Es schafft die intellektuelle Ordnung in der Informationsfülle.

Das *Zang-Fu*-System als chinesisches Organsystem geht weit über die westliche Vorstellung von Organen hinaus. So steht das *Zang-Fu*-System als Organsystem unter einem ganzheitlichen Aspekt und damit sind immer

- somatische
- psychische
- mentale

Bereiche und deren Auswirkungen auf das Wohlbefinden des Menschen definiert.

Mit dem *Zang-Fu*-System werden auch immer Funktionsbeziehungen geschaffen. So werden den *Zang-Fu*-Organen weitere Bereiche zugeordnet wie z. B.

- Strukturen
- Sinnesorgane
- Nahrungsmittel.

Somit ist das *Zang-Fu*-System ein Beziehungsgeflecht, welches entwirrt und entknotet werden muss, um es erfolgreich einsetzen zu können. Deswegen gibt es in der TCM eine große Anzahl von Merksätzen, die hier besprochen werden.

Zang Fu oder der Schlüssel zum Erfolg

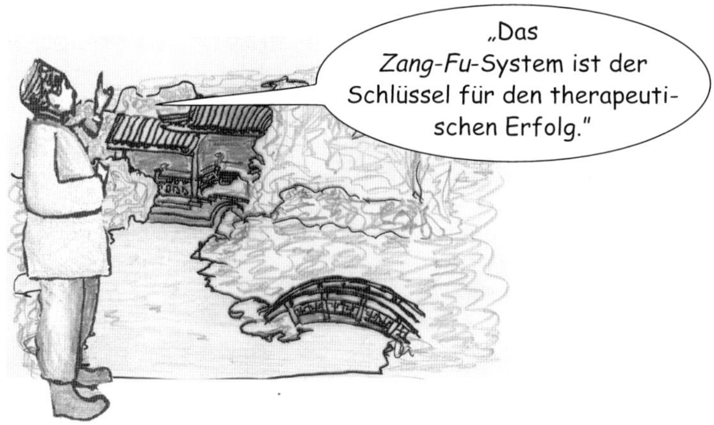
„Das Zang-Fu-System ist der Schlüssel für den therapeutischen Erfolg."

Zur Diskussion stehen die Redewendungen zum Organsystem der chinesischen Medizin, dem *Zang Fu*. Die Physiologie des *Zang Fu* beruht auf einem energetischen Denkmodell. In diesem Denkmodell wird Krankheit als Disharmonie definiert.

Die differenzialdiagnostische Definition von Krankheiten heißt in der chinesischen Literatur:

- *Zang Fu Bian Zheng*.

In der internationalen, englischsprachigen Literatur:

- Organ Pattern Identification.

In der deutschen Literatur:

- Identifikation der Muster,
- Syndromdiagnostik,
- chinesische Syndrome.

Mit diesem Konzept können insbesondere innere Erkrankungen erfolgreich

- klassifiziert
- diagnostiziert
- therapiert

werden.

Das Konzept des *Zang-Fu*-Systems hat nichts mit den im europäischen Raum gerne diskutierten fünf Wandlungsphasen, chinesisch *Wu Xing*, gemeinsam. Beide Konzepte sind deshalb voneinander abzugrenzen. Wobei in der Praxis durchaus Überschneidungen erkannt werden können.

Durch die Theorie des *Zang Fu* werden Störungen der zehn Organsysteme und der zwei Funktionssysteme in der chinesischen Medizin beschrieben. Hierbei sind immer ein *Zang*-Organ und ein *Fu*-Organ miteinander gekoppelt und ergeben so auch die entsprechenden Wandlungsphasen.

Unter diesen zwölf Systemen nimmt Perikard (auch Kreislauf-Sexus oder seltener, z. B. in der Kinesiologie, emotionales Herz genannt) und der 3 Erwärmer (fälschlicherweise manchmal endokrines System genannt) eine besondere Stellung ein. Streng genommen existieren sie nicht als Organ, sondern stehen als Funktion, als reines Modell, zur Verfügung. Der Einfachheit halber werden sie jedoch meist in der Literatur als Organe bezeichnet, was jedoch eine Verfälschung darstellt.

Die *Zang*-Organe haben die Aufgabe, die Vitalsubstanzen zu bilden, zu bewegen und vor allem auch zu bewahren.

Die *Fu*-Organe haben eine absenkende Wirkung und dienen hier dem Ausleiten, Ableiten und Entgiften. Sie erkranken insbesondere durch äußere pathogene Faktoren, die über längere Zeit in den Körper eindringen.

Tab. 28: *Zang*- und *Fu*-Organe, deutsche Nomenklatur und *Wu Xing*.

***Zang*-Organ**	**Deutsche Nomenklatur**	***Fu*-Organ**	**Deutsche Nomenklatur**	***Wu Xing***
Lunge	Lu	Dickdarm	Di	Metall
Herz	He	Dünndarm	Dü	Feuer
Leber	Le	Gallenblase	Gb	Holz
Milz	MP oder Mi	Magen	Ma	Erde
Niere	Ni	Blase	Bl	Wasser
Perikard	Pe	3 Erwärmer	3 E	Feuer

Krankheit und Muster

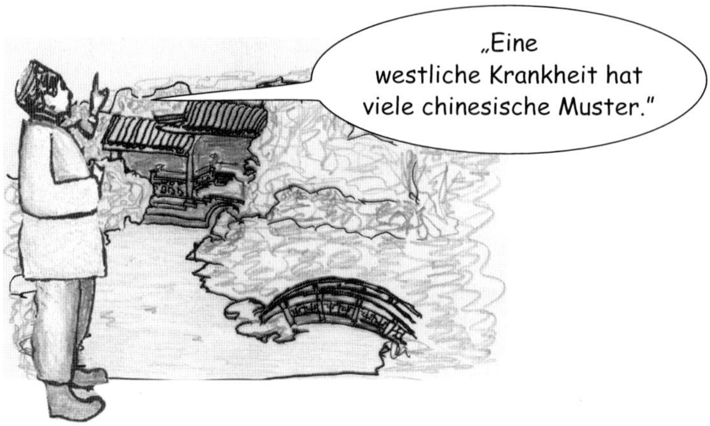

Nach traditionell chinesischer Sichtweise thematisiert sich das Syndrom Magenschmerzen als Krankheitsmuster nach bestimmten Vorstellungen und Zusammenhängen. Auffallend ist dabei die Unterscheidung in

- Fülle- und Leere-Muster,
- beteiligte Organe im *Zang-Fu*-System,
- Substanzen des Lebens

sowie die Aufteilung nach pathogenen Faktoren.

Eine genaue Analyse des Musters gemäß der TCM ist also unumgänglich.

Daraus lässt sich ein sehr präzises Bild des Pathomechanismus gemäß der TCM ableiten. Dieser wiederum bestimmt die mögliche Therapiestrategie.

Das Muster stellt sich wie folgt dar:

- Kälte attackiert den Magen, z. B. über kalte Getränke.
- Hitze attackiert den Magen, z. B. bei Sodbrennen.
- Feuer attackiert den Magen, verdeutlicht durch die Aussage: „Mein Magen brennt wie Feuer."
- Magen-*Qi*-Schwäche wird deutlich im Ausspruch: „Mein Mann hat schon immer einen schwachen Magen, deshalb bekommt er auch Magenschonkostdiät."

Und dies steht hinter der Aussage: „Eine Krankheit hat verschiedene Muster."

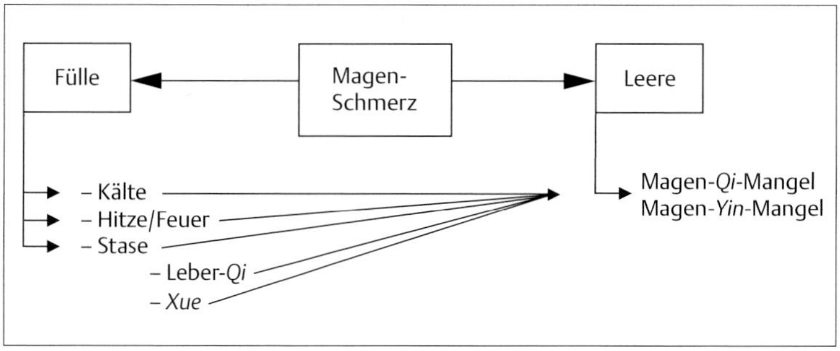

Abb. 17: Traditionell chinesische Sichtweise von Magenschmerzen.

Ein Muster hat viele Symptome

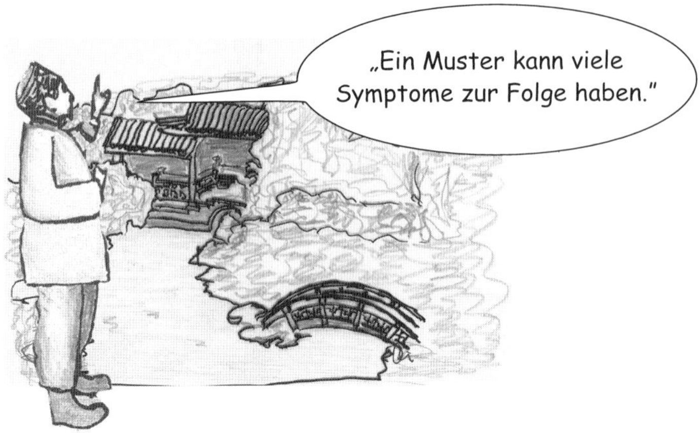

Dies ist ebenfalls ein Grundsatz in der chinesischen Medizin:

- Ein Muster hat viele Symptome zur Folge.

So wird beispielsweise am pathogenen Faktor Kälte deutlich, dass dieser unterschiedliche Strukturen oder Organe attackieren kann. Dementsprechend sind die Symptome unterschiedlich:

Kälte attackiert die Muskulatur und zeigt sich als

- rigide Muskulatur
- Myogelosen
- Hartspann.

Kälte attackiert den Kopf und zeigt sich als

- Spannungskopfschmerzen
- Zervikalmigräne
- Kopfschmerzen.

Kälte attackiert die Schulter, ausgedrückt durch

- Frozen shoulder.

Kälte attackiert die Lunge und zeigt sich als

- Rhinitis
- Sinusitis
- Husten
- Erkältung
- Verkühlung
- Unterkühlung.

Kälte attackiert den Magen und zeigt sich als

- Magenschmerzen
- Erbrechen.

Kälte attackiert den Darm und zeigt sich als

- Durchfall
- Schmerzen
- spastisches Colon.

Kälte attackiert die Blase und zeigt sich als

- Unterkühlung der Blase
- Verkühlung der Blase
- Miktionsstörungen.

Es lassen sich noch weitere Beispiele anfügen; der Sinn der Redewendung dürfte aber erkannt sein.

Der Therapeut darf sich also nicht von der Vielfalt der Symptome überwältigen lassen, sondern sollte mit wachsamen Sinnen nach dem zugrunde liegenden Muster suchen. Ganz besonders sei auf Schwierigkeiten bei der Bestimmung von Mustern hingewiesen, die den pathogenen Faktor „Wind" enthalten, denn oft ist die einzige Konstante das ständige Wechseln der Symptome.

Fünf Häuser

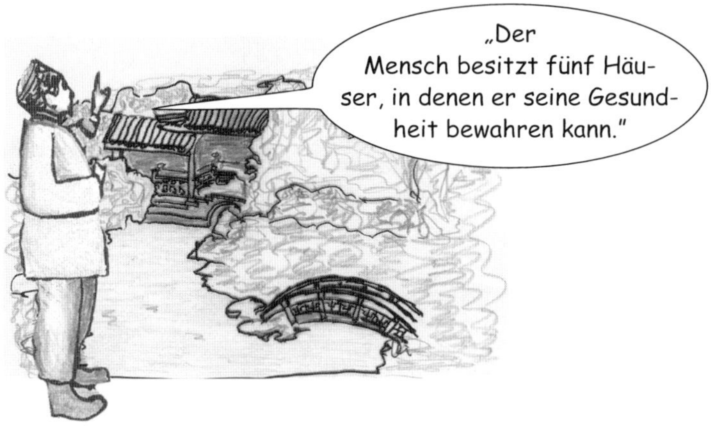
„Der Mensch besitzt fünf Häuser, in denen er seine Gesundheit bewahren kann."

Mit Häusern werden in diesem Merksatz Körperregionen beschrieben.

Im Huang Di Nei Jing Su Wen steht:

„Der Kopf ist das Haus für Wissen und Verstand. Hält man den Kopf gesenkt, so sieht man nur das, was tief unten ist, und Lebenskraft und Geist werden zerbrechen.
Der Rücken ist das Haus des Brustkorbbereiches. Ist der Rücken infolge schweren Lastentragens gekrümmt, wird der Brustkorbbereich in Mitleidenschaft gezogen.
Die Lendenwirbelsäule ist das Haus der Nieren. Können die Nieren nicht weiterleiten und transformieren, werden die Nieren in ihrer Kraft ausgelaugt sein.
Die Knie sind das Haus der Sehnen. Sind die Muskeln nicht gelenkig, können sie sich weder erheben noch niederlegen, entwickelt sich ein Buckel und sie werden verkümmern.
Die Knochen sind das Haus für das Knochenmark. Hat man längere Zeit nicht aufstehen und umhergehen können, wird man hin und her wanken, und die Knochen werden verkümmern.
Erhält man sich diese Kraft, ist das Leben gesichert, tut man dies nicht, bedeutet dies den Tod."

In der Praxis finden sich gemäß dieses Zitates immer wieder wertvolle Hinweise zu Therapieansätzen.

Der Mensch besitzt fünf Häuser

Der Kopf ist das Haus für Wissen und Verstand: Viele Akupunkturpunkte am Kopf können den Verstand beeinflussen.

Der Rücken ist das Haus des Brustkorbbereiches: Viele Akupunkturpunkte am Rücken wirken sich positiv auf den Brustkorb aus.

Die Lendenwirbelsäule ist das Haus der Nieren: Das *Zang*-Organ Niere steht in Beziehung zur Lendenwirbelsäule und dessen Erkrankungen lassen sich über Nierenkonzepte in der chinesischen Medizin therapieren.

Die Knie sind das Haus der Sehnen: Viele Akupunkturpunkte am Knie wirken auf die Sehnen, so z. B. der *Hui*-Punkt für die Sehnen Gb 34, chinesisch *Yang Ling Quan*.

Die Knochen sind das Haus für das Knochenmark. Knochen und Knochenmark stehen in der chinesischen Medizin in enger Wechselbeziehung.

Fünf Geschmacksrichtungen

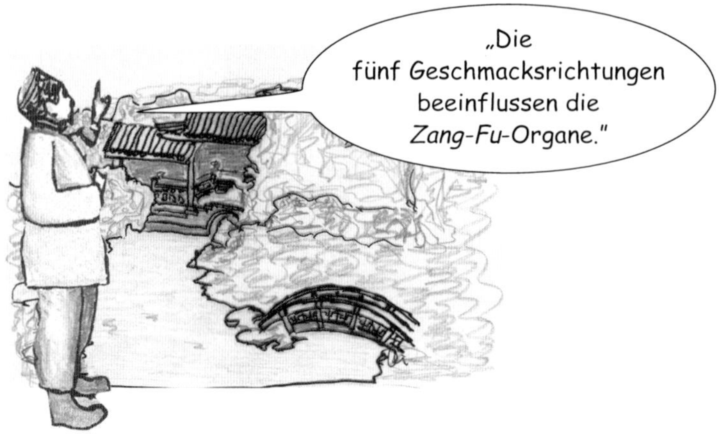

Die TCM kennt fünf Geschmacksrichtungen. Nach diesen werden Lebensmittel und Heilkräuter eingeteilt.

Jede dieser Geschmacksrichtungen zielt auf ein bestimmtes *Zang-Fu*-Organ:

- Sauer geht zum Holz und gehört somit zu Leber und Gallenblase.
- Bitter geht zum Feuer und gehört somit zu Herz und Dünndarm.
- Scharf geht zum Metall und gehört somit zu Lunge und Dickdarm.
- Salzig geht zum Wasser und gehört somit zu Niere und Blase.
- Süß geht zur Erde und gehört somit zu Milz und Magen.

Dabei gilt folgende Grundregel:

In kleinen Mengen wirken die einzelnen Geschmacksrichtungen auf die ihnen zugeordneten Elementarphasen/Organe stimulierend, in großen Mengen genossen, schaden sie aber entsprechend.

Zang-Fu-Organe funktionieren wie Beamte

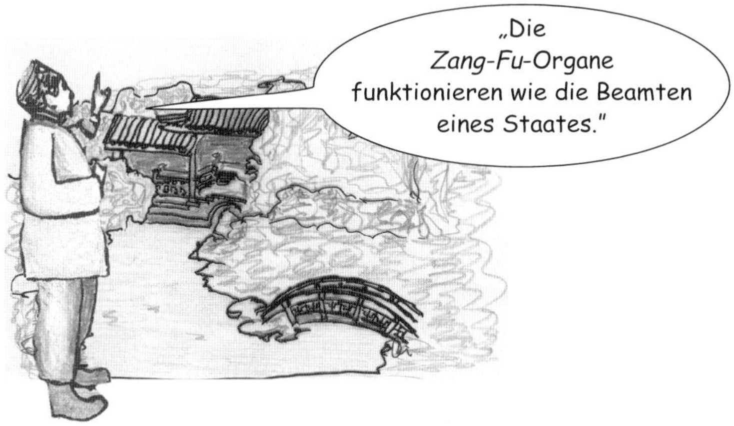
„Die
Zang-Fu-Organe
funktionieren wie die Beamten
eines Staates."

Die Tatsache, dass *Zang-Fu*-Organe wie Beamte funktionieren, soll zu einem wunderschönen Zitat aus dem Huang Di Nei Jing Su Wen hinleiten, das als Einstimmung in die Organ-Merksätze dient:

„Das Herz hat die Funktion eines Herrschers, es regiert alle Organe, es ist der Sitz des Geistes eines Menschen. Es ist verantwortlich für Intelligenz, Weisheit und spirituelle Transformation.
Die Lungen sind wie Minister, wie Ratgeber, die staatliche Gesetze und Erlasse auslegen und anwenden.
Die Leber ist wie ein General: Verantwortlich für die Strategie, mutig und schlau.
Die Gallenblase ist ein Richter, denn sie herrscht über die Entscheidungen.
Der Herzbeutel ist wie der Botschafter, der den königlichen Willen übermittelt und dem Volk Freude bringen will.
Der Magen ist der Proviantmeister über die Speicher, in denen die Nahrung mit den fünf Geschmäckern bewahrt wird.
Der Dickdarm ist wie ein Beamter, der das *Dao*[1] propagiert. Von ihm gehen Entwicklung und Veränderung aus.
Der Dünndarm ist wie ein Beamter, der die Überschüsse verwaltet: Er empfängt die von Milz und Magen verdaute Nahrung, er extrahiert und absorbiert und verteilt sie weiter im ganzen Körper, wobei er das Reine vom Trüben trennt.
Die Nieren sind die Beamten, die für die Energie zuständig sind. Sie haben die Aufgabe, das energetische Gleichgewicht aufrechtzuerhalten und unterstützen das Gedächtnis, die Willenkraft, die Koordinationsfähigkeit und den Scharfsinn."

[1] Hier vielleicht am ehesten mit der Lehre vom rechten Weg des Lebens übertragen.

Niere

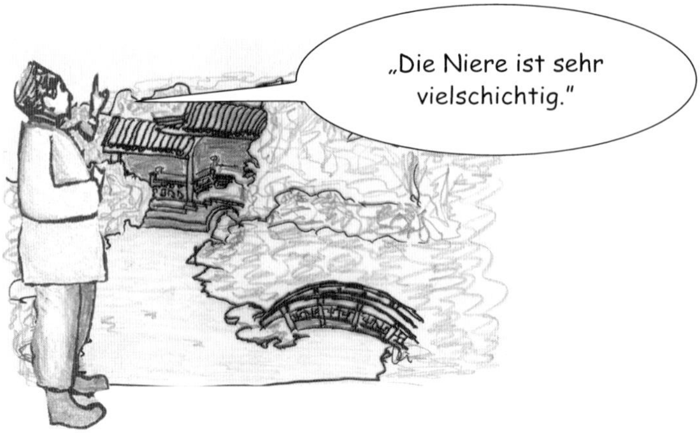

Die chinesische Medizin hat eigene Vorstellungen von den normalen Lebensvorgängen im Körper des Menschen. Diese unterscheiden sich oftmals deutlich von denen der westlichen Medizin.

Das chinesische Schriftzeichen für die Niere besteht unten aus dem Zeichen für Organ oder Fleisch. Darüber steht das Schriftzeichen für Minister, der sich demütig vor seinem Herrn, dargestellt durch dessen rechte Hand, verbeugt.
Die Niere steht in folgenden Beziehungen:

- Sie speichert Essenz und reguliert somit
  - Geburt
  - Wachstum
  - Entwicklung
  - Fortpflanzung.
- Sie produziert Mark und füllt somit
  - Knochenmark
  - Knochen
  - Rückenmark
  - Gehirn.
- Sie reguliert Wasser.
- Sie kontrolliert das Empfangen von Lungen-*Qi*.
- Sie zeigt sich im Haar.
- Sie kontrolliert die unteren Körperöffnungen
  - Anus
  - Harnröhre.
- Sie hat Beziehungen zu den Knochen.
- Sie öffnet sich in den Ohren.

Hierbei sind unterschiedliche energetische Zustände der Niere bekannt:

- Nieren-*Qi* und ihre Teilaspekte
  - Nieren-*Yang*
  - Nieren-*Yin*.
- Nieren-*Jing*, das heißt Nieren-Essenz und ihre Teilaspekte
  - *Yuan*
  - *Jing*.

Niere regiert Wasser

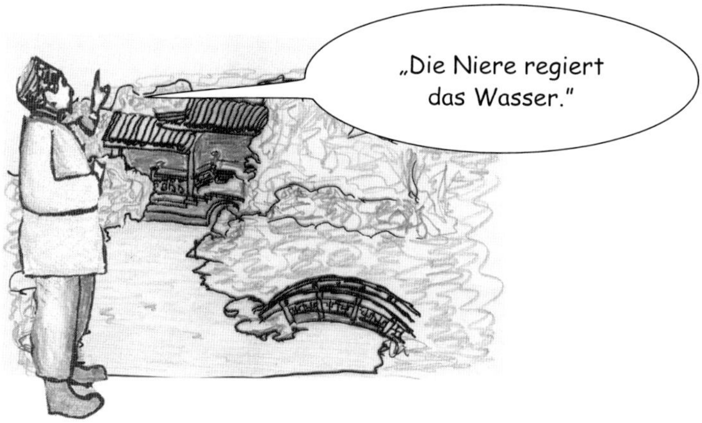

Die Niere gehört nach der Theorie der fünf Elementarphasen zum Wasser. Sie ist dabei in die unterschiedlichsten Vorgänge eingebunden:

- Sie hat die Funktion eines Schleusenwärters und öffnet und schließt die beiden unteren Körperöffnungen, das heißt Harnröhre und Anus.
- Die Niere liegt im unteren 3 Erwärmer, der den Beinamen „Drainagegraben" hat.
- Die Niere bekommt die Flüssigkeiten von der Lunge. Umgekehrt wird ein Teil dieser Flüssigkeit „verdampft", um die Lunge zu befeuchten.
- Dünn- und Dickdarm sind für die Trennung der unreinen und reinen Flüssigkeiten verantwortlich und sie stehen unter dem Einfluss des Nieren-*Yang*.
- Das Nieren-*Yang* liefert schließlich der Milz die nötige Wärme, um die reinen Flüssigkeiten aufzunehmen und zu verteilen.

Niere ist Wurzel der Essenz

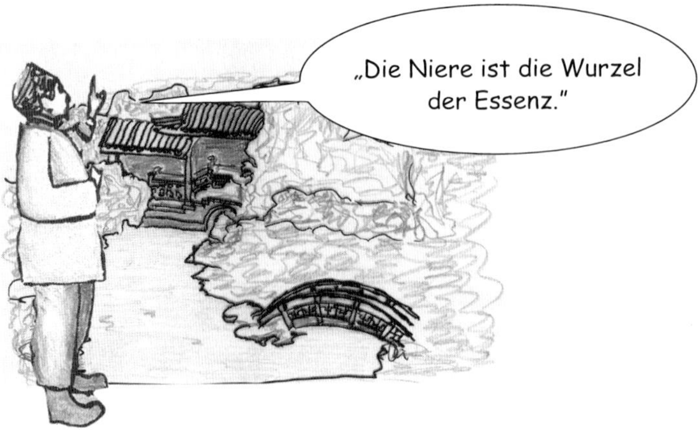

Die Niere gilt als die Wurzel der Essenz, chinesisch *Jing*.

Jing ist wertvoll und hat wichtige Aufgaben für Geburt, Wachstum, Entwicklung sowie Reproduktion. Außerdem bildet sie das Mark.

Jing setzt sich aus den zwei Teilen

- Vorhimmels-Essenz
- Nachhimmels-Essenz

zusammen (s. S. 42 f).

Die Vorhimmels-Essenz wird von den Eltern vererbt und bestimmt unsere Konstitution. Sie ist verantwortlich für Wachstum und Fortpflanzung und sie ist die Quelle der Produktion von Sperma oder Eizellen. Sie ist der *Yin*-Aspekt der Essenz.

Die Nachhimmels-Essenz ist verantwortlich für unsere Stärke und Vitalität.

Sie wird durch *Qi* aus Milz und Magen unter Mitwirkung der Lunge ergänzt. Sie ist der *Yang*-Aspekt der Essenz.

Niere, Knochen und Mark

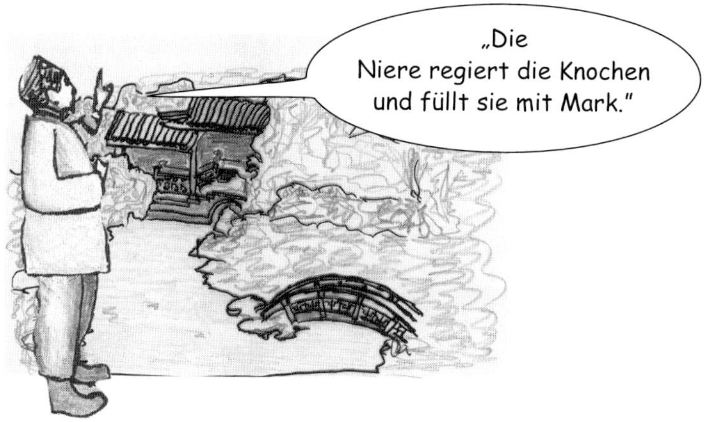
„Die
Niere regiert die Knochen
und füllt sie mit Mark."

Die Niere ist der Speicher der *Jing* Essenz.

Jing ist für Wachstum und Entwicklung sowie für unsere Konstitution verantwortlich und *Jing* erzeugt das Mark.

Dabei können Vorhimmels-Essenz und Nachhimmels-Essenz als Nieren-Essenz zusammengefasst werden.

Aufgrund dessen kann man auch sagen:

Die Niere – hier die Nieren-Essenz – regiert die Knochen und erzeugt das Mark.

Das Mark ist ein chinesischer Terminus, der eine übergeordnete Substanz beschreibt, aus der dann Knochenmark, Rückenmark und Gehirn gebildet werden. Darüber hinaus sind die Knochen gemäß den fünf Elementarphasen ebenso dem Wasser zugeordnet wie die Niere.

Abschließend sei erwähnt, dass die Zähne als ein Anhang der Knochen gesehen werden. Ihr Zustand ist ebenso von der Nieren-Essenz abhängig.

Niere und Feuer des Lebens

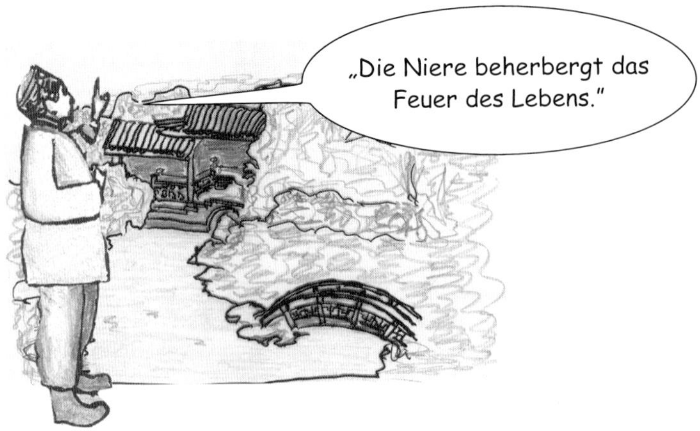

Das Feuer des Lebens wird in der TCM *Ming Men* genannt.

Ming Men steht für die Tatsache, dass die Niere die Energie für alle Vorgänge im Körper liefert. Dies wird in der Feuer-Natur von *Ming Men* deutlich und kommt dem *Yang*-Aspekt der Nierenfunktionen, kurz dem Nieren-*Yang*, nahe.

Dieser Zusammenhang gilt für alle physiologischen Abläufe in Verbindung mit der Niere. Im Gegensatz dazu steht das Nieren-*Yin* als Überbegriff für die Nieren-Essenz, die Nierenstruktur und die Flüssigkeiten in der Niere.

Aufgrund dessen kann man nun sagen, dass die Niere die Wurzel sowohl für das Feuer als auch für das Wasser im Körper ist.

Diese Aussage steht im Gegensatz zur Ansicht der fünf Elementarphasen, nach denen das Herz die Wurzel des Feuers ist.

Da die klinische Relevanz der Niere als Residenz des *Ming Men* und damit von Feuer und Wasser im Körper bedeutsam ist, wird dieser Definition der Vorzug gegeben.

Niere und Lungen-*Qi*

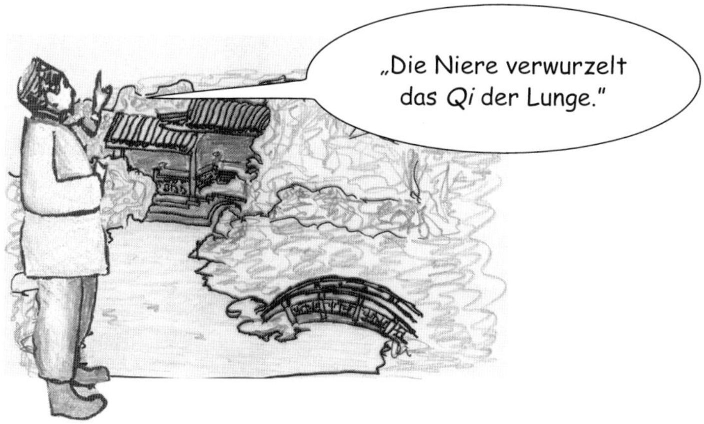

Die Niere hat die wichtige Aufgabe, das *Qi*, das die Lunge aus der Atmung empfängt, aufzunehmen, es festzuhalten und zu verwurzeln. Ist die Niere dazu nicht in der Lage, steigt das *Qi* auf, man sagt es rebelliert.
Dies führt zu einer Stauung im Thorax mit:

- Husten
- Dyspnoe

und führt zu Asthma.

Dieser Vorgang ist ein häufiger Mechanismus bei der Entstehung von Asthma.

Zudem kann das Lungen-*Qi* zum Absteigen zu schwach sein, wodurch es ebenfalls nicht von der Niere aufgenommen werden kann. Es kommt zu den gleichen Symptomen, welche in der westlichen Medizin als Asthma bezeichnet werden.

Niere und die beiden unteren Körperöffnungen

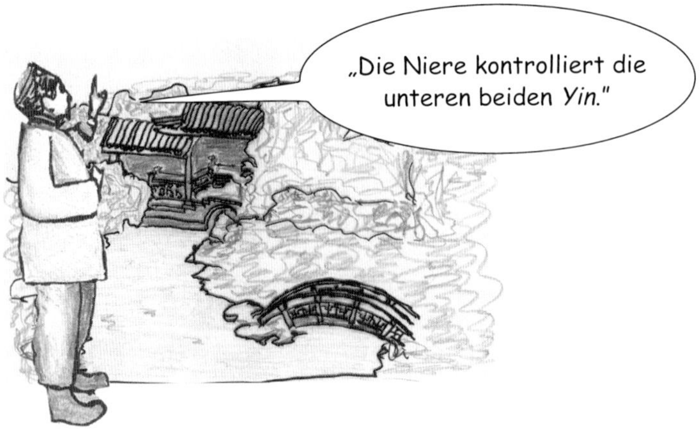

Die unteren beiden *Yin* sind:

- Anus
- Urethra.

Die Niere hat die Aufgabe eines Schleusenwärters, der diese „Tore" kontrolliert.

Kann die Niere, hier das Nieren-*Qi*, die unteren Körperöffnungen nicht kontrollieren, kommt es zu:

- Durchfall
- Harndrang
- Inkontinenz
- Enuresis.

Da auch die Samenleiter letztendlich in der Harnröhre münden, ist Spermatorrhöe ebenfalls eine Folge von Nieren-*Yang*-Mangel.

Bei Frauen kommt es zu Ausfluss.

Niere öffnet sich in die Ohren

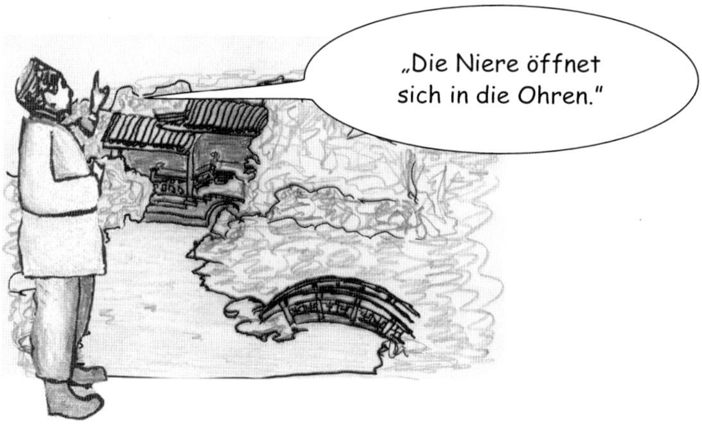

Dieser Merksatz aus dem Huang Di Nei Jing Su Wen stellt den Zusammenhang zwischen Problemen mit den Ohren und der Nieren-Essenz her. Daher werden Störungen wie Tinnitus und Schwerhörigkeit häufig über Nieren-Muster behandelt.

Aufgrund dessen, dass dies zugleich ein Leere-Muster darstellt, ist die Qualität der Ohrgeräusche wie folgt:

- Chronisch
- leise
- hört sich an wie
  - Blätterrauschen
  - Wasserplätschern
- Umgebungsgeräusche überlagern das Ohrgeräusch
- kommt meist in der Nacht
  - wird als „stiller Freund" bezeichnet.

Auch die Irisdiagnose aus dem unerschöpflichen Bereich der westlichen Naturheilkunde stellt die Nieren in Beziehung zu den Ohren.

Niere und Trockenheit

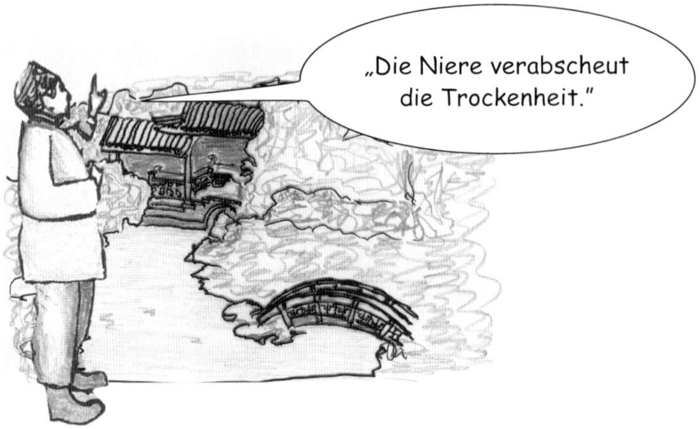

Die Niere regiert das Wasser und ist für dessen korrekte Verteilung im Körper zuständig.

Die Flüssigkeiten der Niere befeuchten die Sinnesorgane. Darum ist es folgerichtig, dass sie auf Trockenheit besonders empfindlich reagiert.

Trockenes Wetter oder innere Trockenheit können das Nieren-*Yin* schädigen.

Innere Trockenheit kann durch eine Magenschwäche entstehen, durch kontinuierlichen übermäßigen Flüssigkeitsverlust wie beim Schwitzen oder durch Diarrhöe, aber auch durch das Rauchen. Laut der chinesischen Medizin trocknet der Tabak das Blut aus und er kann das Nieren-*Yin* schädigen.

Zudem ist gerade bei älteren Menschen zu beobachten, dass diese zu wenig trinken, auch das schädigt die Nieren. Energetisch betrachtet neigen ältere Menschen zu einer Nierenschwäche.

Niere und Willen

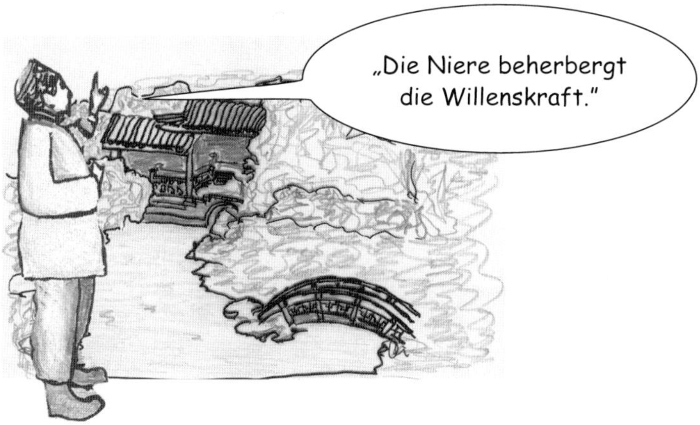

Dieser Merksatz aus dem Huang Di Nei Jing Su Wen stellt den Zusammenhang von Niere und Willenskraft her.

Zhi Willenskraft ist ein emotionaler Aspekt und ist in der Niere beheimatet. Ist die Niere schwach, kommt es zur Willensschwäche und der Geist wird von seinen Zielen abgelenkt. Eine Stärkung der Nierenfunktion führt daher zu einer Stärkung der Willenskraft.

Bei einer Schwäche der Niere kommt es folglich zu:

- Willensschwäche,
- sich treiben lassen,
- kein Ziel und keine Aufgabe haben,
- Motivationslosigkeit,
- depressiver Verstimmung,
- „Null Bock"-Einstellung.

Einer der Hauptpunkte für die Stärkung der Willenskraft ist Bl 52, chinesisch *Zhi Shi*. Er ist auf dem äußeren Ast des Blasen-Meridians auf Höhe des Zustimmungspunktes der Niere, *Shen Shu*, gelegen.

Niere und Magen

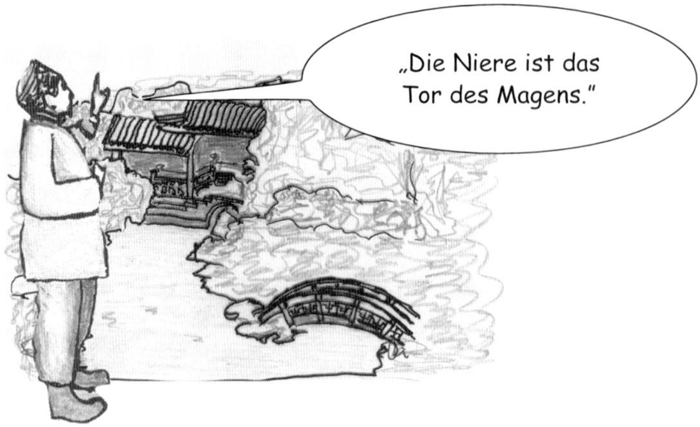

Der Magen ist der Ursprung der Flüssigkeiten, und die Niere wandelt diese um und scheidet sie aus. Wenn die Niere Flüssigkeiten nicht richtig ausscheiden kann, stagnieren sie und beeinträchtigen den Magen. Umgekehrt kann ein Mangel an Magenflüssigkeiten zu einem Nieren-*Yin*-Mangel führen und so die Nieren austrocknen.

Darum sagt man: „Die Niere ist das Tor des Magens."

Niere und Fertigkeiten

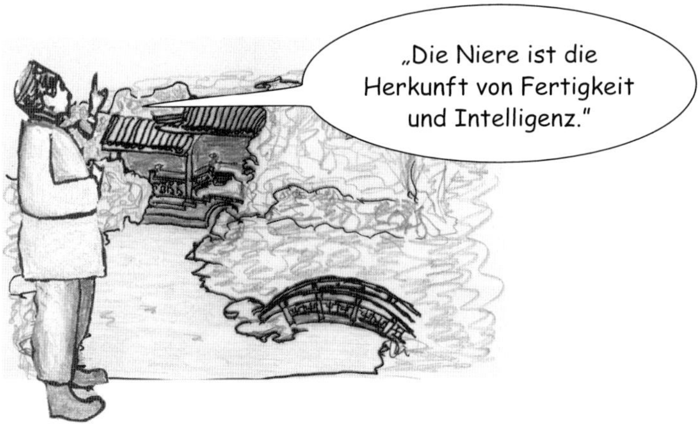

Das Nieren-*Yin* beinhaltet die Nieren-Essenz und die Flüssigkeiten der Niere.

Das Nieren-*Yin* muss aufsteigen, ernährt so das Gehirn und befeuchtet die Sinnesorgane.

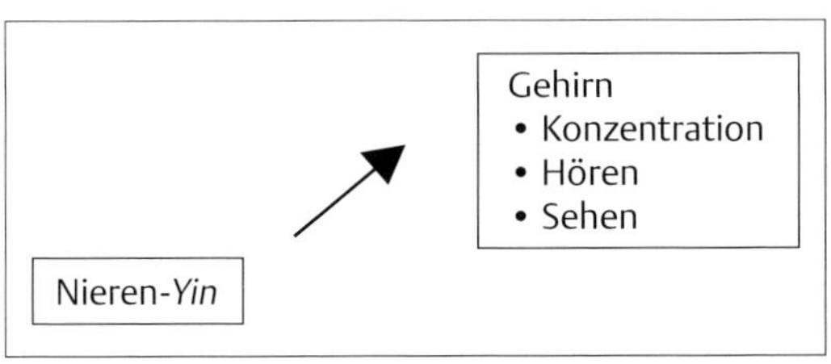

Abb. 18: Nieren-*Yin* und Gehirn.

Diese Funktion leitet sich aus der Essenz ab, die die organische Grundlage für die Produktion des Marks ist.

Mark ist in der TCM eine Substanz, die die gemeinsame Grundlage bildet von

- Knochen
- Knochenmark
- Gehirn
- Rückenmark.

Somit stellt die Nieren-Essenz also Mark her, welches das Rückenmark bildet und das Gehirn „auffüllt". Daher hat aus Sicht der TCM das Gehirn eine physiologische Beziehung zur Niere. Gehirn und Rückenmark werden auch als das „Meer des Marks" bezeichnet.

Ein starkes Nieren-*Yin* bedeutet aufgrund der Eigenschaften von *Jing* Essenz eine gute Funktion von

- Gehirn
- Gedächtnis
- Denken
- Konzentration.

Des Weiteren steht das Nieren-*Yin* durch die Eigenschaften der Nierenflüssigkeiten für Befeuchtung. Somit werden

- Hören
- Sehen

geschärft.

Wenn das Gehirn nicht adäquat versorgt wird, kann es zu

- schlechtem Erinnerungsvermögen,
- Vergesslichkeit,
- schwacher Konzentration,
- Schwindelgefühl,
- stumpfem Denken,
- schlechtem Sehen

kommen.

Zu sehen ist ein unruhiger und verträumter, unkonzentrierter als auch vergesslicher Mensch.

Niere und chronische Krankheiten

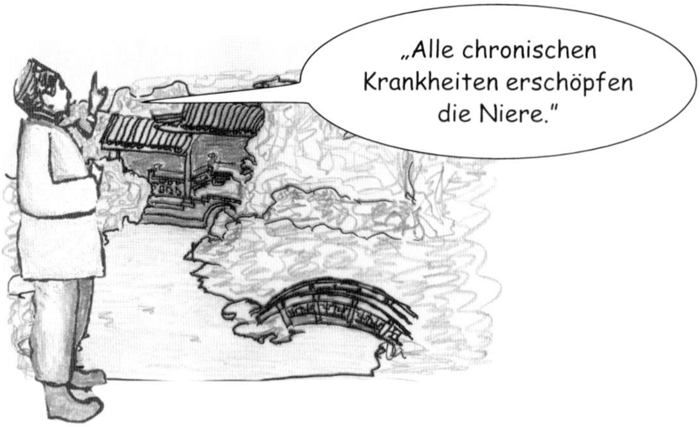

Die Niere speichert *Jing*. *Jing* ist durch den Anteil des Vorhimmels-*Qi* für die Übertragung der menschlichen Eigenschaften, und für die Entstehung von *Yin* und *Yang* verantwortlich und zudem an der Bildung von *Qi* beteiligt.

Das Nieren-*Yin* ist die Quelle aller *Yin*-Aktivitäten des *Zang-Fu*-Systems. Das Nieren-*Yang* ist die Quelle aller *Yang*-Aktivitäten des *Zang-Fu*-Systems.

Damit ist die Niere die Wurzel aller anderen Organe:

- Das Nieren-*Yin* ist die Quelle des *Yin*.
- Das Nieren-*Yang* die Grundlage des *Yang*.

Leidet nun ein Organ an Substanzmangel, wird sich das mit der Zeit immer auf die Nieren auswirken.

Daher werden die meisten chronischen Erkrankungen mit der Zeit auch zu einer Disharmonie der Nieren führen, entweder zu einer Nieren-*Yin*- oder einer Nieren-*Yang*-Schwäche.

Niere und das kleine Herz

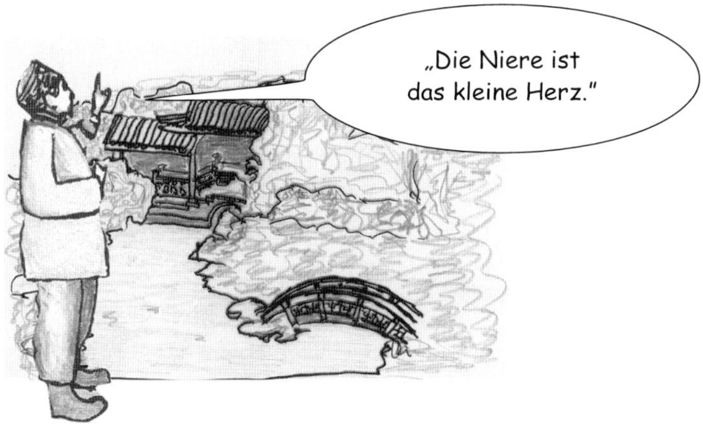

In diesem Merksatz treffen nun die Theorien von den fünf Elementarphasen und den Funktionen der *Zang-Fu*-Organe zusammen. Das Herz entspricht nach den fünf Elementarphasen dem Feuer, es erzeugt rote *Yang*-Flüssigkeit, also *Xue* Blut, aber auch die verschiedenen *Qi*-Formen. Dies geschieht nur unter Mithilfe von Nieren-*Yang*, dem wärmenden Aspekt der Nierenfunktion nach der *Zang-Fu*-Theorie.

Das Herz ist wie ein Kaiser: Es regiert ohne zu tun.

Die Niere ist Wasser und liegt im unteren 3 Erwärmer. Sie erzeugt das Nieren-*Yin*, also die Summe aus Nieren-Essenz und Nierenflüssigkeiten. Die Niere hat aber auch das Nieren-*Yang*, was dem wärmenden Aspekt der Niere entspricht.

Deshalb wird der Niere das *Ming Men* Lebensfeuer zugeordnet, oder anders ausgedrückt, das Nieren-*Yang* ist das Feuer aller *Zang-Fu*-Organe im Körper.

Daraus folgt in der Hierarchie der Elemente, dass das Herz das große Feuer ist, das als Kaiserorgan eigentlich aber nichts tun darf. Demgegenüber steht die Niere mit dem Feuer des Lebens *Ming Men*, das alle Organe wärmt. Es ist in der Hierarchie das untergeordnete Feuer, das bewegt.

Damit kann man sagen: „Die Niere ist das kleine Herz."

Punktekombinationen bei Nieren-Mustern

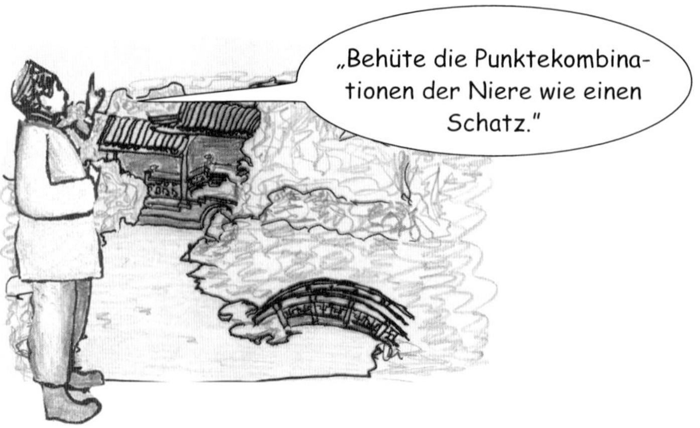

Punktekombinationen in diesem Buch sind beispielhafte Grundrezepturen. Sie stellen lediglich Vorschläge dar und sind folgerichtig nicht unreflektiert zu übernehmen. Sie bieten Anfängern und Geübten Anhaltspunkte für die Arbeit.

Nieren-*Qi*-Mangel

Ni 3	Bl 23 LG 4 LG 20
MP 6 Ma 36 KG 6	

Die Niere kann die unteren Körperöffnungen nicht kontrollieren. Hieraus ergeben sich das Krankheitsbild und die Symptome.

Nieren-*Yin*-Mangel

Ni 3	Bl 23
MP 6 Ni 6	

Das Nieren-*Yin* ernährt das Gehirn. Hieraus ergeben sich das Krankheitsbild und die Symptome.

Nieren-*Yang*-Mangel

Ni 3	Bl 23
LG 4	

Das Nieren-*Yang* steht mit dem unteren Körper, der Lendenwirbelsäule, den unteren Extremitäten und der Sexualität in Beziehung.

Hinweis! Die Punktekombinationen sind unterteilt in:

Hauptpunkte **unterstützende Punkte** **ergänzende Punkte**

Blase

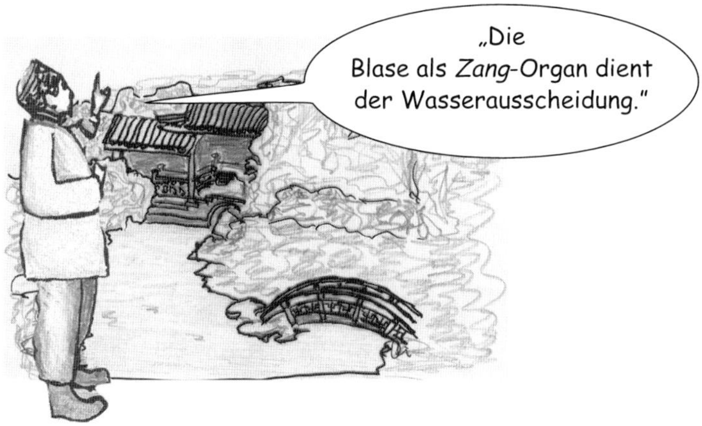

Die chinesische Medizin hat eigene Vorstellungen von den normalen Lebensvorgängen im Körper des Menschen. Diese unterscheiden sich oftmals deutlich von der westlichen Medizin.
Die Blase *Pang Guang*

- speichert Urin,
- scheidet Urin aus,
- beseitigt Wasser durch *Qi*-Transformation.

Das chinesische Schriftzeichen besteht aus zwei Teilen. *Pang* bedeutet Lateralität. *Guang* bedeutet so viel wie Reinheit und Klarheit.

Jedoch steht die Blase unter der Kontrolle der Niere, somit wird meist dem Nierenkonzept in der Therapie Vorrang gegeben.

Blase als Wasserquelle

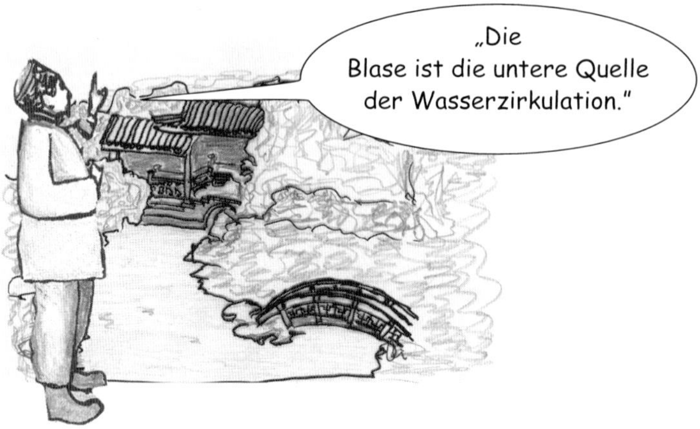

Die Blase ist eng gekoppelt mit den Funktionen der Niere. Sie nimmt die Flüssigkeiten auf, die die Niere von Lunge, Dünndarm und Dickdarm aufgenommen hat. Sie speichert sie und wandelt sie um.

Die Fähigkeit, die Flüssigkeiten zurückzuhalten, ist eng an die Funktion des Nieren-*Qi* gekoppelt. Ist dieses schwach, kommt es zu Enuresis oder Inkontinenz.

Die Blase ist auch an die Funktionen des 3 Erwärmers, chinesisch *San Jiao*, gekoppelt. Dessen Aufgabe ist es, für das ungehinderte Fließen der Flüssigkeiten im Körper zu sorgen.

Ist diese Funktion gestört, kann es zur Ansammlung von Nässe kommen, die sich bei Stagnation in Nässe-Hitze umwandeln kann.

Blasenfunktionsstörungen

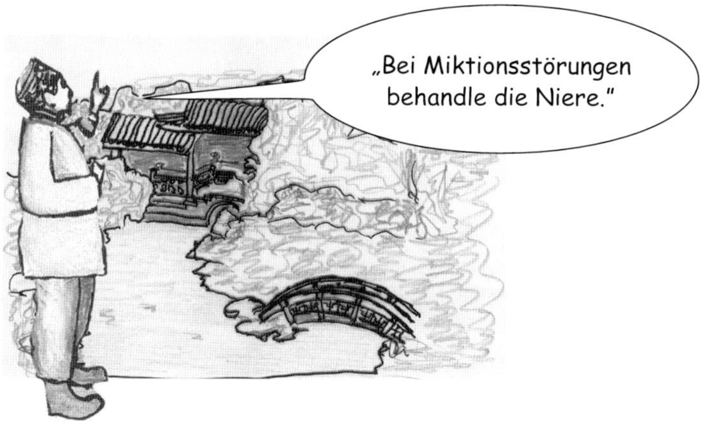

Obwohl die Blase für die Ausscheidung des Harns verantwortlich ist, hat es sich bewährt, bei Blasenerkrankungen auch das Nierenkonzept zu wählen. Denn die Niere kontrolliert beide unteren Körperöffnungen und somit letztendlich auch die Harnausscheidung.

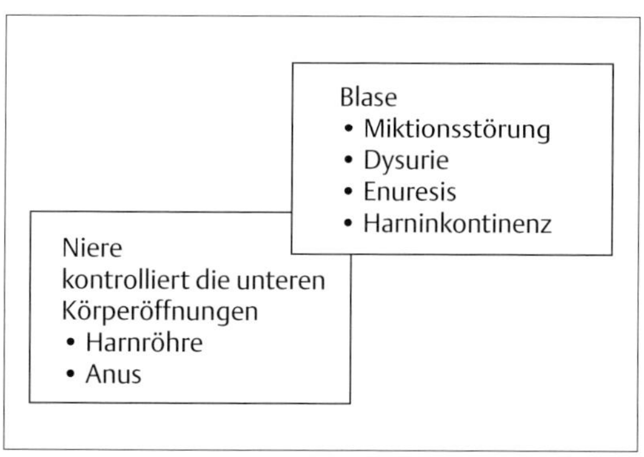

Abb. 19: Mögliche Symptome bei Nieren-*Qi*-Schwäche.

Das zugrunde liegende Muster wäre die Nieren-*Qi*-Schwäche, das Symptom, z. B. die Miktionsstörung, wäre das darüber liegende Muster.

Punktekombinationen bei Blasen-Mustern

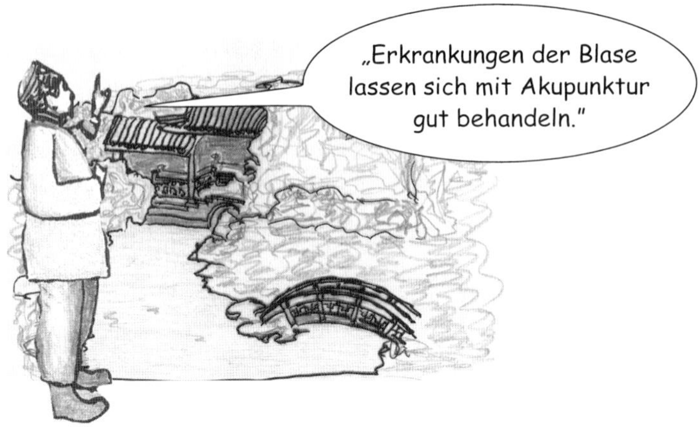

Punktekombinationen in diesem Buch sind beispielhafte Grundrezepturen. Sie stellen lediglich Vorschläge dar und sind folgerichtig nicht unreflektiert zu übernehmen. Sie bieten Anfängern und Geübten Anhaltspunkte für die Arbeit.

Nässe-Hitze attackiert die Blase

Bl 39 Bl 40		Bl 22 Bl 23 Bl 28
Nässe Ma 28 KG 9	Hitze Di 4 Di 11	

Symptome sind verzögerte Miktion mit Brennschmerz, ähnlich einer Zystitis.

Nässe-Kälte attackiert die Blase

Nässe Ma 28	Kälte Ma 36	Bl 22 Bl 23 Bl 28
KG 3 KG 4 KG 6		

Symptome sind eine unterkühlte oder verkühlte Blase mit verzögerter Miktion.

Kälte attackiert die Blase

Bl 28 LG 4	Bl 23
MP 6 Ma 36 KG 4	

Symptome sind eine unterkühlte oder verkühlte Blase mit vermehrter Miktion.

Hinweis! Die Punktekombinationen sind unterteilt in:

Hauptpunkte **unterstützende Punkte** **ergänzende Punkte**

Milz

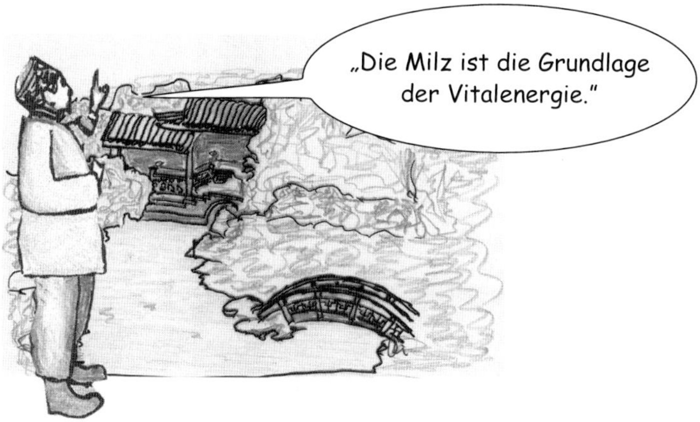

Die chinesische Medizin hat eigene Vorstellungen von den normalen Lebensvorgängen im Körper des Menschen. Diese unterscheiden sich oftmals deutlich von der westlichen Medizin.
Die Milz

- ist verantwortlich für Transport,
- ist verantwortlich für Transformation,
- bildet *Qi*,
- bildet Blut,
- führt *Qi* nach oben,
- kontrolliert Blut,
- hat eine Beziehung zu den Muskeln,
  – insbesondere den Extremitäten,
- öffnet sich im Mund.

Das chinesische Schriftzeichen *Pi* besteht aus dem Schriftzeichen für Organ oder Fleisch. Daneben steht das Schriftzeichen für ein antikes Gefäß, eine Vase oder ein Reservoir.

Zwei wesentliche Lebenssubstanzen werden von der Milz gebildet, *Qi* und Blut, und stehen somit als Grundlage der Vitalität zur Verfügung.

Milz und Umwandlung

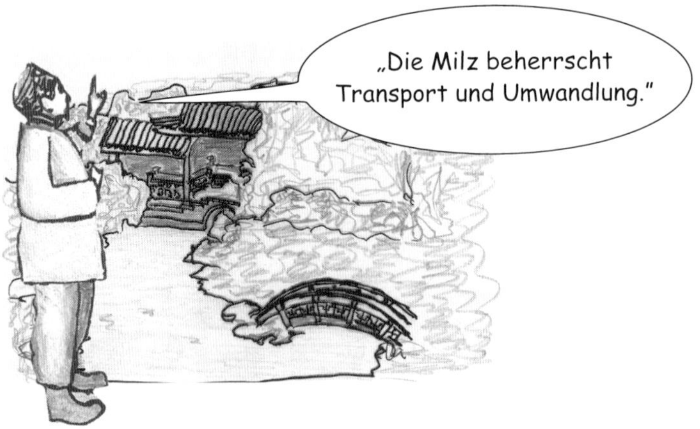

Die *Pi* Milz hat in der chinesischen Medizin eine ganz wesentliche Funktion: Die Umwandlung und den Transport, kurz die Verdauung. Somit steht das Konzept Milz in der TCM im Kontrast zur westlichen Medizin! Die *Pi* Milz nimmt die Nahrungsbestandteile aus dem *Wei* Magen auf und trennt sie in reine und unreine Fraktionen. Das Nahrungs-*Qi* steigt anschließend hoch zum oberen Thorax. Deswegen sagt man auch, dass das Milz-*Qi* hochsteigt. Die unreine Fraktion wird zum Dünndarm geschickt, dort nochmals in reine und unreine Fraktionen getrennt und schließlich zum Dickdarm befördert, der für die Ausscheidung zuständig ist.

Das Thema „Verdauung" ist dabei nicht nur auf die körperlichen Funktionen beschränkt, sondern betrifft auch intellektuelle, seelische und emotionale Verdauung. Demgemäß können Milzpunkte der emotional-seelischen Verdauung dienen.

Das Milzkonzept umfasst die Verdauung auf unterschiedlichen Ebenen:

- Intellekt
- Körper
- Emotionen.

Milz und Nässe

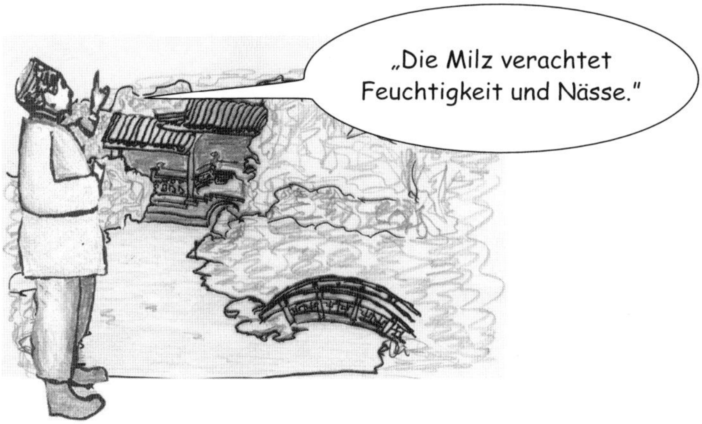

Die Milz ist für die Transformation von Nahrung in Nahrungs-*Qi* zuständig.

Jedoch kann ihre Funktion leicht durch ein Übermaß an kalten Getränken gestört werden.

Darüber hinaus sind auch einige Nahrungsmittel als feucht/nass zu bezeichnen.

Bei einer Störung der Funktion der Milz kommt es sehr leicht zu einer Ansammlung von Nässe im Körper, also Ödemen, die sich bei Stagnation und unter Einfluss von Hitze leicht in Schleim umwandeln können.

Das führt zu

- geblähtem, gespanntem Abdomen,
- Problemen des Harntrakts,
- Fluor vaginalis.

Daraus folgt, dass bei allen Ansammlungen von Nässe, bei Störungen des Wasser- und Elektrolythaushalts, bei Ödemen oder bei Schleim im Körper die Milz gestärkt werden muss.

Milz und die Muskeln

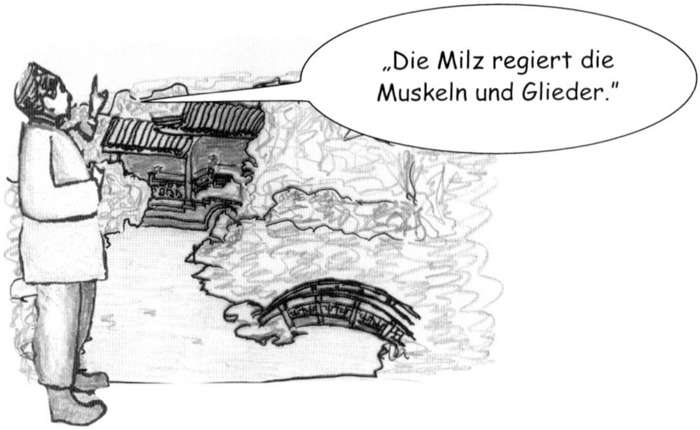

Aufgrund der Funktion der Milz, das Nahrungs-*Qi* aus der Nahrung zu transformieren und so die Grundlage für den Energiehaushalt des Körpers zu legen, ergibt sich zwanglos, dass die Milz auch für die Versorgung der Muskeln und Extremitäten mit *Qi* und *Xue* Blut verantwortlich ist.

Die Milz versorgt die Muskulatur mit:

- *Qi*
- *Xue*.

An dieser Stelle muss allerdings gesagt werden, dass es nicht nur die Milz ist, die für die Extremitäten zuständig ist, sondern auch weitere *Zang*-Organe. An dieser Stelle überschneiden sich die Konzepte.

Funktionsstörungen der Extremitäten können also sowohl der Milz als auch anderen *Zang*-Organen zugeordnet werden. Hier dient die Identifizierung der Muster zur genaueren Abklärung.

Die Milz-Typen, sofern man von einer Kategorisierung Gebrauch machen will, unterscheiden sich in zwei grundsätzlich unterschiedliche Gestalten, nämlich in den

- kleinen Dicken
- dünnen Langen.

Beide zeigen einen Milz-Schwächling an:

- Der kleine Dicke, da hier durch die Milzschwäche die Umwandlung von Nässe nicht mehr genügend funktioniert und so zu einer Ansammlung von Schleim im Körper führt.
- Der dünne Lange, bei dem der Körper und die Extremitäten nicht ausreichend mit Nährstoffen versorgt werden.

Hierzulande kennt man auch ein Kinderlied:

„Spanner langer Hansel, Nudel dicke Dirn". Darin ist perfekt das Milz-Muster der chinesischen Medizin beschrieben.

Qi und Blut haben eine gemeinsame Mutter

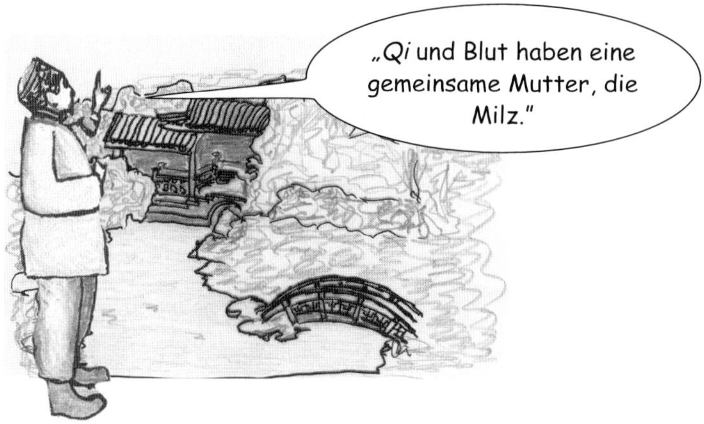

Mit diesem Merksatz wird angedeutet, dass zwei grundsätzliche Milz-Muster behandelt werden können:

- *Qi*-Mangel
- Blut-Mangel.

Qi- und Blut-Mangel haben durchaus ähnliche Symptome und können über Milzkonzepte therapiert werden. Blut-Mangel geht fast immer auf eine Milzschwäche zurück, deshalb muss hier die Milz behandelt werden.

An dieser Stelle ist der Hinweis auf einen Klassiker der TCM angebracht: Pi Wei Lun – die Abhandlung über Milz und Magen. Dort werden Milz und Magen als eine wesentliche Säule in der Therapie von *Zang-Fu*-Mustern vorgestellt.

Milz und das Blut in den Adern

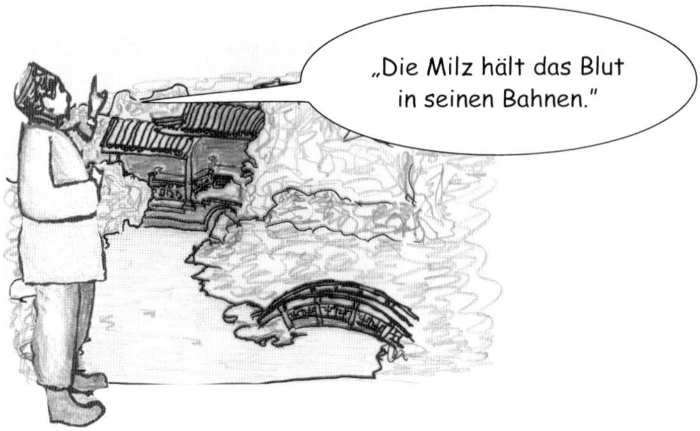

Die Milz hat die Aufgabe

- *Qi*
- Blut

zu bilden und das Blut in den Gefäßen zu halten.

Kann die Milz das Blut aufgrund einer Milzschwäche nicht in den Gefäßen halten, kommt es zu Blutungen:

- Hämatome
- Petechien
- Metrorrhagien
- Menorrhagien
- okkulte Blutungen
  - Darm
  - Blase
- Bluthusten
- Bluterbrechen.

Therapeutischer Tipp

Nach sorgfältiger schulmedizinischer Abklärung die direkte Moxibustion von MP 1, chinesisch *Yin Bai*, versuchen.

Milz hält die Organe

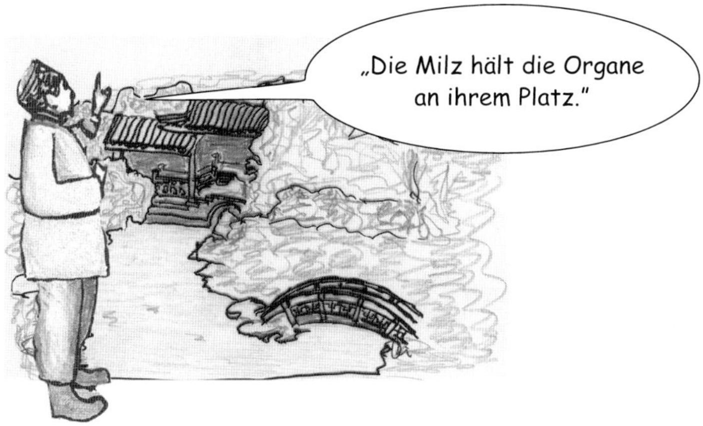

Die Milz hat die Aufgabe, *Qi* zu bilden. Eine wichtige Funktion von *Qi* ist das Halten.

Hierbei ist gemeint, dass die Organe an ihrem Platz gehalten werden. Ist nun die Milz schwach, können sich die Organe absenken.

In der TCM heißt dies

- absinkendes *Qi*.

Insbesondere die Organe in der unteren Körperhälfte sind damit gemeint. Bei einer Milz-*Yang*-Leere kann es daher zum Prolaps oder zur Senkung kommen von:

- Uterus
- Nieren
- Blase
- Magen
- Darm
- Hernien aller Art
- Anus.

Milz öffnet sich im Mund

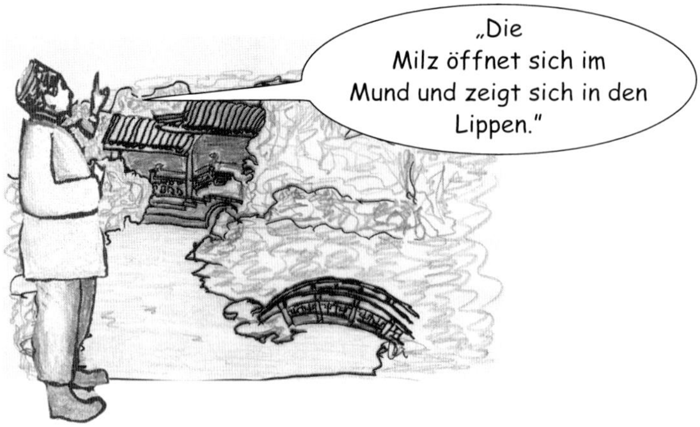

Die *Pi* Milz öffnet sich in den Mund:

Ist die Milz gesund, nimmt man die fünf Geschmäcker wahr. Ist diese Funktion gestört, kann man nicht mehr richtig schmecken.

Die fünf Geschmäcker sind:

- Süß
- sauer
- salzig
- scharf
- bitter.

Die *Pi* Milz zeigt sich in den Lippen:

- Ist die Milz gesund, zeigt sich dies in feuchten, vollen, roten Lippen.
- Ist die Milz geschwächt, kommt es zu dünnen, spröden, trockenen Lippen.
- Attackiert Hitze die Milz oder den Magen, platzen die Lippen auf und es kommt zu Blutungen.

Milz und das klare *Qi*

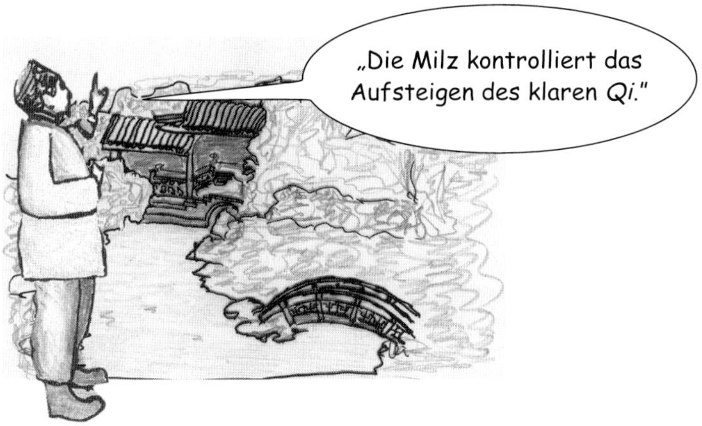

Dieser Merksatz betont nochmals die Wichtigkeit, das klare *Qi* der Nahrung, das Nahrungs-*Qi* oder *Gu Qi*, zur Lunge und zum Herzen hinaufzubewegen.

Wird das klare *Qi* nicht hinaufbewegt, kommt es allgemein zu:

- Mangel an Körperflüssigkeiten,
- dumpfem und schwerem Kopf,
- dünnflüssigem Stuhl mit Durchfall,
- häufig einem Aufsteigen von trübem Magen-*Qi*, das meist damit gekoppelt ist und zu einem Spannungsgefühl im Abdomen führt.

Sollte das klare *Qi* der Milz nicht hochsteigen, wirkt sich das auch direkt auf den Thorax aus. Dort ergeben sich folgende Symptome:

- Druckgefühl
- Engegefühl
- Schweregefühl.

Milz und Denken

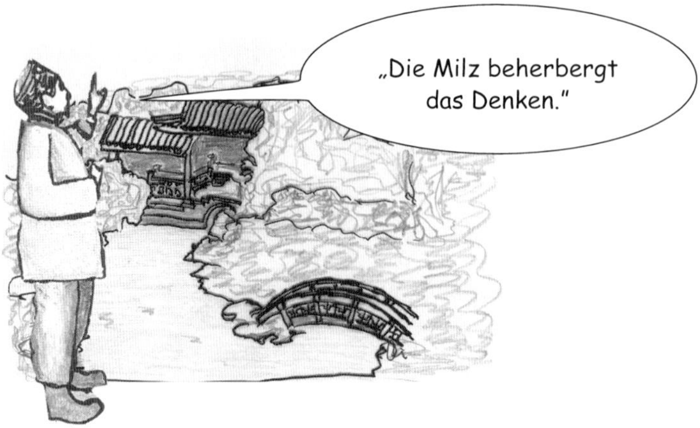

Diese wichtige Funktion des Denkens korrespondiert mit der Fähigkeit der Milz zur geistigen Verdauung, nämlich den Einzelfähigkeiten

- sich gut zu konzentrieren,
- scharf zu denken,
- gut zu lernen,
- sich Dinge zu merken.

Eine Redewendung verdeutlicht dies:

- „Papa, ich kann das geistig nur sehr schwer verdauen."
- „Das ist alles nur schwer zu verdauen."

Die Milz steht als Denkmodell in der TCM für Verdauung.

Übermäßiges Denken, also Grübeln, sowie langdauerndes Lernen oder exzessive geistige Arbeit schwächen die Milz.

Daraus entwickeln sich dann „Bibliotheksmäuschen" oder von Gram zerfressene Menschen. Denn, wenn die Milz geschwächt wird und sie die Körperflüssigkeiten nicht mehr bilden kann, führt das zu blassem Teint, schmalbrüstigem Wuchs und Verdauungsproblemen.

In China denkt der Bauch! Darum ist ein dickerer Bauch in China ein Kompliment, kein Makel.

Milz und die geistige Verdauung

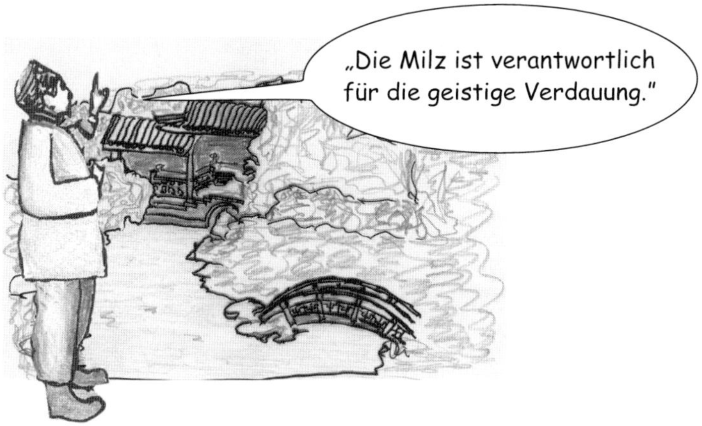

Die Milz ist auch verantwortlich für die geistige Verdauung, da die Milz insbesondere das Denken beherbergt. Da Nässe aber die Milz schwächt, führt das auch zu einer Schwächung der Denkprozesse.

Dies findet sich wieder in der Weisheit des lateinischen Spruchs:

„Plenus venter non studet libenter", das heißt, „ein voller Bauch studiert nicht gern."

Vor allem in der Kindheit ist die Milzfunktion von großer Bedeutung.

Durch die Verdauung, nicht nur im körperlichen, sondern insbesondere im intellektuellen, emotionalen und im seelischen Bereich, kann man viele, vor allem „moderne" kindliche Erkrankungen beeinflussen.

Der Merksatz fordert auch dazu auf, an die Milz zu denken und diese zu stärken.

Milz und Nachhimmels-*Qi*

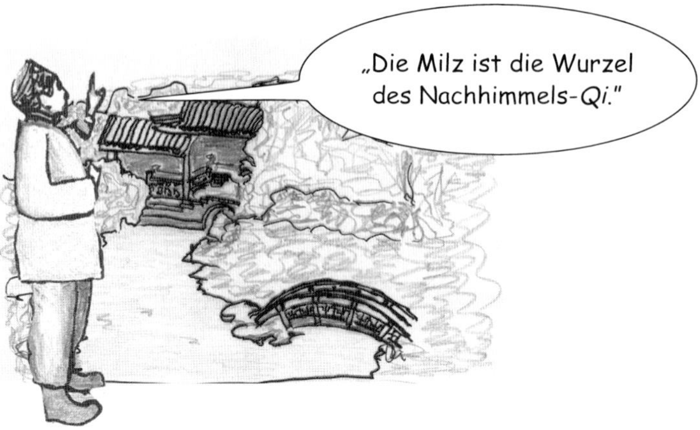

Die für Konstitution, Wachstum und Entwicklung sowie für die Bildung von Mark so wesentliche *Jing* Essenz wird aus zwei Quellen gebildet (s. S. 42 f):

- Vorhimmels-*Qi*, das unveränderlich als „Erbgut" der Eltern erworben wurde,
- Nachhimmels-*Qi*, das durch die Verdauungsaktivität von *Pi* Milz ergänzt und genährt werden kann.

Die Milz beeinflusst das Nachhimmels-*Qi* und somit die persönliche Vitalität. Ist genügend Nachhimmels-*Qi* vorhanden, kann ein Teil umgewandelt und in der Niere gespeichert werden. Da die Milz in der Lage ist, den wertvollsten der fünf vitalen Substanzen des Lebens, nämlich *Jing*, aufzufüllen, ist dieser Satz so wichtig.

Somit ist die Milz in der Lage, unsere Konstitution, Veranlagung oder Beschaffenheit zu beeinflussen!

Milz, Geburt und Wachstum

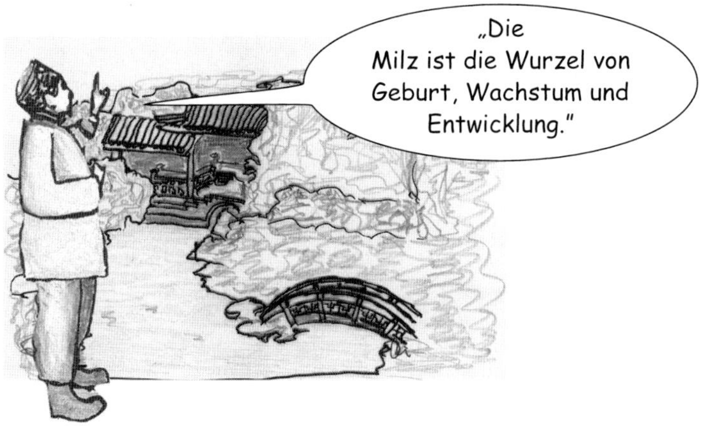
„Die Milz ist die Wurzel von Geburt, Wachstum und Entwicklung."

Dieser Merksatz braucht nicht mehr ausgiebigst erläutert zu werden, denn er leitet sich aus allen Funktionen der Milz von Verdauung, Transformation und Transport in Bezug auf Nahrung und *Qi* zwanglos ab.

Die Milz ist verantwortlich für die Umwandlung der von außen angebotenen Nahrung und somit zur Erzeugung von:

- *Qi* und
- Blut,

um im Weiteren den Organismus mit genügend Vitalenergie zu versorgen.

Gerade die Kindheit steht unter den Zeichen:

- Geburt
- Wachstum
- Entwicklung.

Hier können Milzkonzepte oftmals sehr hilfreich sein.

Milz und die Regelmäßigkeit

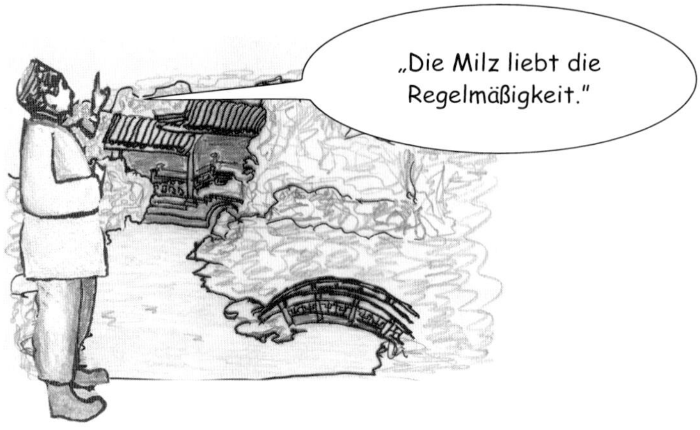

Dieser Merksatz bezieht sich zunächst dem Anschein nach auf das Essen.

Die Umwandlungs- und Verdauungsvorgänge der Milz sind wie eine Gratwanderung. Zum einen braucht die Milz einen regelmäßig gefüllten Magen als Marktplatz, aus dem sie alle Substanzen schöpfen kann, die der Körper braucht.

Da die Milz für die Erzeugung der Körperflüssigkeiten eine entscheidende Funktion hat, ist sie auf genügend Feuchtigkeit angewiesen, der Magen darf also nie austrocknen. Auf der anderen Seite schadet zu viel Feuchtigkeit der Milz und führt zu einer Ansammlung von Nässe und Schleim im Abdomen. Dieses Dilemma lässt sich nur durch regelmäßige und geeignete Mahlzeiten beheben.

Insbesondere in Phasen von exzessivem Wachstum, von der Kindheit bis zur Pubertät, wird dieser Merksatz von größter Wichtigkeit. Unregelmäßigkeit gilt als einer der Hauptfehler bei Wachstums- und Entwicklungsstörungen der Kinder.

Darüber hinaus ist diese Regelmäßigkeit aber nur durch einen entsprechend regelmäßigen Lebenswandel zu erreichen, und damit ist die Tragweite des Merksatzes bereits sichtbar. Die Milz liebt die Regelmäßigkeit im Essen und Leben.

Punktekombinationen bei Milz-Mustern

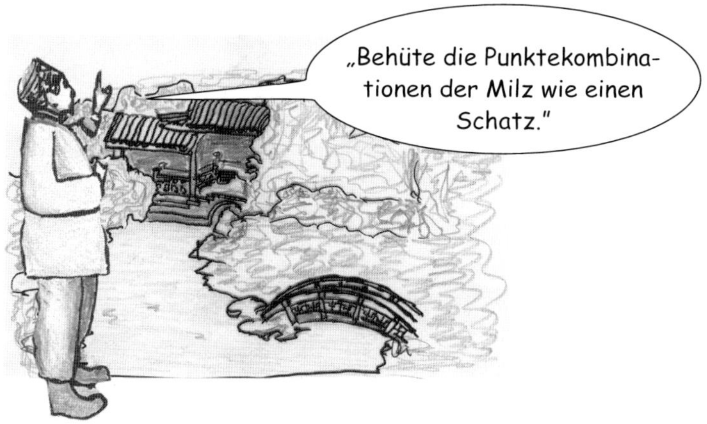

Punktekombinationen in diesem Buch sind beispielhafte Grundrezepturen. Sie stellen lediglich Vorschläge dar und sind folgerichtig nicht unreflektiert zu übernehmen. Sie bieten Anfängern und Geübten Anhaltspunkte für die Arbeit.

Milz-*Qi*-Mangel

MP 3	Bl 20
Ma 36 MP 6 KG 6	

Milz-*Qi*-Schwäche steht für eine große Anzahl von Symptomen. In der chinesischen Medizin werden durch die Pathologie der Milz nicht genügend *Qi* und *Xue* gebildet, *Xue* wird nicht gehalten, das Milz-*Qi* kann nicht hochsteigen.

Milz-*Yang*-Mangel

MP 9	Bl 20 Bl 23
Ma 36 MP 6	

Die *Yang*-Funktion der Milz ist stärker eingeschränkt. Daraus ergeben sich eine Vielzahl von Symptomen. Um nur zwei zu nennen: Durchfall mit Nahrungsresten oder auch Neigung zu Ödemen.

Milz kann das Blut nicht mehr kontrollieren

MP 6 Ma 36	Bl 17 Bl 20
MP 8	

Es kommt zu Blutungen. Anfangs wird der Therapeut besonders an gynäkologische Blutungen denken, Hypermenorrhöe, Polymenorrhöe und weitere. Später können auch Blutungen aus anderen Bereichen thematisiert werden.

Hinweis! Die Punktekombinationen sind unterteilt in:

Hauptpunkte **unterstützende Punkte** **ergänzende Punkte**

Magen

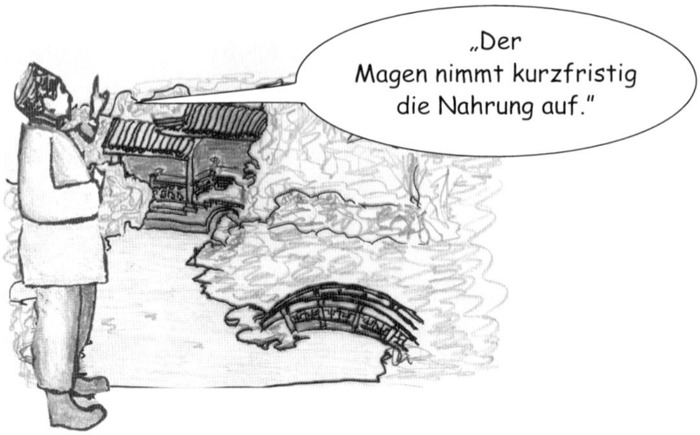

Die chinesische Medizin hat eigene Vorstellungen von den normalen Lebensvorgängen im Körper des Menschen. Diese unterscheiden sich oftmals deutlich von der westlichen Medizin.

Der Magen

- kontrolliert das Fermentieren,
- kontrolliert das Reifen,
- kontrolliert den Transport der Nahrung,
- kontrolliert das Absteigen des *Qi*,
- ist der Ursprung der Flüssigkeiten.

Das chinesische Schriftzeichen *Wei* besteht aus dem Zeichen für Organ oder Fleisch. Darüber steht das Schriftzeichen für ein Feld oder einen Acker. In der ursprünglichen Bedeutung wird auch ein mit Reis gefüllter Beutel dargestellt.

Etymologisch kann der Magen als ein Organ betrachtet werden, in dem kurzfristig der Reis, als Form von Nahrungsbrei, aufgenommen wird.

Magen als Nahrungsquelle

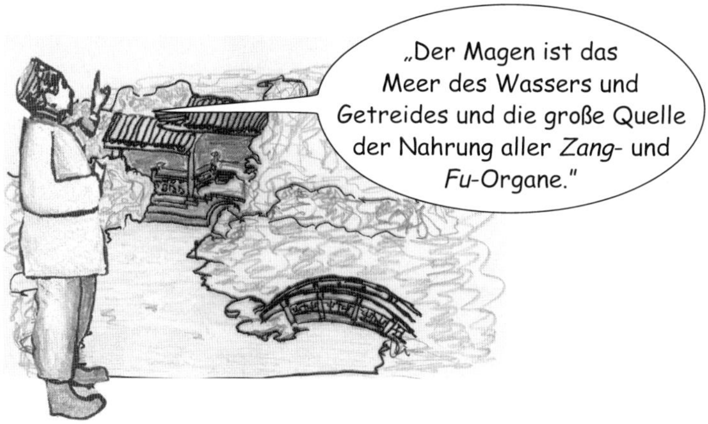
„Der Magen ist das Meer des Wassers und Getreides und die große Quelle der Nahrung aller *Zang*- und *Fu*-Organe."

Der Magen ist ein *Yang*-Organ und für die Aufnahme der Speisen zuständig. Er ist in ständiger Verbindung mit seinem korrespondierenden *Yin*-Organ *Pi* Milz und sehr von diesem Zusammenspiel abhängig. Beide zusammen bilden die Beamten, die für die Nahrungsspeicherung zuständig sind.

So wird der Magen gerne auch mit einem Marktplatz verglichen, der alle nötigen Lebensmittel für die Funktionen des Körpers bereithält.

Somit beherrscht der Magen das Aufnehmen und Empfangen.

An dieser Stelle sei angemerkt, dass der Magen-Meridian der einzige *Yang*-Meridian ist, der auf der Bauchseite entlang zieht.

Magen und Nachhimmels-*Qi*

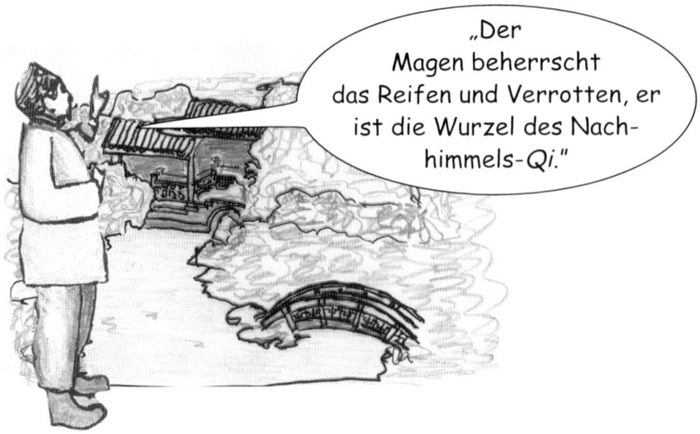
„Der
Magen beherrscht
das Reifen und Verrotten, er
ist die Wurzel des Nach-
himmels-*Qi*."

Der Magen wird gerne mit einem Bottich verglichen, in dem die Speisen und Getränke umgewandelt werden. Aus diesem Brei nimmt die Milz dann die feineren Essenzen auf und schickt sie als Nahrungs-*Qi*, chinesisch *Gu Qi*, hinauf zur Lunge und zum Herzen. Der verbleibende Mageninhalt wird nach unten als trüber Anteil zum Dünndarm geleitet, der nun wiederum die reinen von den trüben Flüssigkeiten trennt.

Die Funktionen von Magen und Milz sind eng miteinander verwoben und beide spielen sich im mittleren 3 Erwärmer ab. Deswegen wird dieser sinnbildlich als Gärbottich bezeichnet.

Da nunmehr die Zusammenarbeit von Milz und Magen die Grundlage für die Flüssigkeiten und das *Qi* im Körper bildet, aus denen die Essenz *Jing* mit ihrem Nachhimmels-*Qi* ergänzt wird, sagt man auch zum Magen, er sei die Wurzel des Nachhimmels-*Qi*.

Magen und die Lungenleitbahn

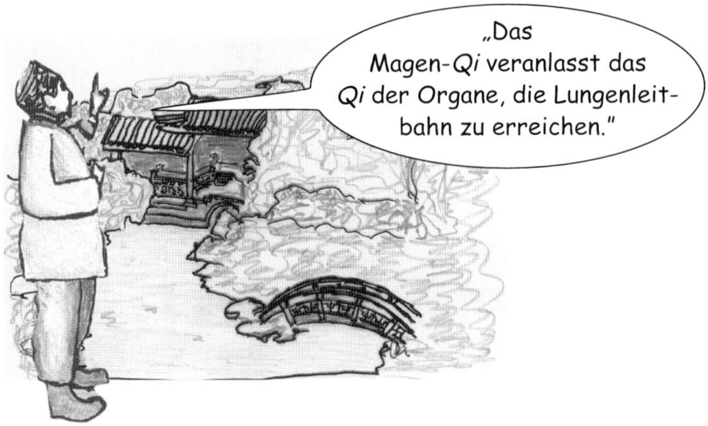
„Das
Magen-*Qi* veranlasst das
Qi der Organe, die Lungenleit-
bahn zu erreichen."

Dieser Merksatz, entnommen aus dem Huang Di Nei Jing Su Wen, führt zu einer weiteren Funktion des Magens, nämlich der

- Kontrolle der Nahrungs-Essenzen.

Diese übt er zusammen mit der Milz aus. Wie bereits besprochen, ist die Milz zwingend auf ein ausreichendes Angebot von Nahrungsmitteln im Magen angewiesen. Ist demzufolge genügend *Qi* im Körper, so fühlt sich der Mensch stark und kräftig. Ist der Marktplatz leer, kann kein Nahrungs-*Qi*, chinesisch *Gu Qi*, mehr erzeugt werden und das *Qi* im Körper nimmt ab – der Mensch wird kraftlos. Es sei nur am Rande erwähnt, dass die TCM von Fastenkuren aus diesem Grunde rein gar nichts hält. Darum kann man sagen, dass ein gutes Magen-*Qi* die Voraussetzung für Kraft im Körper ist und die Grundlage für einen gesunden Puls bildet. Ein wichtiges Kriterium in der Pulsdiagnostik ist folgerichtig die Frage, inwieweit der Puls genügend Magen-*Qi* besitzt.

Da nun die heutzutage wichtigste Pulstaststelle der Radialis-Puls ist, und zwar sowohl an der rechten als auch an der linken Hand, und eben an dieser Stelle der Lungen-Meridian verläuft, sagt man, das Magen-*Qi* bewegt das *Qi* der Organe in den Lungen-Meridian. Warum in den Lungen-Meridian? Die Lunge regiert das *Qi* – damit kann sie als Repräsentant aller *Qi*-Funktionen der Organe im Körper gesehen werden.

Magen und absteigendes *Qi*

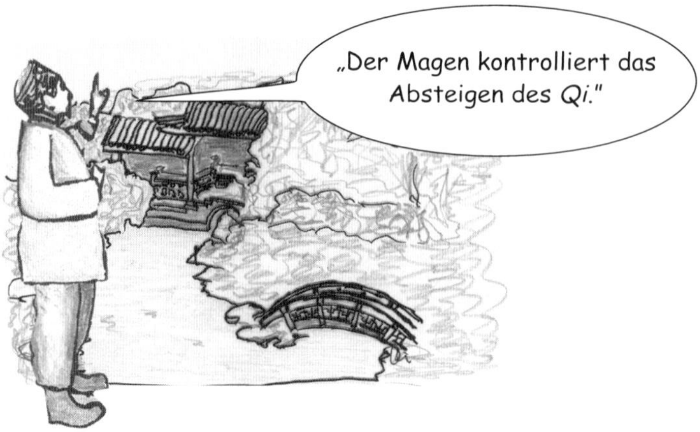

Eine der Aufgaben des Magens, chinesisch *Wei*, ist das Weiterleiten der trüben Bestandteile zum Dünndarm.

Eine gesunde Magen-*Qi*-Bewegung ist daher abwärts gerichtet.

Kommt es zu einer Stagnation des Magen-*Qi*, kommt es zu:

- Stagnation von Nahrung
- Völlegefühl
- Übelkeit.

Kommt es zu einem rebellierenden Magen-*Qi*, zeigt sich das in folgenden Symptomen:

- Aufstoßen
- Reflux
- Brechreiz
- Erbrechen
- Schluckauf.

Kommt es zu Magen-Feuer, so kommt es auf physischer Ebene zu Sodbrennen, mit der Aussage: „Mein Magen brennt wie Feuer".

Das Absteigen des Magen-*Qi* wird durch das Leber-*Qi* unterstützt. Beide Organe interagieren also auf dieser Ebene sehr eng miteinander.

Da die Leber mit den Emotionen Wut und Zorn zu tun hat, erklärt sich nun der im Volksmund oftmals gehörte Satz:

- „Mir schlägt etwas auf den Magen."
- „Das liegt mir schwer im Magen."
- „Das muss ich erst einmal verdauen."

Magen und Feuchtigkeit

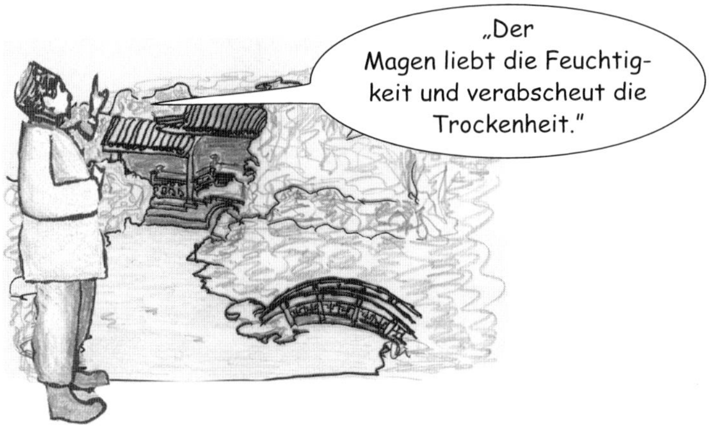

Der Magen bildet als Quelle der Nahrung nicht nur die Grundlage für die Nährstoffe im Körper, sondern auch in Zusammenarbeit mit der Milz die Grundlage für die Flüssigkeiten im Körper. Daher liebt er die Feuchtigkeit und verabscheut die Trockenheit – ganz im Gegensatz zur Milz. Man könnte die Beziehung zwischen diesen beiden *Zang-Fu*-Organen direkt als Hass-Liebe bezeichnen.

Zusammenhang zwischen Magen und Niere

Die Niere ist für die Umwandlung der Flüssigkeiten im unteren 3 Erwärmer zuständig. Das Nieren-*Yang* bildet die Wärme, um alle Organe mit Energie für die Umwandlung und den Transport von Flüssigkeiten zu versorgen. Ist diese Nierenfunktion gestört, kommt es zu einem Rückstau der Flüssigkeiten im unteren 3 Erwärmer und führt so zu einer Flüssigkeits-Stagnation im Magen.

Umgekehrt ist eine Schwäche des Magens struktureller Art, also eine Magen-*Yin*-Schwäche, eng mit einem Mangel an Flüssigkeiten im Körper verbunden. Da insbesondere die Niere für den Transport und die Umwandlung von Flüssigkeiten im unteren 3 Erwärmer zuständig ist, wird sie, und vor allem die Flüssigkeiten der Niere, also das Nieren-*Yin*, in Mitleidenschaft gezogen. Dies gilt insbesondere für chronischen Magen-*Yin*-Mangel. Da darüber hinaus das Nieren-*Yin* sowohl die Flüssigkeiten der Niere als auch die Essenz repräsentiert, wird durch einen chronischen Magen-*Yin*-Mangel auch ein Essenz-Mangel verursacht.

Wie eng die Hass-Liebe zwischen Magen und Milz ist, sei an der Gegenüberstellung der Funktionen der beiden Organe demonstriert. Dabei haben viele Funktionen des Magens als *Yang*-Organ eigentlich eine *Yin*-Speicher-Funktion und umgekehrt haben viele Funktionen der Milz als *Yin*-Organ eigentlich *Yang*-Bewegungscharakter.

Tab. 29: Gegenüberstellung von Magen und Milz.

Magen	Milz
Yang	*Yin*
Fu	*Zang*
Hohlorgan	Speicherorgan
nimmt Speisen und Getränke auf	wandelt Speisen und Getränke um
Magen-*Qi* steigt in der Regel ab	Milz-*Qi* steigt in der Regel auf
aufsteigendes Magen-*Qi* führt zu Erbrechen	absteigendes Milz-*Qi* führt zu Diarrhöe
der Magen liebt die Feuchtigkeit *(Yin)* und meidet die Trockenheit *(Yang)*	die Milz liebt die Trockenheit *(Yang)* und hasst die Feuchtigkeit *(Yin)*
neigt zu *Yin*-Leere und zu Hitzesymptomen	neigt zu *Yang*-Leere und zu Kältesymptomen, aber nie zu *Yin*-Mangel
einziger *Yang*-Meridian auf der Bauchseite des Körpers	

Magen und Manie

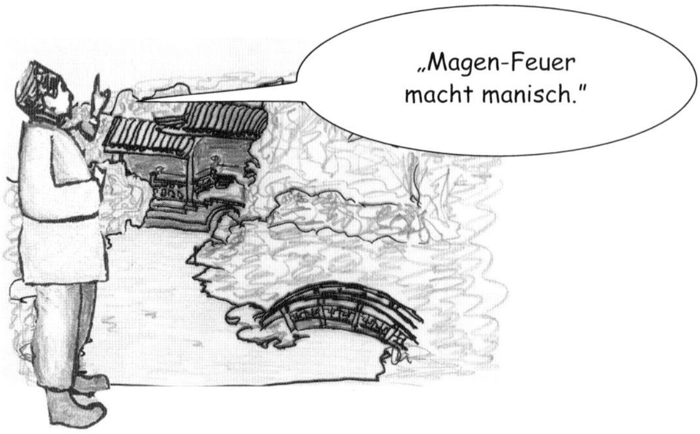

Mit diesem Merksatz wird auf die psychische Besonderheit von Magen-Feuer hingewiesen, das zunächst einmal mit Sodbrennen und saurem Aufstoßen sowie mit ausgesprochenem Mittelriss der Zunge, als Zeichen einer *Yin*-Schädigung des Magens, verbunden wird.

In den Klassikern der Akupunkturliteratur wird aber immer wieder auf einen Zustand von manischem Verhalten in Zusammenhang mit Magen-Feuer hingewiesen:

- Feuer schlägt nach oben, bewegt und schädigt den Geist.

Da Magen-Feuer ein Fülle-Zustand ist, wird jede zusätzliche Fülle, insbesondere Menschenansammlungen, gemieden.

Das Krankheitsbild präsentiert also einen Menschen, der

- sich gerne im Haus einsperrt,
- alle Fenster und Türen schließt,
- allein bleiben will,
- gerne unkontrolliert singt, lacht, tanzt, vielleicht sogar aggressiv wird,
- sich vielleicht auch auszieht und nackt tanzt.

Da der Magen ja auch ein „Meer der Flüssigkeiten" darstellt, kann sich aus Magen-Feuer leicht das nächste Muster Magen-Schleim-Feuer entwickeln, was den Geist verwirrt und die Meridiane blockiert.

Dazu passen

- geistige Verwirrung,
- schwere Angstzustände,
- Hypomanie,
- Hyperaktivität.

Ganz „nüchtern" betrachtet:

Wird Branntwein auf nüchternen Magen getrunken, wird man irgendwann betrunken sein und das Verhalten ändern.

Oder der schüchterne, introvertierte Jugendliche, der den Rat bekommt, zu trinken, damit er aus sich heraus geht.

Sicher ist der Begriff „manisch" sehr pathologisch festgelegt, aber die Beispiele verdeutlichen, dass Magen-Feuer immer mit einer Veränderung des Wesens einhergeht und der Mensch extrovertiert wird. Dies erinnert in Einzelfällen ein wenig an manisches Verhalten.

Magen und die Geschmäcker

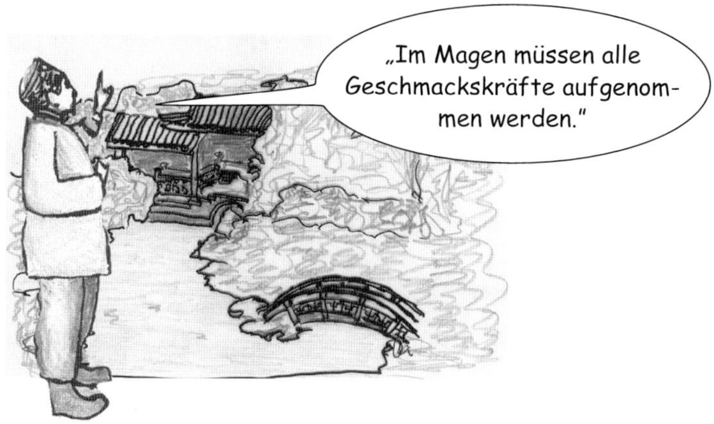

Im Huang Di Nei Jing Su Wen steht:

> „Der Magen wird als „Meer der Nahrungsmittel" angesehen. Er ist der Beginn der sechs Hohlorgane. Die fünf Geschmackskräfte werden durch den Mund aufgenommen und im Magen gespeichert, um die fünf *Yin*-Organe zu nähren."

Es müssen also die fünf Geschmacksrichtungen aufgenommen werden:

- Süß
- sauer
- salzig
- scharf
- bitter.

Aufgrund dessen ist es in der chinesischen Medizin eher unüblich zu fasten, da alle Geschmacksbestandteile vorhanden sein müssen.

Zudem ist die chinesische Küche eine alles verwertende Küche. Somit werden auch Fleisch, Geflügel und Fisch gekocht. Vegetarische Ernährung ist unüblich.

Punktekombinationen bei Magen-Mustern

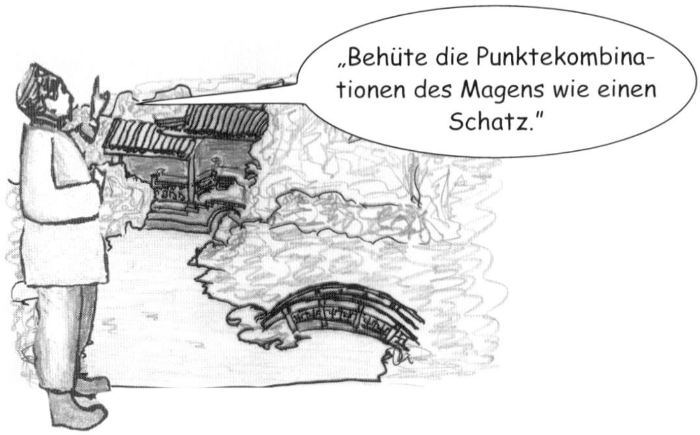

Punktekombinationen in diesem Buch sind beispielhafte Grundrezepturen. Sie stellen lediglich Vorschläge dar und sind folgerichtig nicht unreflektiert zu übernehmen. Sie bieten Anfängern und Geübten Anhaltspunkte für die Arbeit.

Kälte attackiert den Magen

Ma 21	Bl 21
Ma 36 MP 6	

Hierbei zu nennen sind Patienten mit einem hohen Anteil an Rohkost oder ungekochter Kost in der Nahrung. Es werden auch keine kalten Getränke vertragen. Hieraus ergeben sich in der chinesischen Medizin entsprechende gesundheitliche Probleme.

Nahrungs-Stagnation des Magens

Ma 21	Bl 21
KG 10 KG 13	

Eine Nahrungs-Stagnation entsteht durch zu viel Essen und vom durcheinander Essen. Zu sehen ist das bei Max und Moritz: „...und vom ganzen Hühnerschmaus schaut nur noch ein Beinchen raus..."

Magen-Hitze

Ma 21 Ma 44	

Zu beobachten sind Übersäuerung, Gastritis und Sodbrennen.

Hinweis! Die Punktekombinationen sind unterteilt in:

Hauptpunkte **unterstützende Punkte** **ergänzende Punkte**

Aufsteigendes Magen-Feuer

Ma 21 Ma 44	Ma 45
MP 6 Ni 3	

Symptome sind hierbei Aufstoßen, Sodbrennen und Refluxösophagus. Der Magen brennt wie Feuer.

Magen-*Yin*-Mangel

Ma 36 KG 12	Bl 20 Bl 21
Ni 3 / Ni 6 MP 6	

Symptome sind hierbei Magenschleimhautatrophie oder -dystrophie.

Magen-*Qi*-Mangel

Ma 36 KG 12	Bl 20 Bl 21
KG 6 MP 6	

Zu beobachten ist hierbei die Magenschwäche.

Leber

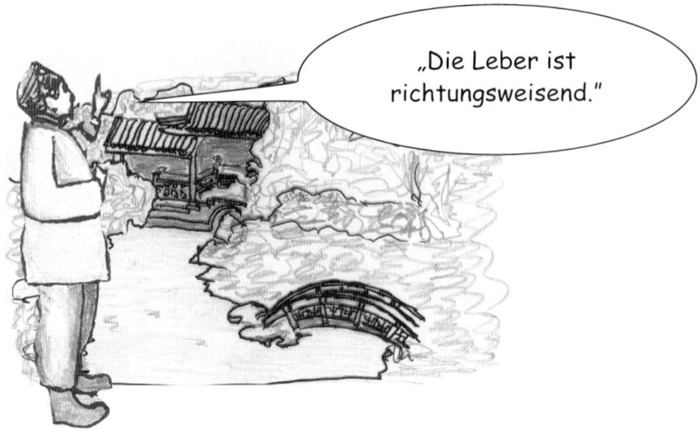

Die chinesische Medizin hat eigene Vorstellungen von den normalen Lebensvorgängen im Körper des Menschen. Diese unterscheiden sich oftmals deutlich von der westlichen Medizin.

Die Leber

- ist richtungweisend,
  - reguliert das freie Fließen von *Qi*,
  - unterstützt den Transport von *Qi*,
  - unterstützt die Transformation von *Qi*,
  - reguliert die Gefühle,
- speichert Blut in Abhängigkeit der Dynamik,
- hat eine Beziehung zu den Sehnen,
- öffnet sich in den Augen.

Das chinesische Schriftzeichen für die Leber zeigt ein Organ oder Fleisch. Das zweite Schriftzeichen daneben bedeutet so viel wie Schild.

Leber und Blut

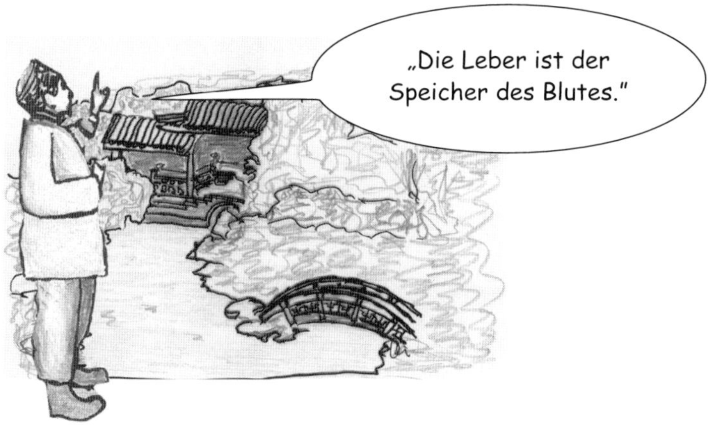

Die Speicherung und Verwaltung des Blutes sind wichtige Funktionen der Leber.

Insbesondere

- das Anpassen der Blutmenge an den Bedarf,
- die Regulation der Menstruation.

Anpassung der Blutmenge an den Bedarf

Die *Gan* Leber passt das Blutvolumen und den -bedarf an die jeweilige körperliche Aktivität an. So heißt es in der klassischen Literatur:

> „Wenn der Mensch sich bewegt, fließt das Blut in den Leitbahnen, legt er sich nieder, kehrt das Blut in die Leber zurück."

Da das Blut für die Energie im Körper wichtig ist und die Organe befeuchtet (im Gegensatz zu *Qi*, der Lebensenergie), führt Blut-Mangel unweigerlich zu Mangel an Energie und zu Trockenheit im betroffenen Körperbereich.

Da das Blut die Haut und Muskeln durchblutet und befeuchtet, ist eine korrekte Funktion der Leber mit verantwortlich für eine gute Abwehr gegen äußere pathogene Faktoren. Umgekehrt sind einige Hauterkrankungen unmittelbar mit dem Leber-Blut verbunden.

So kann ein Mangel an Leber-Blut bei der Haut zu Trockenheit mit Juckreiz wie bei trockenen Ekzemen oder Psoriasis führen.

Umgekehrt ist eine Aufgabe des Blutes, die Organe zu befeuchten. Ist nun zu wenig Blut vorhanden, wird die Funktion der Leber gestört.

Das Leber-Blut hat die Aufgabe, die Augen und Sehnen zu befeuchten. Damit werden

- Augenprobleme,
- Muskelkrämpfe und Sehnenkontrakturen gerne einem Leber-Blut-Mangel

zugeschrieben.

Regulation der Menstruation

Die Leber reguliert die Menstruation. Sie ist direkt mit dem *Bao Gong*, dem Uterus verbunden. Für den ganzen gynäkologischen Bereich ist eine korrekte Funktion der Leber von herausragender Bedeutung. In diesem Zusammenhang wird auf den Bezug von Leber-Blut zu den außerordentlichen Meridianen *Ren Mai* = Konzeptionsgefäß und *Chong Mai* = Durchdringungsgefäß mit ihrer Speicherfunktion hingewiesen.

So führen

- Leere-Zustände zu Oligo- oder Amenorrhöe,
- Fülle-Zustände zu Meno- oder Metrorrhagie, bei zusätzlicher Hitze mit dunkelroten Klumpen.

Da die Leber ein sehr emotionales Organ ist, worauf noch eingegangen wird, besteht insbesondere bei Leber-*Qi*-Stase immer ein direkter Bezug zu Funktionsstörungen des Uterus und damit zum gynäkologischen Bereich.

Leber und *Qi*-Fluss

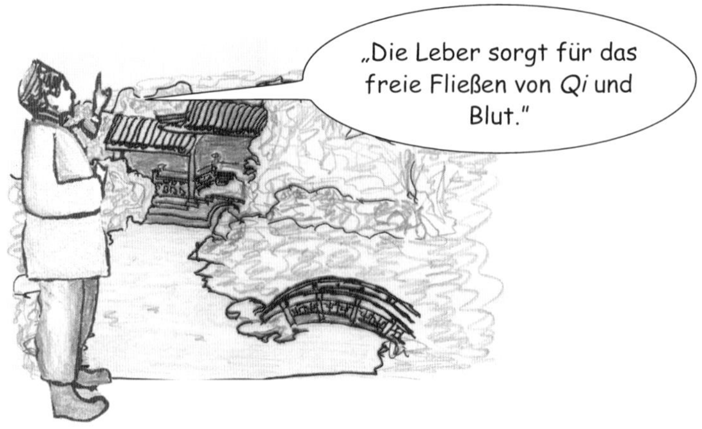
„Die Leber sorgt für das freie Fließen von *Qi* und Blut."

Dieser Merksatz beinhaltet den vielleicht wichtigsten Aspekt aller Physiologien der *Gan* Leber. Sie wird in der Zuordnung zur Elementarphase Holz charakterisiert:

Holz hat im Bild einer lebendigen Pflanze das Bestreben nach Wachstum, es will sich in alle Richtungen hin ausdehnen und wird doch seiner Bestimmung und Konstitution nach bestimmte Formen anstreben. Dieses Wachstum und diese Expansion kann unter guten Voraussetzungen selbst härteste Hindernisse überwinden. Es kann aber auch durch Kleinigkeiten sehr stark gestört werden und schon weniges genügt, um das Pflänzlein absterben zu lassen.

Die Leber befindet sich im Mittleren 3 Erwärmer

- in Nachbarschaft zu Magen und Milz,
- in direkter Verbindung zu ihrem *Yang*-Organ der *Dan* Gallenblase,
- ist als Holz-Element unmittelbar mit dem emotionalen Zustand verknüpft.

Das Leber-*Qi* sollte in alle Richtungen frei fließen können.

Wichtige verbale Assoziationen zum freien Fließen in alle Richtungen sind:

- Ausdehnen
- expandieren
- zerstreuen
- lockern
- entspannen
- weich und frei machen
- zirkulieren
- Extreme vermeiden.

Blut wurde bereits als ein *Yin*-Aspekt von *Qi* besprochen (s. S. 40).

Sollte das Leber-*Qi* nicht frei fließen können, kommt es zur

- Leber-*Qi*-Stagnation.

Leber-*Qi*-Stagnation steht für eine große Anzahl von psychischen Problemen in der chinesischen Medizin. Diese stellen sich als

- psychosomatische,
- psychovegetative,
- psychoemotionale,
- psychomentale

Störungen dar.

Leber und Zorn

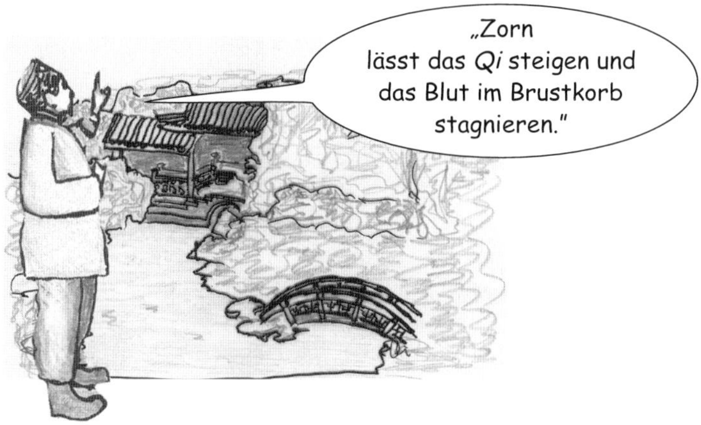
„Zorn
lässt das *Qi* steigen und
das Blut im Brustkorb
stagnieren."

Dieser Merksatz führt zu einem Teilaspekt der Funktion des freien Fließens von *Qi* und Blut, dem emotionalen Aspekt.

Das normale Fließen von *Qi* und Blut im Körper führt zu einem Zustand innerer, gelassener Heiterkeit und ist von tiefen Glücksgefühlen begleitet.

Störungen im freien Fluss des Leber-*Qi*, also Leber-*Qi*-Stagnation, führen zu

- Frustration,
- Depression,
- unterdrücktem Zorn.

Auf physischer Ebene führen sie zu

- Schmerzen und Spannungsgefühl in Thorax und Hypochondrium,
- Globus hystericus,
- Beklemmungsgefühlen.

Bei Frauen führen sie zusätzlich zu

- Menstruationsstörungen mit Brustspannen und Depressionen.

Aufgrund der Tatsache, dass das Leber-*Qi* sich nach allen Richtungen hin ausdehnen sollte, kann vice versa die Leber-*Qi*-Stagnation auch alle Organe treffen.

Leber, Milz und Magen

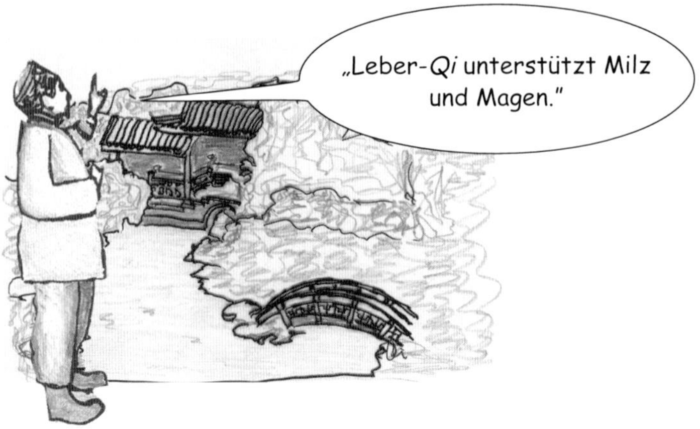

Wie bereits bei den Organen Milz und Magen besprochen (s S. 167 ff., 182 ff.), unterstützt das Leber-*Qi* die Verdauungsfunktion dieser beiden Organe. Kommt es zu einer Leber-*Qi*-Stagnation, führt dies im Weiteren zu einer Belastung von Milz und Magen:

- Leber-*Qi* attackiert Milz und Magen.

Das Milz-*Qi* kann nicht mehr aufsteigen, in der Folge kommt es zu

- Durchfall.

Das Magen-*Qi* kann nicht mehr absteigen, in der Folge kommt es zu

- Aufstoßen
- Übelkeit
- Brechreiz
- Erbrechen.

So erklärt sich in der TCM so manche Redewendung:

- „Mir stößt das sauer auf."
- „Das kommt mir gleich hoch."

Leber und Gallenblase

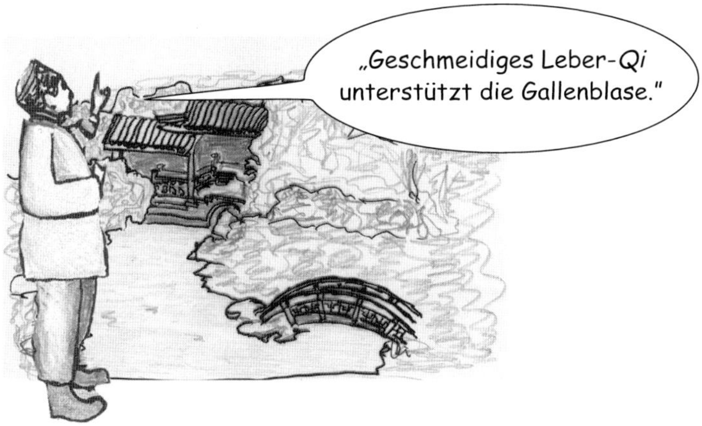

Die Gallenblase ist das der Leber zugeordnete *Yang*-Organ und ist in seinem physiologisch-organischen Bezug zur Leber direkt auf das freie Fließen von Leber-*Qi* angewiesen. Es übertragen sich hier die negativen Gefühle sehr schnell. So kann die Laus, welche über die Leber läuft, sehr schnell die Galle attackieren.

Ist das freie Fließen des Leber-*Qi* gestört, kommt es infolge der Auswirkungen auf die Gallenblase zu

- bitterem Mundgeschmack,
- Aufstoßen,
- Ikterus.

Redewendungen aus dem Westen sind:

- „Da kommt mir gleich die Galle hoch."
- „Gift und Galle speien."

Leber und Sehnen

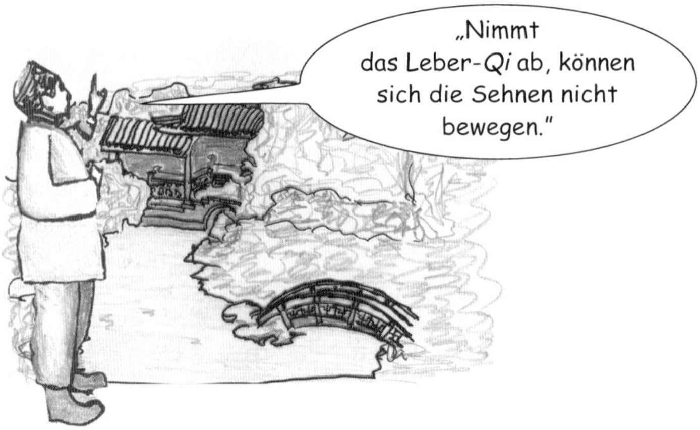
„Nimmt
das Leber-*Qi* ab, können
sich die Sehnen nicht
bewegen."

Gemäß der TCM hat die Leber folgende Aufgaben:

- Speichert das Blut,
- gewährleistet das freie Fließen von *Qi* und Blut.

Die Leber ist für die Ernährung der Organe von entscheidendem Rang:

Eine ausreichende Versorgung mit *Qi* und Blut bedeutet eine gesunde Funktion, und hier insbesondere der Sehnen, Muskeln und Gelenke, wobei die Sehnen direkt der Leber zugeordnet werden im Gegensatz zu den Muskeln, die der Milz zugeordnet sind.

Gemäß dem Merksatz „Leere des Blutes führt zu innerem Wind" (s. S. 38 f.) folgt bei Leber-Blut-Mangel ein Leber-Wind mit den Symptomen:

- Kontraktionen und Spasmen,
- Bewegungseinschränkungen und Paresen,
- Muskelkrämpfe, Tremor, Tetanie,
- Kraftverlust der Extremitäten.

Leber und die Nägel

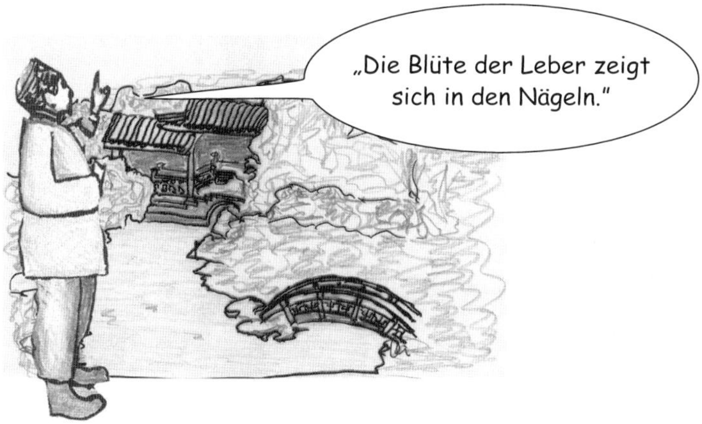

Nägel sind im chinesischen Sinne ein Nebenprodukt der Sehnen. Sie stehen unter dem Einfluss des Leber-Blutes.

Bei Leber-Blut-Mangel sind die Nägel

- dunkel
- rissig
- trocken
- brüchig.

Durch eine Inspektion der Fingernägel kann man Rückschlüsse auf die Funktion des Leber-Blutes ziehen. Hier sei erwähnt, dass auch die naturheilkundliche Diagnostik die Fingernägel zur ergänzenden Diagnose nutzt.

Leber und Augen

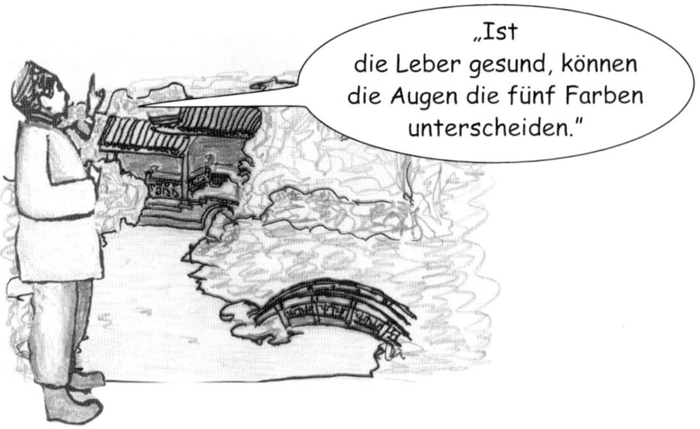
„Ist
die Leber gesund, können
die Augen die fünf Farben
unterscheiden."

Dieser Merksatz moderner ausgedrückt lautet:

- „Die Leber öffnet sich in die Augen."

Er ist aber nicht so präzise wie die oben genannte Formulierung. Denn die Funktion der Augen wird praktisch von allen *Zang-Fu*-Organen unterstützt:

- Die Leber nährt die Augen über das Leber-Blut und das Leber-*Qi*. Das ermöglicht den Sehvorgang im Auge: Die „Unterscheidung der fünf Farben" ist das Sinnbild dafür.
- Das Nieren-*Yin* nährt mit der Essenz *Jing* das Gehirn und ermöglicht so den neurologischen Sehvorgang. Die Nierenflüssigkeiten befeuchten die Organe und die Augen. So wird das Glaukom einem Nieren-*Yin*-Mangel zugeordnet. Tiefe Tränensäcke können ein Hinweis auf Nieren-*Qi*-Mangel sein, der die Flüssigkeiten im Körper nicht mehr bewegt.
- Das Herz beherbergt *Shen**, den Geist, der sich in den Augen zeigt.
- Die Milz ist gegen Nässe anfällig, die sich in tränenden Augen ohne Rötung und Trübung zeigt.
- Die Lunge regiert das *Qi*, sodass ein allgemeiner Lungen-*Qi*-Mangel sich in den Augen zeigen kann.

Aufgrund dieser Vielfalt ist bei Erkrankungen der Augen die Differenzierung der Muster von grundsätzlicher Bedeutung.

Darüber hinaus sei noch ein Zitat aus dem klassischen Text „Wichtige Feinheiten vom Silbernen See" (Yin Hai Jing Wei) angefügt. Dies ist ein bedeutendes Buch zum Thema Augenerkrankungen in der chinesischen Medizin. Hier wird auf das Auge und die einzelnen Zuordnungen zu den *Zang-Fu*-Organen eingegangen:

> „In den Augen spiegeln sich die fünf *Zang*-Organe. Vergleichend zu Sonne und Mond, die den Himmel zieren, kann ihr Leuchten nicht verborgen werden. Kopf und Schwanz der Augen, d. h. die Augenwinkel, sind dem Herzen zugeordnet. Der gesamte weiße Bereich der Augen gehört zur Lunge. Der dunkle Teil der Augen ist groß und rund – er wird der Leber zugerechnet. Oberlid und Unterlid werden der Milz zugeordnet. Die Pupille, vergleichbar einem Loch inmitten eines Farbfeldes, gehört zur Niere. Folglich zeigt sich jede Erkrankung der fünf *Zang*-Organe in den Augen."

Nach den Wandlungsphasen haben übrigens Niere und Leber eine enge Beziehung, nämlich die von Mutter und Sohn: Die Niere ist das Wasser, das das Holz – die Leber – hervorbringt.

Wie oben erwähnt, öffnet sich die Leber in die Augen. Nimmt man den Zusammenhang aus den Wandlungsphasen, so erkennt man die Bedeutung auch der Niere für Augenerkrankungen.

Leber und *Hun*

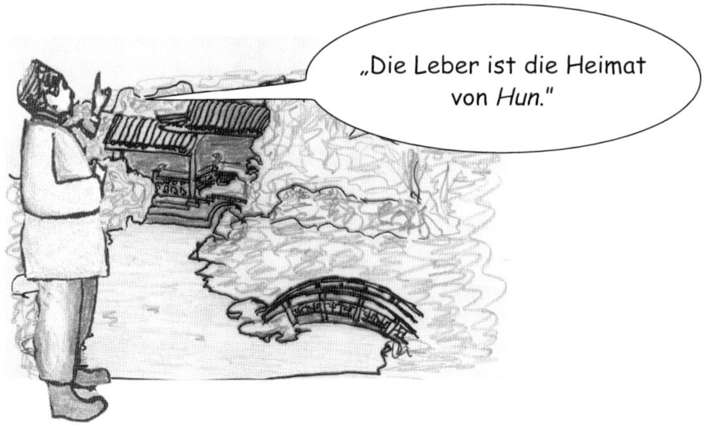

Dieser Merksatz aus dem Huang Di Nei Jing Su Wen bezieht sich auf den spirituellen Aspekt der Leber.

Diesen spirituellen Aspekt benennt das Chinesische mit *Hun*, übersetzt bedeutet dies „Wanderseele".

Hun Wanderseele ist einer von fünf spirituellen Aspekten.

Tab. 30: Beziehung spiritueller Aspekte zu *Zang*-Organen mit entsprechenden Funktionen.

Spiritueller Aspekt	*Zang*-Organ	Funktion
Hun Wanderseele	*Gan* Leber	Lebensplanung
Po Atemseele	*Fei* Lunge	Lebensrhythmen
Zhi Willenskraft	*Shen* Niere	Entschlusskraft
Shen * Geist	*Xin* Herz	klare Lebensentscheidungen
Yi Denken	*Pi* Milz	Gedächtnis und Intellekt

Hun, die Wanderseele, kommt dem Sinnbild der Seele aus christlicher Sicht am nächsten.

Hun ist von ätherischer Natur und zieht sich nach dem Tod wieder ins Immaterielle zurück. Sie wird als der *Yang*-Aspekt der Seele gesehen im Gegenüber zu *Po* Atemseele oder Körperseele, die als *Yin*-Aspekt verstanden wird und für den korrekten Ablauf der Physiologien in der Zeit, neudeutsch für den Biorhythmus, zuständig ist.

Hun kann den Körper zeitweilig, z. B. bei schwerem *Yin*- oder Leber-Blut-Mangel, verlassen. Der Patient hat dann das Gefühl „er schwebe über sich selbst."

Wenn *Hun* nicht genügend verankert ist, kann auch eine fremde Wanderseele vom Körper Besitz ergreifen. Der Ausspruch „es schlagen zwei Seelen in meiner Brust" ist auch bei uns bekannt. Insbesondere junge Menschen, die in einer außergewöhnlich belastenden Situation von einer energischen, bestimmenden Person beeinflusst, bzw. manipuliert werden, zeigen ein orientierungsloses Verhalten, das ihnen selbst zwar bewusst ist, dessen Lösungsansatz aber nicht erkannt wird.

Sun Si Miao, ein Großmeister der TCM und Leibarzt der späteren Kaiserin, heilte diese zum Zeitpunkt, als sie noch Konkubine am kaiserlichen Hof war. Sie wurde vom Kaiser und dessen Wanderseele *Hun* nach einer Liebesnacht dermaßen eingenommen, dass sie selbst nicht mehr in der Lage war, einen klaren Gedanken für die weitere Zukunft ihres Lebens zu fassen. Nur die beherzte Hilfe einer Amme, die die spätere Kaiserin zu Sun Si Miao brachte, führte zur Lösung.

Die Akupunktur kennt – als eines der wenigen Therapiekonzepte überhaupt – einen konkreten Ansatzpunkt, um *Hun* wieder zu verankern und dadurch eine fremde Seele zu vertreiben. *Hun Men*, Bl 47, ist ein Akupunkturpunkt, der einen Zugang zur *Hun* Wanderseele verschaffen kann.

Leber und Temperament

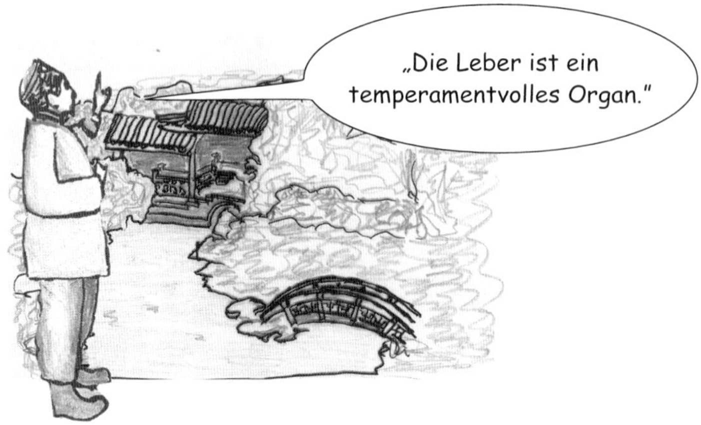

Der Bezug der Leber zu den Emotionen wurde bereits besprochen (s. S. 195, 204). Nun kann man formulieren:

- Eine gesunde Leber lässt das *Qi* frei fließen. Damit sind alle Organe voller Kraft und Energie und können ihre Aufgabe voll erfüllen.
- Eine gesunde Leber führt zu entschlossenem Handeln, denn die Leber hat die Funktion eines Generals.
- Eine gesunde Leber gibt der Wanderseele *Hun* ein festes Haus und dadurch hat man auch einen Plan von seinem Leben.

Umgekehrt ist anzumerken:

- Stagniert das Leber-*Qi*, so kommt es zu Zornausbrüchen und Reizbarkeit.
- Stagniert das Leber-*Qi*, so können alle Organe davon betroffen sein.

Darum darf man sagen:

- „Die Leber ist ein temperamentvolles Organ."

Leber und Wachstum

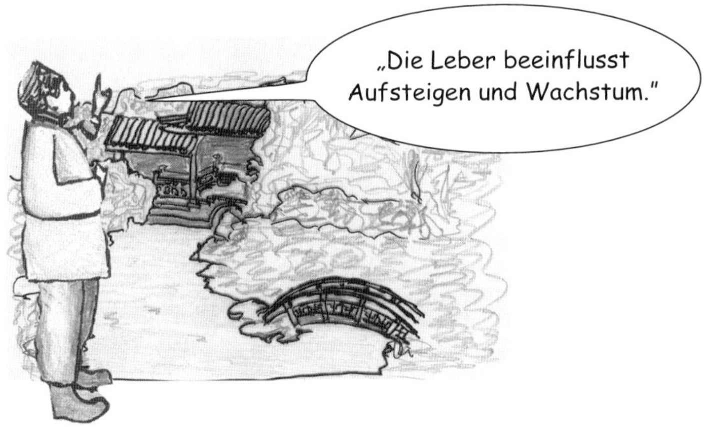

Das Leber-*Qi* unterstützt das Milz-*Qi* in der Aufwärtsbewegung und beim Transport von *Gu Qi* zur Lunge und zum Herzen.

Die Leber ist der General, der Stratege in der Lebensplanung, zusammen mit der Wanderseele *Hun*. Sie ist damit für das Aufsteigen auf der Karriereleiter verantwortlich.

Darüber hinaus ist die Leber der Speicher des Blutes, also des *Yin*-Anteils der Energie. Im Gegensatz dazu hat das *Qi* die Aufgabe, die Organe zu befeuchten. Nur so kann es zu einem sinnvollen Wachstum kommen.

Darum kann man sagen:

- „Die Leber beeinflusst Aufsteigen und Wachstum.“

Leber und das Planen

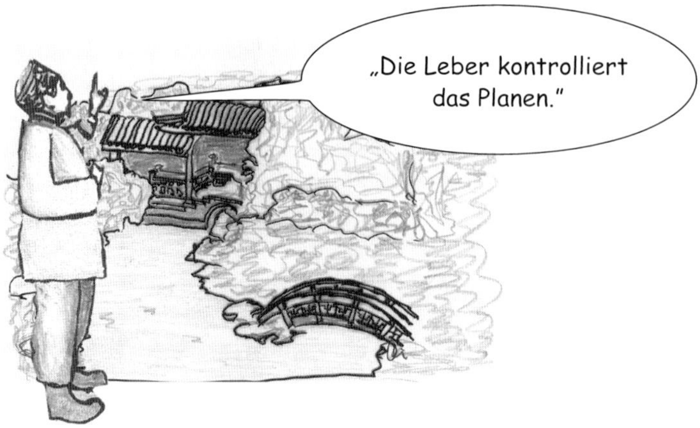

Der funktionale Aspekt der Leber in Beziehung auf das Planen wurde bereits mit der Wanderseele *Hun* in Verbindung gebracht.

Ist die Leberfunktion gestört, kommt es zur Leber-*Qi*-Stase und als Folge zu:

- Wut
- Zornesausbrüchen
- Jähzorn
- Reizbarkeit
- Unbeherrschtheit
- Aggression.

Zorn ist ein schlechter Lehrmeister, heißt es hierzulande, darum plane man das Leben nicht im Zorn, sondern in innerer Ausgeglichenheit, wenn man seine Lebensziele gut erreichen will.

Leber und die Extreme

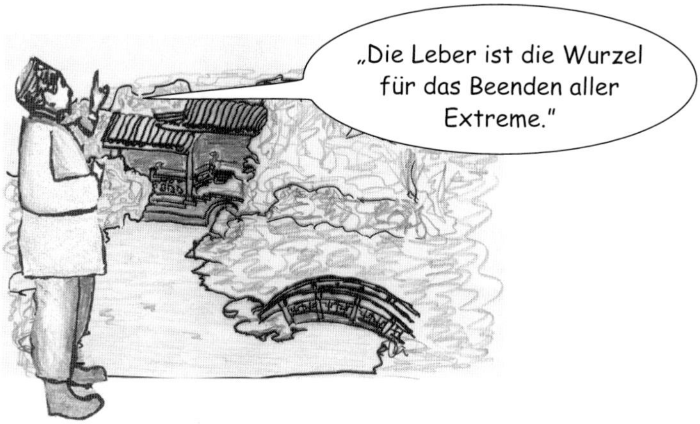
„Die Leber ist die Wurzel für das Beenden aller Extreme."

Wie bereits besprochen, ist die wichtigste Funktion der Leber die Sorge um das freie Fließen von *Qi* und Blut. Freies Fließen kann nur in Harmonie stattfinden.

Disharmonie führt bei der Leber zu Leber-*Qi*-Stase, aufsteigendem Leber-*Yang* oder Leber-Feuer und schließlich zu Leber-Wind mit entsprechenden emotionalen Konsequenzen.

Daher kann man formulieren, dass eine gesunde Leber zu Harmonie im ganzen Körper führt. Sie ist also die Wurzel und Grundlage für das Beenden aller Extreme.

Leber und Wind

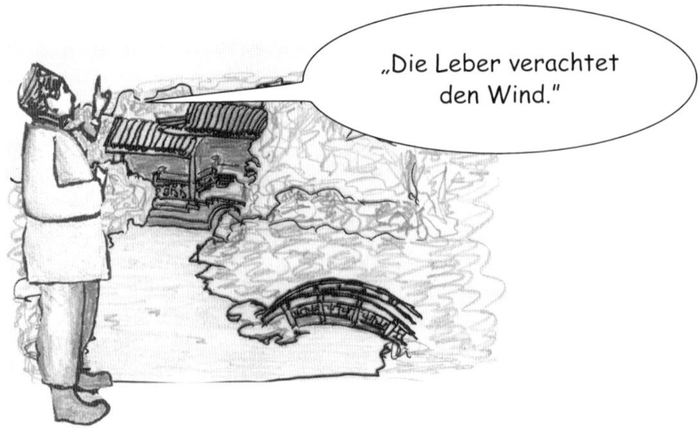

Wind kann auf zweierlei Arten schädigenden Einfluss auf den Körper ausüben:

- Als äußerer pathogener Faktor,
- als innerer pathogener Faktor.

Der äußere pathogene Faktor Wind ist charakterisiert durch ein Eindringen in die kleinsten Ritzen, durch schnellen Wechsel, durch Zittern und Schütteln, durch plötzliche Steifigkeit. Er dient allen anderen pathogenen Faktoren als Vektor. Damit führt der äußere pathogene Faktor zu Disharmonie und ist deshalb Gegner der Leber, die nach Harmonie strebt.

Zusätzlich trocknet Wind aus. Die Leber ist Speicher des Blutes. Kommt es zum Austrocknen des Leber-Blutes als *Yin*-Aspekt von *Qi*, so wird *Qi* zu innerem Wind, gekennzeichnet durch Konvulsionen und Spasmen.

Somit kann Wind Ursache für Leber-Disharmonie (als äußerer pathogener Faktor) als auch Folge von Leber-Disharmonie (als innerer pathogener Faktor) sein.

In jedem Fall aber ist die Beziehung von Wind und Leber von Disharmonie geprägt:

- Darum verachtet die Leber den Wind.

Leber und Niere

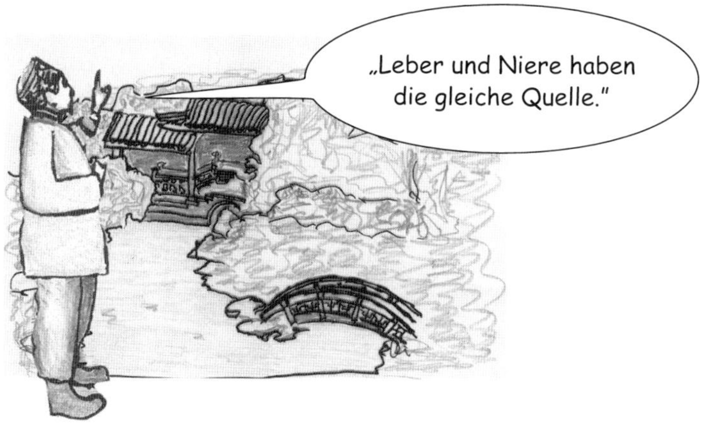

Die Leber speichert das Blut und die Niere die Essenz. Um beides aufzufüllen, wird die Quelle aller Nahrung und Energie, also der Magen, in seiner Funktion als „Marktplatz aller Speisen und Getränke“ gebraucht. Ebenso wird die Milz benötigt, damit sie aus Nahrung und Flüssigkeiten das Nahrungs-*Qi* gewinnt, und dieses nach oben zur Lunge und zum Herzen befördert.

Dort entstehen entsprechend das *Qi*, die *Jin Ye* und das Blut. *Qi* und *Jin Ye* ergänzen das Nachhimmels-*Qi* der Essenz *Jing* und das Blut wird in der Leber gespeichert.

Darum sagt man:

- „Leber und Niere haben die gleiche Quelle.“

Leber und Seufzen

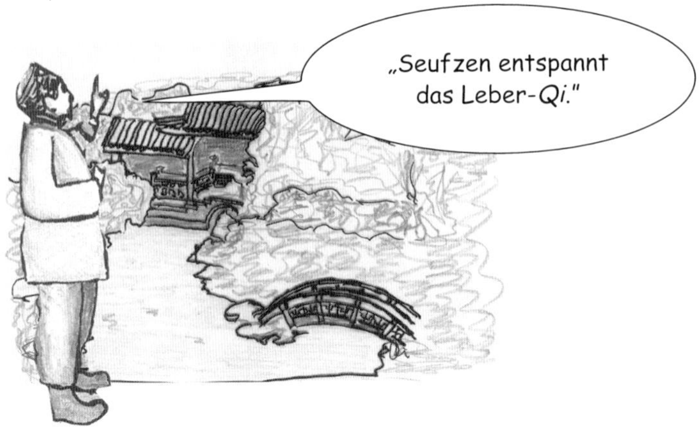

Wie bereits mehrfach diskutiert hat die Leber folgende Hauptaufgabe (s. S. 192, 194, 198):

- Sie reguliert das geschmeidige Fließen von *Qi*.

Die Symptome einer Leber-*Qi*-Stagnation sind:

- Schmerzhaftes Spannungsgefühl im Hypochondrium, Schmerzen unterhalb des Rippenbogens, Seufzen und Schluckauf,
- Melancholie, Depression, Launenhaftigkeit und rasche Stimmungswechsel,
- Übelkeit, Erbrechen, Schmerzen im Epigastrium, schlechter Appetit, saurer Reflux, Aufstoßen, Pulsationsgefühl im Epigastrium, „der Magen dreht sich um", abdominelle Distension, Borborygmen und Diarrhöe,
- schwankende Gefühlslage von unglücklich bis „wie aufgezogen", Kloßgefühl in der Kehle, Schluckschwierigkeiten,
- unregelmäßige Regelblutungen, Dysmenorrhöe, prämenstruelle Spannung der Mammae, prämenstruelle psychische Anspannung und Reizbarkeit.

Wenn das Leber-*Qi* sich im Thorax staut, verspürt der Mensch dort ein Engegefühl.

Seufzen ist eine spontane Methode zur Befreiung des Thorax von stagnierendem *Qi*.

Punktekombinationen bei Leber-Mustern

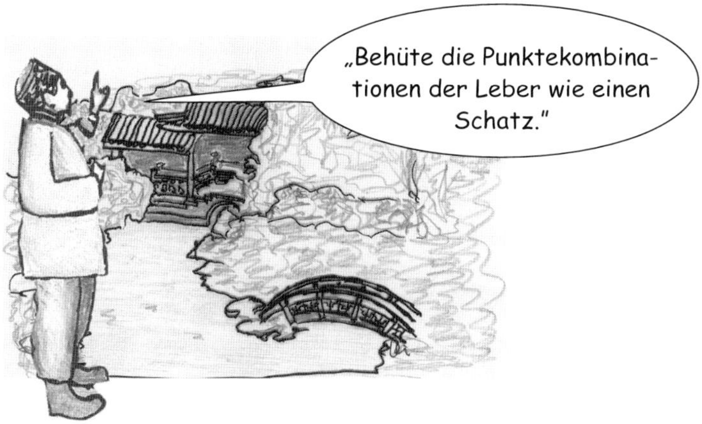

Punktekombinationen in diesem Buch sind beispielhafte Grundrezepturen. Sie stellen lediglich Vorschläge dar und sind folgerichtig nicht unreflektiert zu übernehmen. Sie bieten Anfängern und Geübten Anhaltspunkte für die Arbeit.

Kälte attackiert die Leber

Le 3	
Ma 36 MP 6	

Kälte attackiert die Leber und führt zu schwerer Migräne.

Leber-*Qi* attackiert die *Zang-Fu*-Organe

Le 3	

Zu beobachten sind hierbei primär psychosomatische Störungen.

Leber-Feuer

Le 2 Di 4 Di 11	
MP 6 Ni 3	

Sichtbar sind hierbei Folgen von lang anhaltenden emotionalen Problemen.

Hinweis! Die Punktekombinationen sind unterteilt in:

Hauptpunkte **unterstützende Punkte** **ergänzende Punkte**

Gallenblase

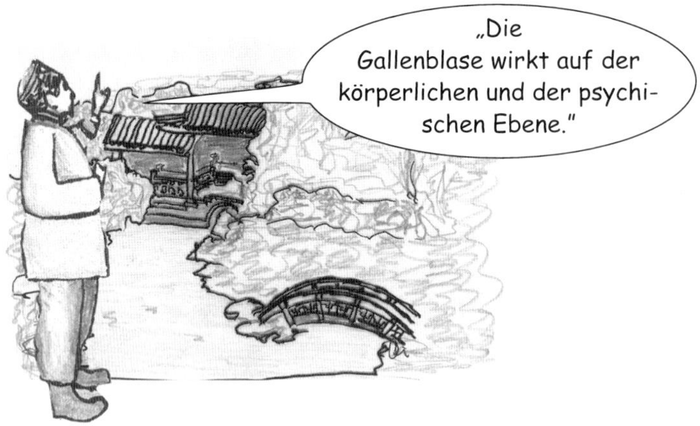
„Die
Gallenblase wirkt auf der
körperlichen und der psychi-
schen Ebene."

Die chinesische Medizin hat eigene Vorstellungen von den normalen Lebensvorgängen im Körper des Menschen. Diese unterscheiden sich oftmals deutlich von der westlichen Medizin.

Die Gallenblase

- speichert Gallenflüssigkeit,
- scheidet Gallenflüssigkeit aus,
- kontrolliert die Entschlusskraft,
- kontrolliert die Entscheidungsfähigkeit,
- kontrolliert die Sehnen.

Das chinesische Schriftzeichen für die Gallenblase besteht aus dem Zeichen für Organ und dem Schriftzeichen der Sonne über dem Horizont.

Gallenblase und die Entscheidungen

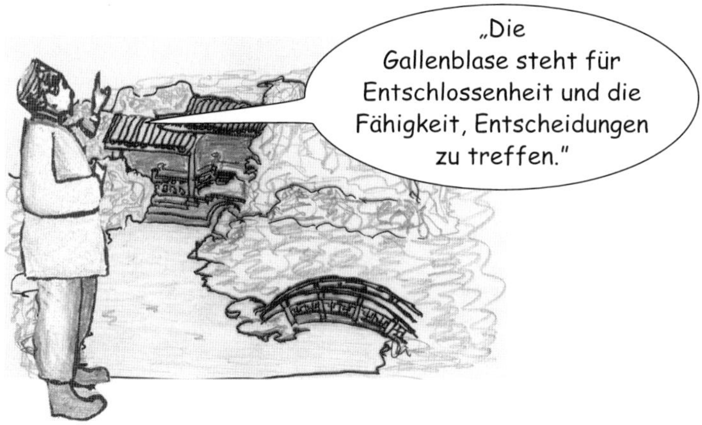

Gallenblase, chinesisch *Dan*, ist das *Yang*-Partnerorgan im *Zang-Fu*-Paar Leber-Gallenblase im Element Holz.

Während die Leber die Funktion eines Generals hat und für die großen Lebensentscheidungen zuständig ist, ist die Gallenblase der Hauptmann, der die Entscheidungen durchsetzt und wie ein Richter gute Entscheidungen zu treffen hat.

Im Chinesischen sagt man zu einem Angsthasen:

- „Kleine Gallenblase".

Dementsprechend sind auf dem Gallenblasen-Meridian Akupunkturpunkte, die die Entschlossenheit und Entscheidungskraft fördern. Beispielhaft sei Gb 40, *Qiu Xu* unterhalb und distal des Malleolus externus in einer Mulde genannt. Er fördert den Entscheidungsvorgang und erleichtert dadurch das Fassen eines Entschlusses. Dazu wird er vom Patienten nur mehrfach täglich akupressiert.

Gallenblase und der Angsthase

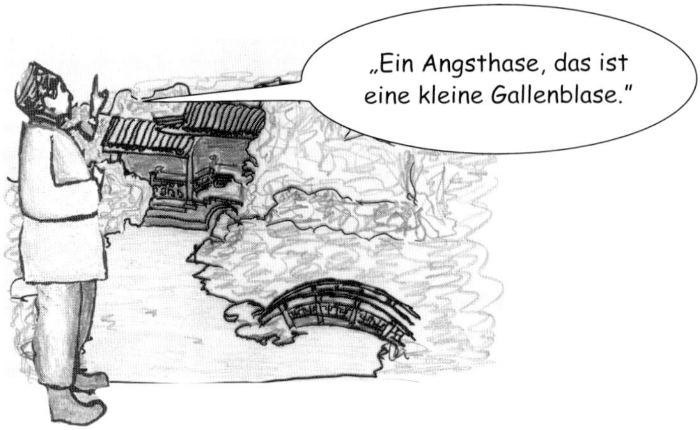

Die Gallenblase steht für Entschlossenheit. Bei einer Gallenblasen-*Qi*-Schwäche fehlt diese Entschlossenheit.

Weitere Symptome sind:

- Unsicherheit
- Ängstlichkeit
- mangelndes Selbstvertrauen
- mangelndes Selbstwertgefühl
- Selbstzweifel
- Minderwertigkeitsgefühl
- Charakterschwäche.

In China verwendet man diese Redewendung für unsichere, ängstliche Kinder:

- „Du bist eine kleine Gallenblase!"

Westeuropäer würden sagen:

- „Du Angsthase!"

Punktekombinationen bei Gallenblasen-Mustern

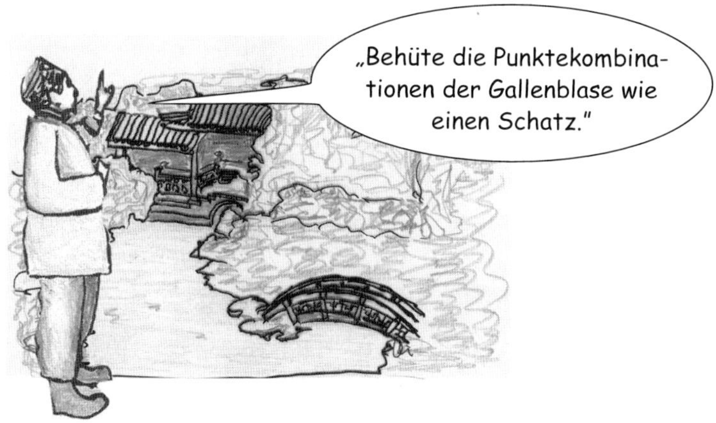

Punktekombinationen in diesem Buch sind beispielhafte Grundrezepturen. Sie stellen lediglich Vorschläge dar und sind folgerichtig nicht unreflektiert zu übernehmen. Sie bieten Anfängern und Geübten Anhaltspunkte für die Arbeit.

Nässe-Hitze attackiert die Gallenblase

Gb 34	Bl 19
MP 6 Di 11	

Zu beobachten sind hierbei Gallenblasenaffektionen.

Gallenblasen-*Qi*-Mangel

Gb 40	Bl 19
KG 6 Ma 36 MP 6	

Dabei handelt es sich um ein emotionales Bild. Der Mensch der sich nichts zutraut, große Selbstzweifel hegt und immer unsicher ist oder unsicher wirkt.

Hinweis! Die Punktekombinationen sind unterteilt in:

Hauptpunkte **unterstützende Punkte** **ergänzende Punkte**

Herz

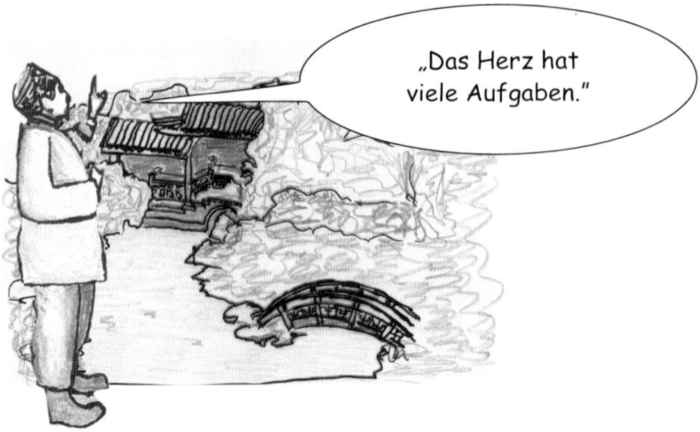

Die chinesische Medizin hat eigene Vorstellungen von den normalen Lebensvorgängen im Körper des Menschen. Diese unterscheiden sich oftmals deutlich von der westlichen Medizin.

Das Herz

- regiert das Blut und die Blutgefäße,
- ist verantwortlich für die Blutzirkulation,
- hat eine Beziehung zu den Blutgefäßen,
- wandelt Nahrungs-*Qi* um,
- speichert und beherbergt den Geist,
- manifestiert sich im Gesicht,
- öffnet sich in der Zunge.

Das chinesische Schriftzeichen *Xin* besteht aus der schematischen Darstellung des Herzens.

Herz als Kaiser

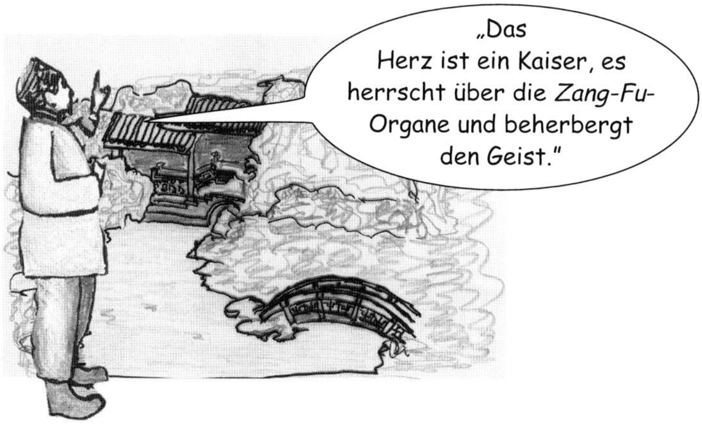
„Das
Herz ist ein Kaiser, es
herrscht über die *Zang-Fu*-
Organe und beherbergt
den Geist."

Xin Herz ist der Kaiser im Körper: Er ist der geistige Führer und ist folgerichtig die Heimat von *Shen** Geist. Ein Kaiser regiert praktisch ohne etwas zu tun, denn dafür hat er seine Minister, nämlich die anderen Organe.

Im System der fünf Elementarphasen gehört das Herz zum Feuer. Feuer bewegt. Es bewegt alle anderen Funktionen. Übertragen bewegt das Herz das Blut, es bewegt den Geist und führt so zu geistiger Führerschaft.

Wie bereits bei der *Shen* Niere besprochen, kommen hier unterschiedliche Sichtweisen nach dem Prinzip der fünf Elementarphasen und den Organfunktionen *Zang Fu* zusammen: Nach dem *Zang-Fu*-System ist die Niere der Sitz des Lebensfeuers *Ming Men*. Da beide Denkmodelle nicht engstirnig verwendet werden, sondern jedes in bestimmten Situationen seinen Vorteil hat, spricht man von der Niere als dem „kleinen Herz – *Xiao Xin*".

Ein Kaiser hat natürlich auch eine Leibwache. Diese wird durch den Ausdruck *Xin Bao* für das *Zang*-Organ Perikard, wörtlich übersetzt „Raum um das Herz", versinnbildlicht.

Herz und Blut

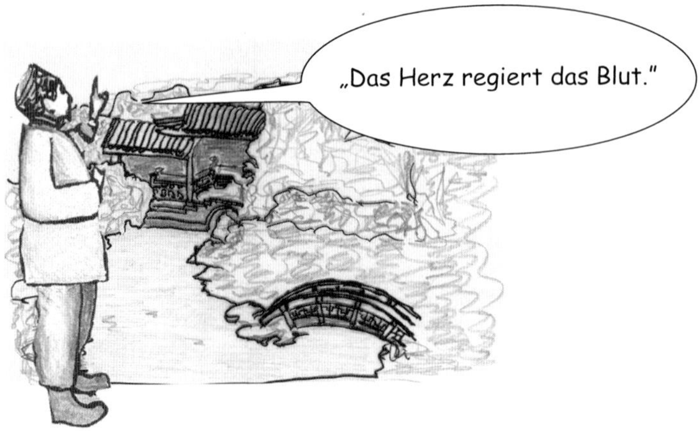

Das Herz regiert das Blut, indem es

- der Ort ist, an dem Blut entsteht,
- das Blut bewegt.

Das Herz empfängt das Nahrungs-*Qi*, *Gu Qi*, das von der Milz nach oben geschickt und mithilfe des Lungen-*Qi* zum Herzen bewegt wird. Dort wird es unter dem Einfluss von Nieren-*Qi* in Blut umgewandelt (und in *Jin Ye* und in das wahre *Qi*, bestehend aus dem *Wei* Qi, dem Abwehr-*Qi* und dem *Ying Qi*, dem Nähr-*Qi*, das in den Meridianen fließt und die Organe mit Energie versorgt).

Das Herz als Pumpe ist für die Zirkulation des Blutes im Körper verantwortlich.

Dies bedeutet, dass das Herz auch für die Kraft, Energie und Stärke eines Menschen verantwortlich ist.

Herz und Blutgefäße

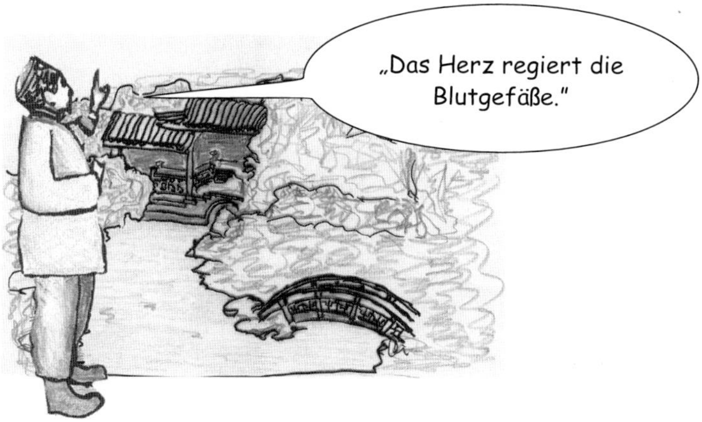

Dieser Merksatz bedeutet, dass ein gesundes Herz zu einem vollen und gesunden Pulsschlag führt.

An dieser Stelle sei der Hinweis eingefügt, dass in der TCM die Begriffe Blutgefäße und Meridiane nicht ganz genau definiert werden (müssen), da sie sich in ihrer Funktion sehr ähneln.

Dementsprechend sollte von einer anatomisch genauen Erklärung Abstand genommen werden zugunsten eines physiologischen Denkmodells.

Die Aufgabe der Milz ist es, das Blut in den Blutgefäßen zu halten.

Herz und Gesicht

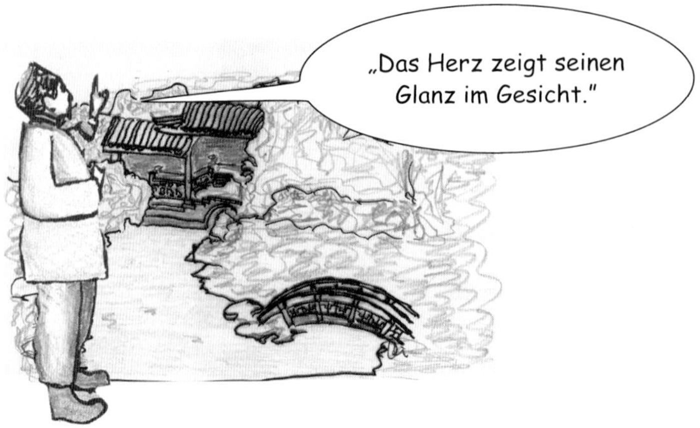

Im Huang Di Nei Jing Su Wen wird immer wieder auf die Gesichtsfarbe als ein diagnostisches Kriterium hingewiesen.

Eine gesunde Herzfunktion führt zu einem gesunden Aussehen.

Ein Übermaß an Herzaktivität führt zu Röte in Gesicht und Backen, Hypertoniker-Wangen.

Ein Mangel an Herzfunktion führt zu Blässe.

Eine Blut-Stagnation führt zu blauvioletten Verfärbungen im Gesicht.

Herz und Geist

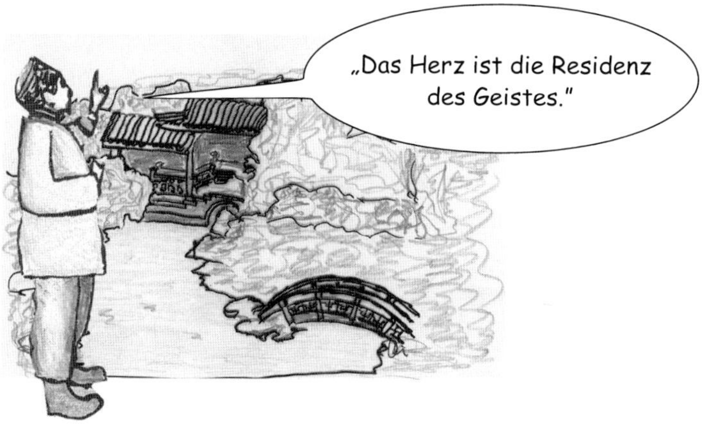

Im Kapitel über die vitalen Grundsubstanzen wurden die zwei Wesen von *Shen** Geist bereits beschrieben (s. S. 46). Zusammenfassend sind dies:

- Die mentalen Fähigkeiten, der Intellekt, die Fähigkeit zu klarem und strukturiertem Denken in Lebensweg entscheidenden Situationen,
- die gesunde und gute Funktion aller Organe, die ein gutes *Shen** beweist.

*Shen** zeigt sich in den Augen, was wiederum einen Bezug des Herzens zum Auge aufdeckt.

In Bezug auf *Shen** und die Herzfunktionen werden thematisiert:

- Psychische und emotionale Aktivität, Kontaktfreudigkeit,
- Bewusstsein, Wachsamkeit, Aufmerksamkeit,
- Gedächtnisleistung, hier vor allem des Kurzzeitgedächtnisses,
- Denken, insbesondere in Bezug auf Entscheidungen im Lebensweg, im Gegensatz zu *Yi* Denken der Milz, der Fähigkeit zur Kombination, zum Nachdenken, Grübeln, zum Studium,
- Schlaf, viele Funktionsstörungen des Herzens drücken sich in gestörtem Schlaf aus.

Herz und Zunge

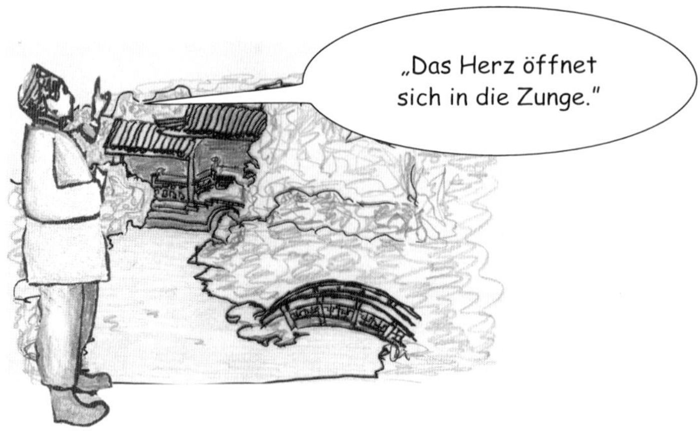

Die Aussage dieses Merksatzes ist zu differenzieren in

- die Gestalt und die Farbe der Zunge gemäß der Herzfunktion,
- die Zunge als Teil des Sprechapparates.

Die Zunge zeigt in Bezug auf die Herzfunktion

- bei Herz-Hitze insbesondere an der Zungenspitze eine rote Färbung, Ulzera oder Schwellungen, auch bitterer Mundgeschmack,
- bei Schwäche des Herzens eine eher blasse Zunge,
- bei Blut-Stase an den Unterzungengrundvenen eine bläulich violette Färbung.

Die Zunge als Repräsentant des Sprachvermögens zeigt Funktionsstörungen des Herzens an durch:

- Stottern oder Aphasie als Zeichen von Leere-Symptomen,
- laute Sprache, intensive Sprache bei Herz-Feuer-Typen (Charismatikern),
- ständiges, lautes Sprechen, Logorrhöe, unangemessenes Lachen.

Westeuropäer kennen dazu folgende Redewendungen:

- „Ist das Herz voll läuft der Mund/Zunge über."
- „Er trägt das Herz auf der Zunge."

Herz und Schwitzen

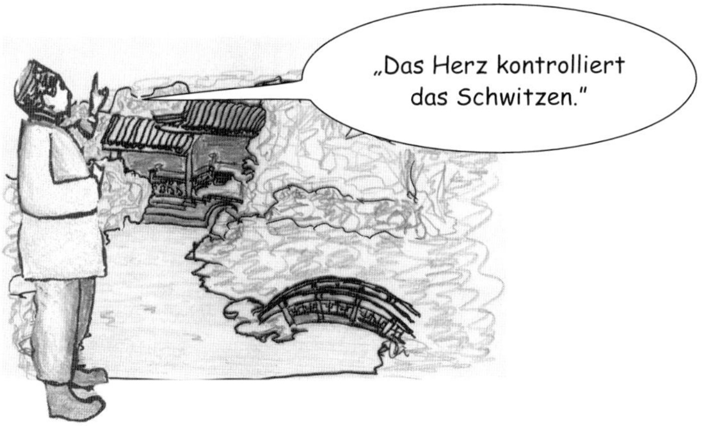

Der enge Zusammenhang zwischen Blut, *Jin Ye* und dem wahren *Qi* wurde bereits mehrfach angesprochen. Da Blut und Körperflüssigkeiten aus der gleichen Quelle kommen, nämlich dem Milz-Magen-System, ist reichliches Schwitzen mit Vorzug zu behandeln, da immer auch die Herzfunktion in Mitleidenschaft gezogen wird. Es sei daran erinnert, dass Patienten, die schwitzen, nicht blutig genadelt werden dürfen.

Betrachtet wird nun der folgende Aspekt:

- Spontanes Schwitzen bei Herz-*Yang*-Mangel,
- nächtliches Schwitzen bei Herz-*Yin*-Mangel.

In beiden Fällen kommt es zunächst durch den Herz-*Qi*-Mangel zu einer schwachen Zirkulation von Blut, das als *Yin*-Aspekt von *Qi* aufgefasst werden kann. *Qi* hat die Aufgabe, zu halten, nämlich die Körperflüssigkeiten im Körper. Man vergleiche damit die Aufgabe des Lungen-*Qi*, die Poren zu verschließen. Da aufgrund eines Herz-*Qi*-Mangels ein allgemeiner *Qi*-Mangel auftritt, werden beide Funktionen beeinträchtigt und es kommt zum Schwitzen.

Da das Herz-*Yang* besonders tagsüber zum Tragen kommt, wird sich das spontane Schwitzen bei Belastung verstärken. Das Herz-*Yin* kommt in der Nacht zum Tragen, darum kommt es zu nächtlichem Schwitzen.

Herz und Hitze

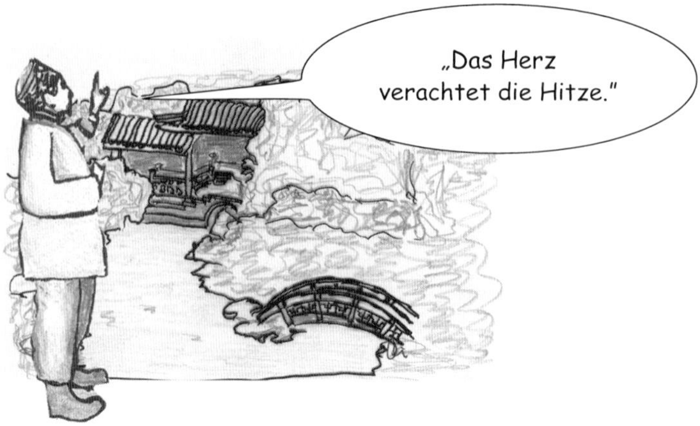

Von allen pathogenen Faktoren ist die Hitze dem Herzen am abträglichsten.

Streng genommen sagt die TCM, das Herz könne nicht von Hitze befallen werden. Das Perikard hingegen steht in enger Beziehung zum Herzen und kann durch äußere Hitze, die die Herzöffnungen vernebelt, attackiert werden.

Das Herz beherbergt den Geist. Bei Hitze kommt es zum so genannten „Vernebeln der Herzöffnungen". Dies zeigt sich als:

- Koma
- Delirium
- Aphasie.

Zu beobachten sind auch Veränderungen des Herzens bei erhöhter Temperatur. Dabei kommt es zu:

- Herzrasen
- Fieberkrämpfen.

Herz und die Fähigkeit zur Liebe

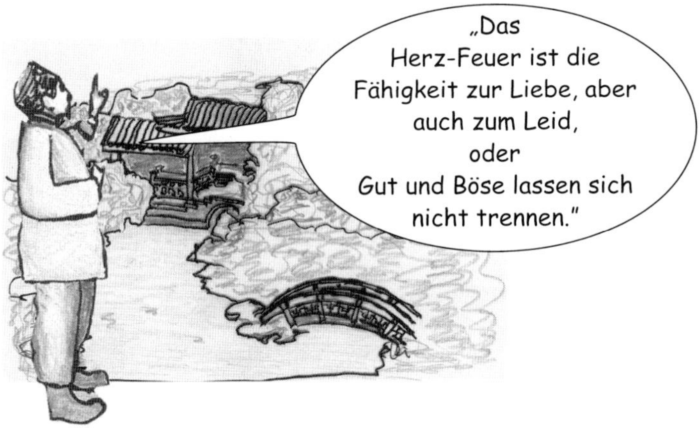
„Das
Herz-Feuer ist die
Fähigkeit zur Liebe, aber
auch zum Leid,
oder
Gut und Böse lassen sich
nicht trennen."

Das Herz ist Residenz von *Shen** mit den drei Aspekten

- intellektuelle Fähigkeiten,
- gesunde organische Funktion,
- Emotionalität und Spiritualität menschlichen Daseins im Hinblick auf Kommunikation und Beziehungen zueinander.

In diesem letzten Sinne ist *Shen** dazu da, unsere Fähigkeiten, mit anderen Menschen umzugehen, mit ihnen zu kommunizieren und in Beziehung zu treten, zu unterstützen. Hier gilt auch die Umkehrung: Starke Emotionen, positiv oder negativ, Hals über Kopf verliebt sein oder in einer üblen „Beziehungskiste" stecken, können Herz und Geist schwächen.

Hitze und seine Steigerung Feuer haben wieder zwei Seiten:

- Hitze und Feuer bewegen, sind der Motor für Aktivität, und damit für die Fähigkeit zur Liebe, Kommunikation, Beziehung.
- Hitze und Feuer zerstören, nämlich *Xue* als Heimat von *Shen** und die *Jin Ye*.

Herz-Feuer ist ein Synonym für Feuer-und-Flamme-Sein:

- In der Liebe: bedingungslose Hingabe.
- In der Arbeit: der Workaholic, der sich selbst „verbrennt".
- Im gesellschaftlichen Engagement: Visionäre, Revolutionäre, Enthusiasten.

Schon die Assoziationen dazu zeigen, wie nahe Gut und Böse liegen – so steht es schon im Huang Di Nei Jing Su Wen:

> „Gut und Böse lassen sich nicht trennen."

Das Feuer bewegt, das Feuer zerstört. Es hängt nur von der Dosis ab, und wer beherrscht schon das Feuer?

Ein kleiner Ausflug noch in meist jugendliche Redewendungen:

- „Liebe macht blind."
- „Ich bin Feuer und Flamme für dich."
- „Ich bin ganz schön heiß auf dich."
- „Willst du meine Flamme sein, dann bin ich dein Feuer."
- „Der heißblütige Liebhaber."

Herz und die Liebe

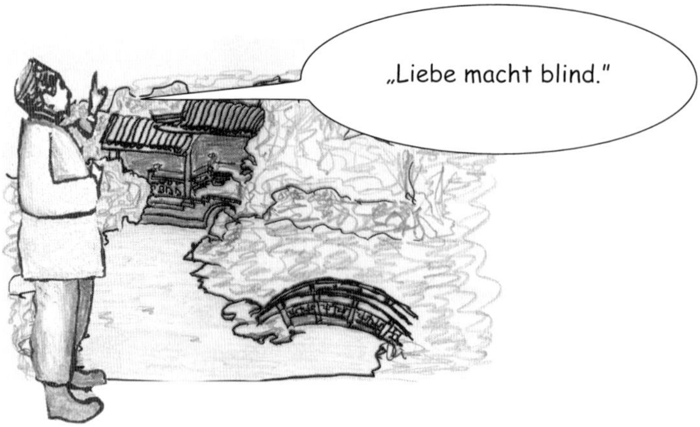

Verliebt sein ist Herz-Feuer. Zu viel Feuer schädigt die Flüssigkeiten, insbesondere *Jin Ye* und *Xue*.

Xue ist die Residenz von *Shen**. *Shen** zeigt sich besonders im Auge. Man bekommt „glänzende Augen", gleichzeitig kommt es aber zur Abnahme kognitiver und intellektueller Leistungen. Das Herz ist nicht mehr in der Lage, die restlichen Organe perfekt mit *Xue* zu versorgen, man isst nichts mehr und hat nur noch seinen Schatz im Kopf. Da die Niere und insbesondere das Nieren-*Yin* als Summe aus Nierenflüssigkeiten und Nieren-Essenz für die Befeuchtung der Augen zu sorgen hat, diese aber durch Feuer geschädigt sind, ist man nicht mehr in der Lage, das Gesehene klar zu unterscheiden.

Schließlich ist auch der Verlauf des Herz-Meridians entsprechend:

- Ein Ast beginnt im Herzen und zieht dann durch das Zwerchfell zum Dünndarm.
- Ein anderer Zweig dringt in die Lunge ein und kommt an der Axilla an die Oberfläche, wo er sich mit dem oberflächlichen Ast verbindet.
- Ein Ast steigt vom Herzen zur Kehle und weiter zum Auge. Darum heißt es auch: „Das Herz erreicht das Auge über seinen Verbindungsmeridian."

Herz, Freud und Leid

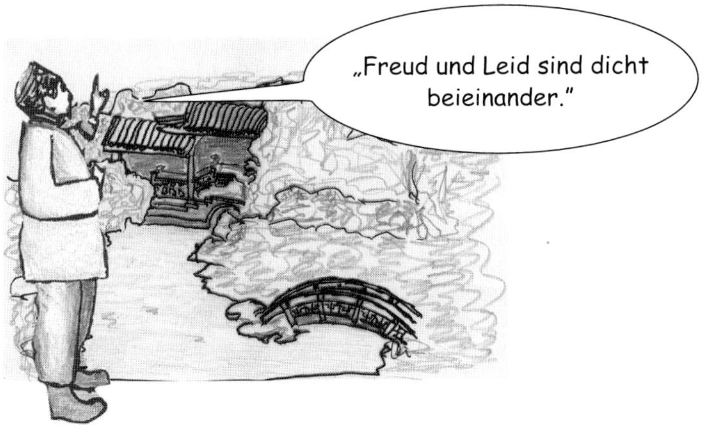

Auch die Aussage dieses Merksatzes ist in der chinesischen Medizin wiederzufinden.

Das Herz-Feuer kann zur Freude gereichen. Lust, Ekstase und sexuelle Freuden können das Leben verschönen. Dreht sich aber nur noch alles um die Triebe und wird das Objekt der Begierde verfolgt, bringt dieses Leben – alles verzerrend – viel Leid.

Deswegen sind Freud und Leid dicht beieinander.

Herz und Leidenschaft

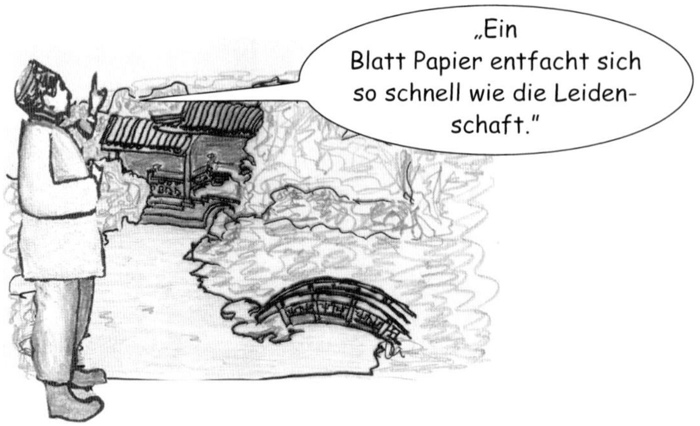
„Ein
Blatt Papier entfacht sich
so schnell wie die Leiden-
schaft."

Ein Blatt Papier wird von Hitze oder Feuer entfacht. Es brennt lichterloh und niemand kann es mehr löschen.

So ist es mit den Leidenschaften. Sind diese erst einmal entfacht, wer vermag sie noch zu löschen?

Und diese entbrannte Leidenschaft nennt man in der chinesischen Medizin

- Herz-Feuer.

Punktekombinationen bei Herz-Mustern

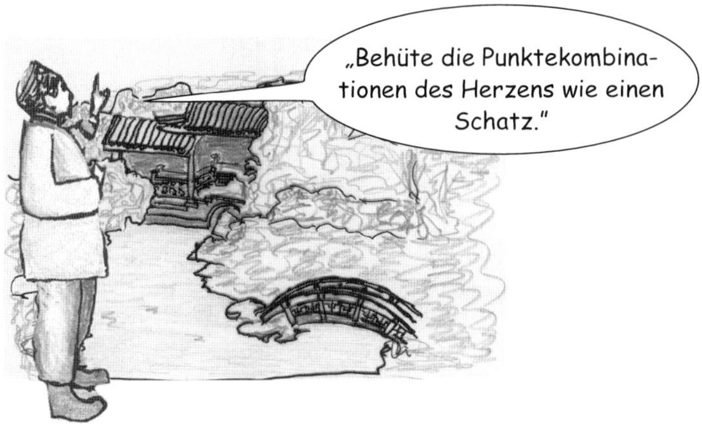

Punktekombinationen in diesem Buch sind beispielhafte Grundrezepturen. Sie stellen lediglich Vorschläge dar und sind folgerichtig nicht unreflektiert zu übernehmen. Sie bieten Anfängern und Geübten Anhaltspunkte für die Arbeit.

Herz-*Qi*-Mangel

He 5	Bl 15
Ma 36 MP 6 KG 6	

Zu beobachten sind die Symptome einer Herzschwäche im weitesten Sinne.

Herz-*Yang*-Mangel

He 5 LG 4	Bl 15 Bl 23
Ma 36 MP 6 KG 4/KG 6	

Eine stärkere Herzinsuffizienz mit allen Symptomen ist zu beobachten.

Herz-Feuer

He 8	Bl 15
Ni 3 MP 6	

Bei Herz-Feuer stehen psychische Probleme im Vordergrund.

Hinweis! Die Punktekombinationen sind unterteilt in:

Hauptpunkte **unterstützende Punkte** **ergänzende Punkte**

Herz-Hitze

He 9	Bl 15
Ma 44 Di 4 Di 11	

Herz-Hitze steht hier für Fieber mit entsprechenden weiteren Symptomen.

Herz-Blut-Mangel

He 7	Bl 15 Bl 20
MP 6 Ma 36	

Herz-Blut-Mangel steht in einem umfassenden Konzept in der chinesischen Medizin. Herz-Blut bindet den Geist.

Herz-Blut-Stase

KS 4 MP 10	Bl 23
Ma 36 LG 4	

Herz-Blut-Stagnation steht hier für Herzschmerzen, Angina pectoris, Verengung der Herzkranzgefäße und im Notfall für Herzinfarkt.

Es sei darauf hingewiesen, dass die Akupunktur nicht für Krankheitsbilder aus der Notfallmedizin ausreicht. Hier ist notfallmedizinische Erstversorgung zwingend notwendig.

Dünndarm

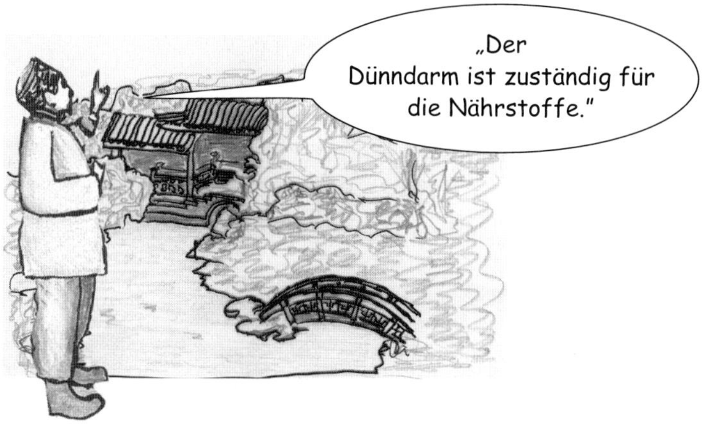

Die chinesische Medizin hat eigene Vorstellungen von den normalen Lebensvorgängen im Körper des Menschen. Diese unterscheiden sich oftmals deutlich von der westlichen Medizin.

Der Dünndarm ist zuständig für die:

- Aufnahme von Nährstoffen,
- Trennung von Nährstoffen,
- Trennung von Flüssigkeiten.

Das chinesische Schriftzeichen für den Dünndarm besteht in der Mitte aus dem Zeichen für Organ oder Fleisch. Links davon das Schriftzeichen für klein. Das dritte Symbol versinnbildlicht eine Sonne am Horizont, die ihre Strahlen zur Erde schickt.

Dünndarm als Beamter

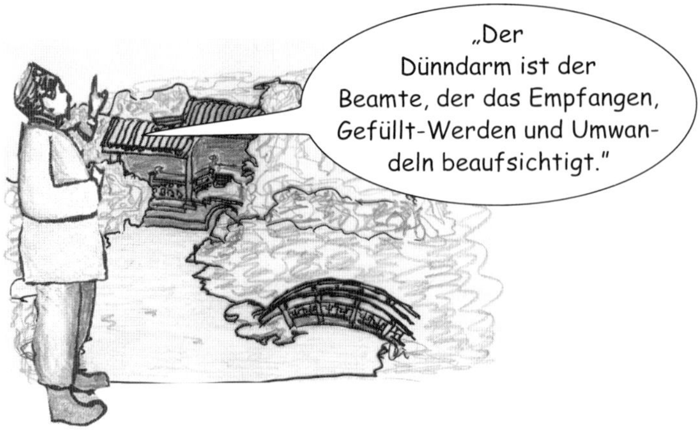
„Der
Dünndarm ist der
Beamte, der das Empfangen,
Gefüllt-Werden und Umwan-
deln beaufsichtigt."

Der Dünndarm bekommt seine Füllung vom Magen. Im Dünndarm werden die reinen von den trüben Flüssigkeiten getrennt. Damit ist er von herausragender Bedeutung für den Kreislauf der Flüssigkeiten.

Die reinen Flüssigkeiten werden vom Milz-*Qi* im Körper verteilt. Die unreinen Flüssigkeiten werden zum einen an die Blase zur Ausscheidung in flüssiger Form, und zum andern an den Dickdarm zur Ausscheidung in fester Form weitergereicht. Diese Funktion ist vom Nieren-*Yang* abhängig.

Wie zu erkennen ist, besteht auch ein direkter Zusammenhang zwischen Dünndarm und Blase.

Dünndarm trennt

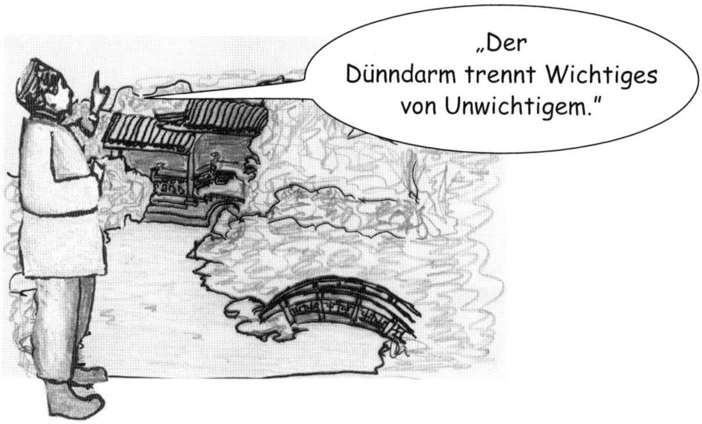

Die banale Aussage dieses Merksatzes erhält ihre Wertigkeit im psychischen Zusammenhang. So wie die Milz für die geistige Verdauung zuständig ist, ist es hier der Dünndarm in seiner Funktion, Wichtiges von Unwichtigem zu trennen.

Er ist ein wichtiger Eckpfeiler für klare, durchdachte Entscheidungen.

Zu nennen wären folgende Akupunkturpunkte:

- Dü 3, chinesisch *Hou Xi*,
- Dü 5, chinesisch *Yang Gu*,
- Dü 7, chinesisch *Zhi Zheng*,
- Dü 8, chinesisch *Xiao Hai*.

Punktekombinationen bei Dünndarm-Mustern

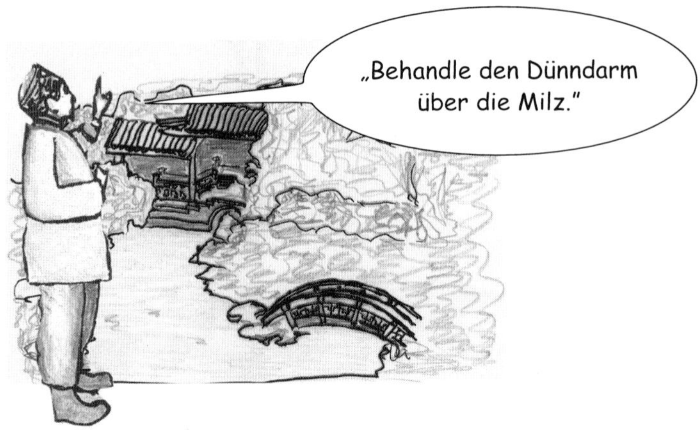

Außer Borborygmen, also Kollern im Bauch, hat der Dünndarm keine eigenen *Zang-Fu*-Muster.

Da er sehr stark von anderen Konzepten überlagert wird, insbesondere von der Milz, werden Muster des Dünndarms über Milzkonzepte behandelt!

Dünndarm-Muster werden überlagert von:

- Milz-Mustern
- Dickdarm-Mustern
- Blasen-Mustern.

Lunge

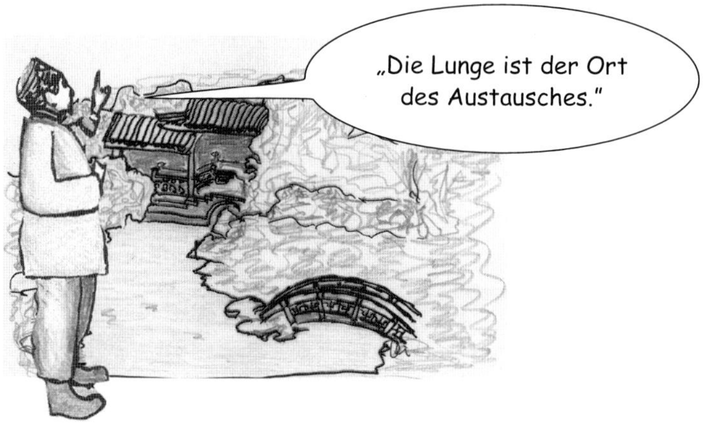

Die chinesische Medizin hat eigene Vorstellungen von den normalen Lebensvorgängen im Körper des Menschen. Diese unterscheiden sich oftmals deutlich von der westlichen Medizin.

Die Lunge

- beherrscht das *Qi*,
- beherrscht die Atmung,
- kontrolliert die Leitbahnen,
- kontrolliert die Blutgefäße,
- kontrolliert das Absteigen,
- kontrolliert das Verteilen,
- reguliert die Wasserwege,
- beherrscht die Körperoberfläche,
- öffnet sich in der Nase.

Das chinesische Schriftzeichen *Fei* besteht links aus dem Zeichen für Organ oder Fleisch. Daneben steht das Schriftzeichen für eine Pflanze, die aus dem Erdboden kommt. Als Phoneticum steht das Zeichen für einen Markt oder einen Handel, dort wo ein Wechsel stattfindet.

Somit ist die Lunge der Ort, wo Austausch stattfindet.

Lunge und Himmels-*Qi*

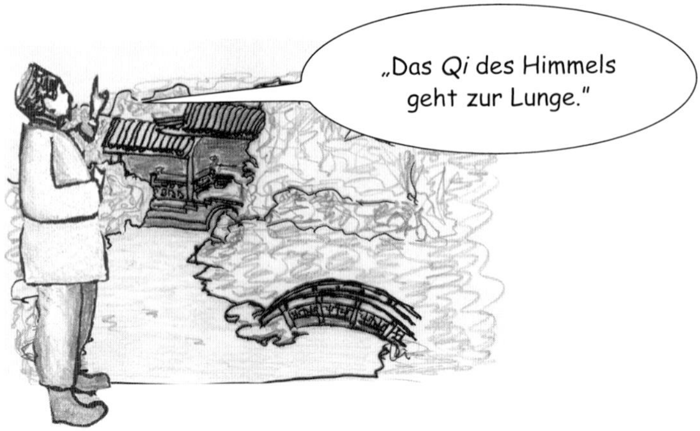

Die Lunge steht durch den Atmungsprozess direkt mit der Außenwelt in Verbindung.

Der Terminus „*Qi* des Himmels" bezeichnet die Atemluft. Wie bei der Besprechung von *Qi* erwähnt, steht ein Drittel vom Schriftzeichen *Qi* für Atemluft. Der eigentliche Atmungsvorgang wird als „Einatmen von reinem *Qi*" und „Ausatmen von trübem *Qi*" bezeichnet.

Die Lunge ist also für einen wichtigen Teil der *Qi*-Beschaffung zuständig.

Lunge regiert das *Qi*

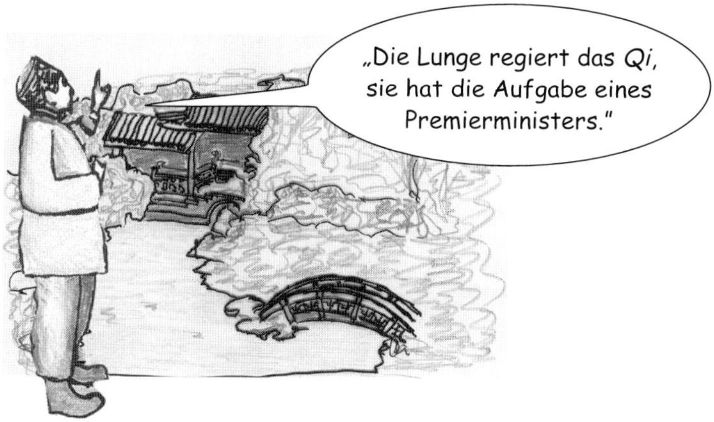
„Die Lunge regiert das *Qi*,
sie hat die Aufgabe eines
Premierministers."

Das Atem-*Qi* der Lunge vereinigt sich mit dem Nahrungs-*Qi* von Milz und Magen im Thorax zum *Zong Qi*, dem Thorax-*Qi* oder Sammel-*Qi*.

So heißt es im Ling Shu:

„Das große *Qi* sammelt sich ohne Bewegung im Brustkorb. Dieser wird als „Meer des *Qi*" bezeichnet."

Es sei angemerkt, dass es sich hier genau genommen um das „obere Meer des *Qi*" handelt, im Gegensatz zum *Dan Tian*, also dem Bereich zwischen Bauchnabel und Symphyse, der als „unteres Meer des *Qi*" bezeichnet wird.

Die Lunge verteilt das *Qi* an alle Organe und den ganzen Körper. Dadurch werden die Lebensabläufe aufrechterhalten. Die Lunge bewegt das *Qi* zum Herzen, damit dort das wahre *Qi* mit seinen beiden Anteilen *Ying Qi* (Nähr-*Qi* in Meridianen und für die Organe) und *Wei Qi* (Abwehr-*Qi*) unter dem Einfluss des Nieren-*Yang* gebildet werden. Das *Wei Qi* fließt im Raum zwischen Haut und Muskeln, das *Ying Qi* in den Meridianen. Die Lunge bewegt das *Wei Qi* zusammen mit den Flüssigkeiten zwischen Haut und Muskeln. Das Sammel-*Qi* wiederum unterstützt die Lungen- und Herzfunktion. Es ist für die korrekte Atmung, für eine laute Stimme und gute Blutzirkulation in den Extremitäten wichtig.

Da die Lunge mit der Verteilung des *Qi* und an den vielfältigsten Funktionen dazu eingebunden ist, kann man sagen, die Lunge regiert das *Qi* und hat die Aufgabe eines wichtigen Ministers.

Lunge und die Leitbahnen

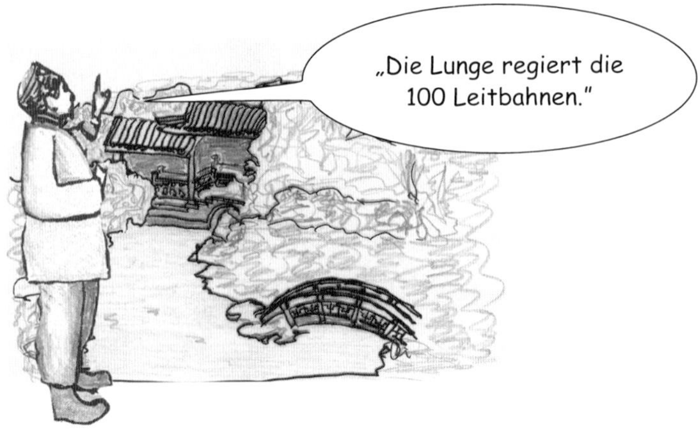

Die Funktion der Kontrolle der Leitbahnen ist ähnlich der des Herzens, geht aber darüber hinaus.

Das Herz regiert die Blutgefäße. Die Lunge regiert die Meridiane und die Blutgefäße.

Hier wäre z.B. der Akupunkturpunkt Lu 9, *Tai Yuan*, zu nennen, der *Hui*-Punkt für die Gefäße (s. S. 279).

Gutes Lungen-*Qi* bedeutet gute Durchblutung, volle Energie und warme Extremitäten. Bei einer *Qi*-Schwäche sind folgerichtig die Extremitäten kalt, insbesondere die Hände.

Lunge und Verteilen

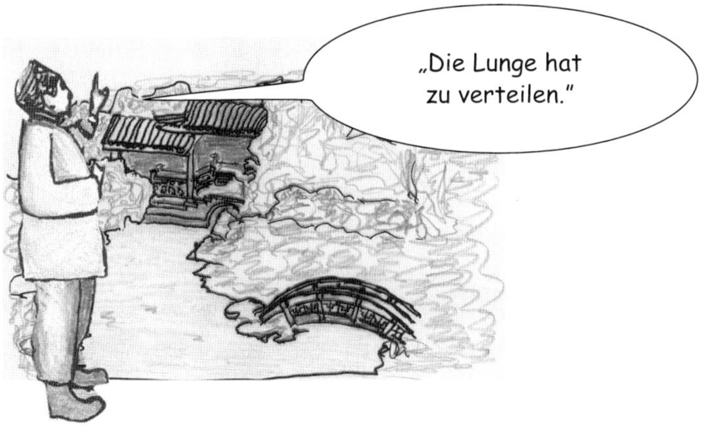

Die Lunge hat die Aufgabe:

- *Qi* und
- *Jin Ye*

im Körper zu verteilen.

Die Lunge ist für die Verteilung von *Qi* im gesamten Körper zuständig: Das wahre *Qi*, *Zhen Qi*, teilt sich bekanntermaßen in *Wei Qi* und *Ying Qi*. *Wei Qi* ist Abwehr-*Qi* und fließt zusammen mit den feinen Körperflüssigkeiten in der Haut und außerhalb der Meridiane und Blutgefäße, *Ying Qi*, übersetzt Nähr-*Qi*, fließt innerhalb.

Die Lunge bekommt von der *Pi* Milz den reinen Anteil der Flüssigkeiten in Form von Dampf *Jin*.

Diesen teilt sie in wiederum drei Fraktionen auf:

- Die erste zirkuliert in der Haut, zwischen der Haut und den Muskeln.
- Die zweite zirkuliert im ganzen Körper.
- Die dritte, trübste von diesen, wird hinuntergeschickt zu den Nieren. Sie fließt in den Blutgefäßen zusammen mit dem *Ying Qi* und befeuchtet die *Zang-Fu*-Organe, Gelenke, das Gehirn und die Öffner.

Lunge richtet ihr *Qi* nach unten

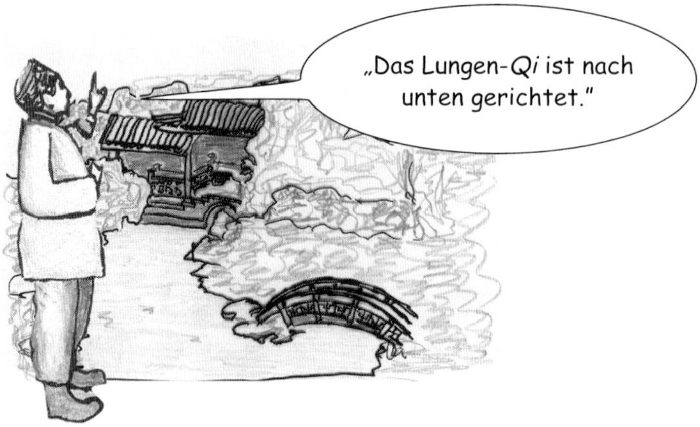

Wie die Lunge einen Teil der Flüssigkeiten nach unten zur Niere schickt, wurde bereits erklärt.

Dazu kommt nun, dass das Lungen-*Qi* streng nach unten gerichtet sein muss, nämlich ebenfalls zu den Nieren, die das Lungen-*Qi* aufnehmen müssen.

Ist nun das Absteigen von Lungen-*Qi* behindert oder wird das Lungen-*Qi* nicht von der Niere aufgenommen, wird das Lungen-*Qi* im Körper unkontrolliert aufsteigen.

Es kommt zu folgenden Kardinalsymptomen:

- Husten
- Dyspnoe
- Asthma.

Zudem kommt es zu Störungen der

- Verteilungsfunktion für *Qi*, die auch die *Jin Ye* beeinträchtigen, was zu Ödemen führen kann.

Lunge und die Wasserzirkulation

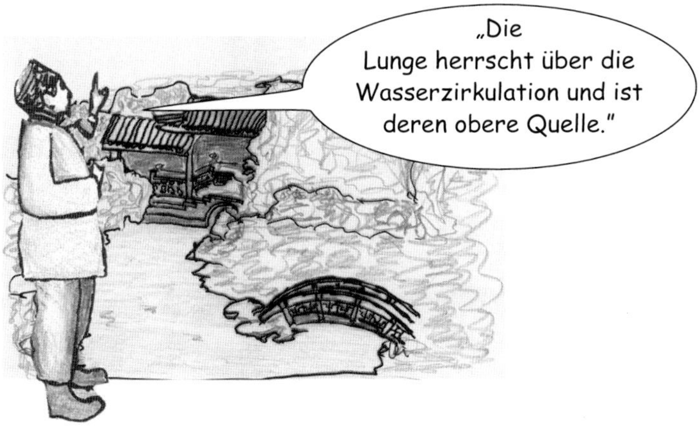

Die Lunge regiert das *Qi*. *Qi* hat unter anderem die Aufgabe zu bewegen. Die Lunge regiert die 100 Gefäße, das heißt, sie ist für die Bewegung in den Gefäßen verantwortlich. Sie lässt also die Flüssigkeiten zirkulieren.

Die Lunge empfängt die Flüssigkeiten, chinesisch *Jin Ye*, die von der Milz in Form von Dampf nach oben geschickt werden.

Die Lunge verteilt *Jin Ye:*

- Einen reinen *Jin*-Anteil verteilt sie zwischen Haut und Muskeln, zusammen mit dem *Wei Qi*.
- Einen zweiten *Jin*-Anteil verteilt sie auf den Körper.
- Einen dritten Anteil schickt sie als trübe Flüssigkeiten *Ye* an die Niere. Diese bilden das Nieren-*Yin* und haben von dort die Aufgabe, Organe, Gehirn und Rückenmark sowie die Körperöffner zu befeuchten.

Aufgrund der Tatsache, dass die Lunge die reinen Flüssigkeiten von der Milz bekommt, kann man die Lunge als „obere Quelle" bezeichnen, und aufgrund der verteilenden Funktion der Lunge kann man sagen, die Lunge herrscht über die Wasserzirkulation.

Lunge ist das Lid der *Zang*-Organe

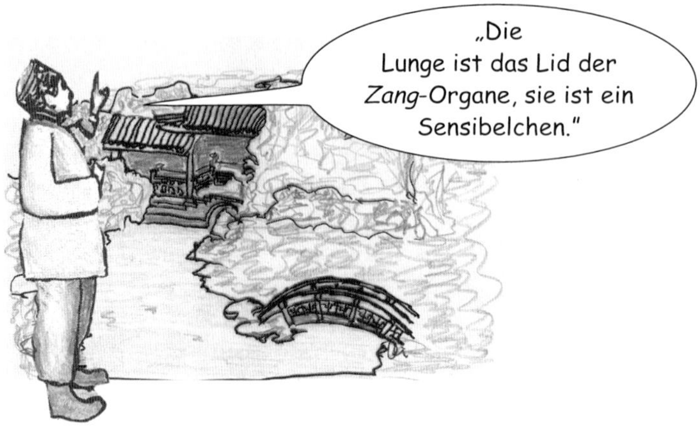

Die Lunge ist ein *Yin*, chinesisch *Zang*-Organ. Sie ist gleichzeitig das am höchsten gelegene Organ und das mit dem direktesten Kontakt zur Umwelt. Demzufolge ist sie am meisten äußeren pathogenen Faktoren ausgeliefert. Da sie darüber hinaus das *Qi* des Himmels empfangen können muss, ist die Lunge sehr empfindlich. Daher sagt man auch, sie ist ein Sensibelchen.

Die Lunge hat nicht nur die Kontrolle über das *Wei Qi* und die Flüssigkeiten der Haut, sondern sie

- kontrolliert die Körperoberfläche,

indem sie die Hautporen kontrolliert und so insgesamt Perspiration und Widerstandskraft gegenüber äußeren Angriffen reguliert.

So wie ein Augenlid, das sich schließt, bevor Staub ins Auge kommen kann, das durch regelmäßigen Lidschlag das Auge befeuchtet und so die Augenoberfläche kontrolliert, verriegelt die Lunge die Körperoberfläche, wenn ein äußerer pathogener Faktor droht und sorgt gleichzeitig, dass die Haut und die Muskeln gut befeuchtet werden.

Und wie beim Auge auch, das schnell durch Wind, Sonne oder Staub, durch Tränen oder Zorn gerötet sein kann, reagiert auch die Lunge und die Haut sehr schnell. Man denke nur an die Atopiker und ihre Prävalenz zu Asthma. Somit passt der Vergleich mit einem Augenlid.

Lunge und die Körperbehaarung

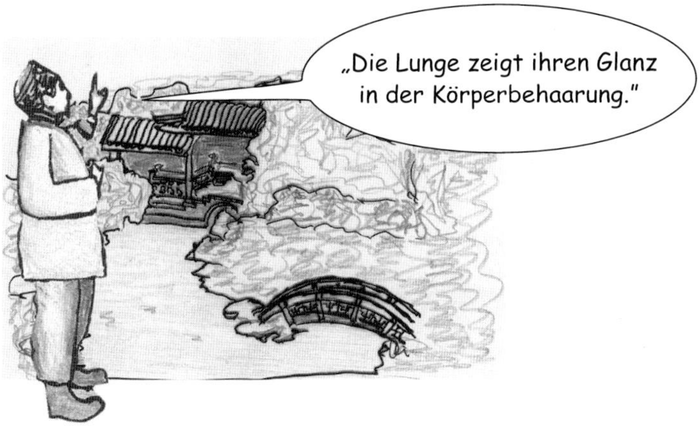

Die Lunge ist, wie im Merksatz zuvor besprochen, für die Kontrolle der Körperoberfläche zuständig.
Damit kontrolliert sie

- Hautporen,
- Schweißdrüsen,
- Resistenzen gegenüber äußeren schädlichen Einflüssen.

Ist die Lunge stark, ist die Haut gut befeuchtet und durchblutet. Ist die Lunge schwach, wird das Körperhaar stumpf und glanzlos, die Poren schließen und öffnen sich nicht mehr richtig, die Haut wird rau, trocken und stumpf.

Lunge und die Nase

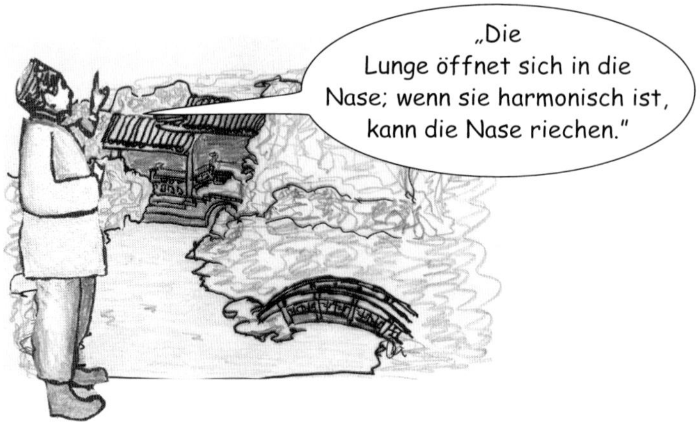
„Die
Lunge öffnet sich in die
Nase; wenn sie harmonisch ist,
kann die Nase riechen."

Die Nase gehört zur *Fei* Lunge. So manche Mutter ermahnt ihr Kind, durch die Nase einzuatmen. Hierbei wird sichtbar: Die Lunge öffnet sich über die Nase.

Bei gestörtem Lungen-*Qi* kommt es zu

- Anosmie
- blockierter Nase
- Niesen.

Bei Hitze kommt es zu

- Nasenbluten
- Anosmie
- schneller Nasenflügelatmung.

Lunge und Stimme

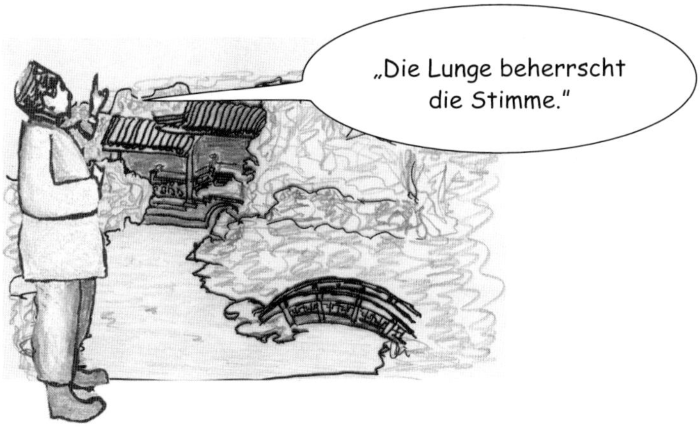

Das Brust- oder Thorax-*Qi*, *Zong Qi*, ist für eine gesunde Funktion der *Fei* Lunge und des *Xin* Herzens zuständig.

Das Brust-*Qi* wird maßgeblich aus der Lunge gewonnen, von der es kontrolliert wird. Damit ist auch die Funktion des Stimmapparates mit Kehlkopf und Stimmbändern und das zur Verfügung stehende Lungenvolumen unter dem Einfluss der Lunge.

Somit sind eine

- laute Stimme,
- kräftige Stimme,
- kräftiges Atemvolumen

auf ein gesundes Lungen-*Qi* zurückzuführen.

Lunge und die Atemseele *Po*

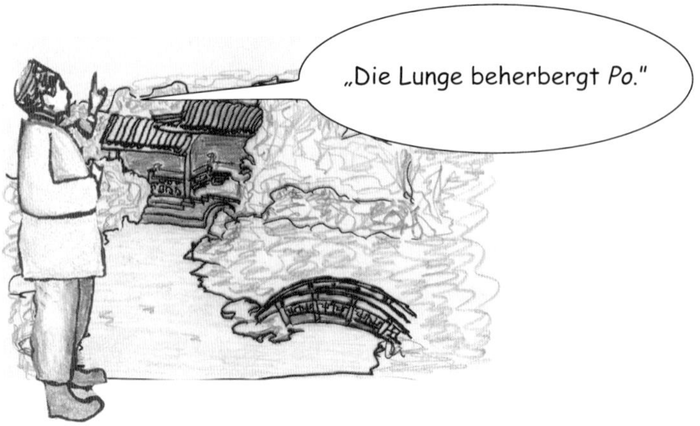

Die Lunge ist die Heimat der *Po* Atemseele. Aspekte von *Po* wurden bereits bei der Leber mit erwähnt, als über die Wanderseele *Hun* geschrieben wurde.

Die Atemseele *Po* ist das *Yin*-Gegenstück zur Wanderseele *Hun* im Sinne von *Yang*.

Po ist

- körperlicher als *Hun* und mit dem Körper verbunden,
- mit der Essenz auf spiritueller Ebene verbunden, indem sie für klare Gefühle und Empfindungen steht,
- über den Atemrhythmus mit Rhythmen im ganzen Körper verbunden, man schreibt ihr Kontrolle von Rhythmus zu,
- mit der Lunge verbunden, deren Emotionen Traurigkeit, Kummer, Depressionen sind. Die Lunge gehört zur Elementarphase Metall: Metall engt ein wie ein Panzer, schnürt zu – wenn die Trauer, der Kummer, Depressionen einen einengen, einem den Atem nehmen, wird die Atemseele *Po* beeinträchtigt. Bei Depressionen oder tiefer Trauer sind die Wach- und Schlafphasen verschoben, morgens kommt man nicht in die Gänge, abends mag man nicht schlafen gehen, liegt lange wach: *Po* kann deren Rhythmus nicht mehr kontrollieren.

Ein Akupunkturpunkt, um *Po* zu beeinflussen, ist

- Bl 42, *Po Hu*, das Tor zur Seele.

Dieser Punkt liegt auf dem äußeren Blasenast, auf Höhe von Bl 13, *Fei Shu*, dem Zustimmungspunkt für die Lunge.

Die Tatsache fasziniert immer wieder, dass die Akupunktur direkt die Seele(n) therapieren kann und einen direkten Zugang dazu hat.

Lunge und Nässe

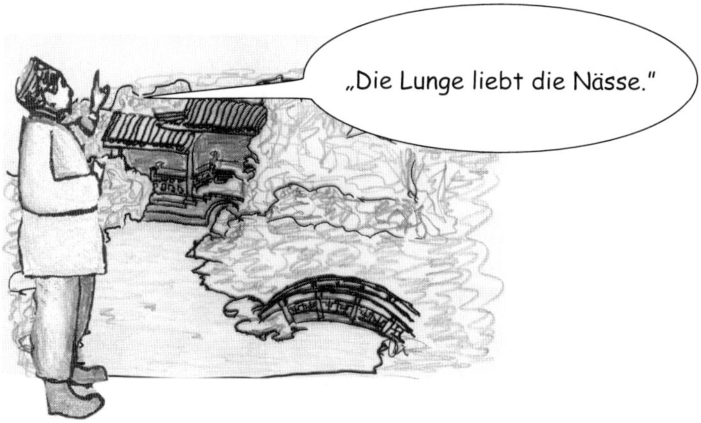

Die Lunge empfängt von der Milz die reinen Anteile der *Jin Ye* in Form von Dampf, trennt sie und lässt sie im ganzen Körper zirkulieren. Unterschieden werden drei Fraktionen:

- Die erste zirkuliert in der Haut.
- Die zweite im ganzen Körper.
- Die dritte steigt zur Niere ab – dies ist die unreinere Fraktion.

Zur physiologischen Funktion der Lunge ist ein Mindestmaß an Feuchtigkeit zwingend nötig – die Lunge liebt die Nässe und hasst Trockenheit.

Einige Muster, die die Lunge betreffen, führen zu Trockenheit:

- Äußere Hitze,
- innere Hitze,
- Lungen-*Yin*-Schwäche führt zu Leere-Hitze der Lunge.

Da alle Lungen-Muster über das Verdunsten von Lungen-Feuchtigkeit zu Lungen-Schleim-Retention führen und damit kurz oder lang zu Lungen-*Qi*-Schwäche und die Lunge für das Verteilen von *Qi* im Körper zuständig ist, wird es bei allen Lungen-Mustern zu allgemeiner *Qi*-Schwäche kommen.

Lunge und Kälte

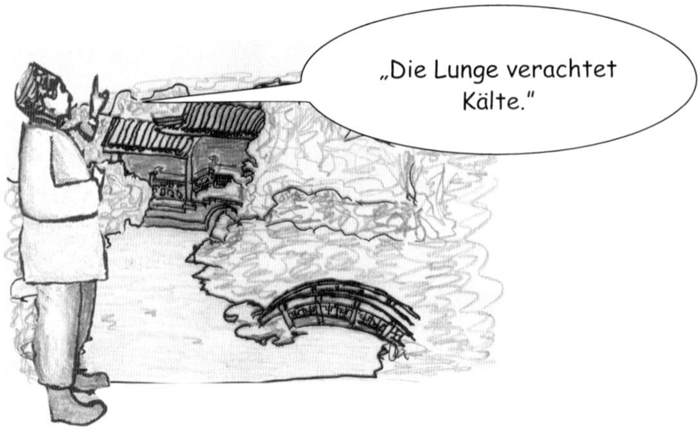

Kälte zieht zusammen und macht wässrige Flüssigkeiten.

Da die Lunge als oberstes *Yin*-Organ den direktesten Kontakt zur Umwelt hat, ist sie äußeren pathogenen Faktoren besonders ausgeliefert.

Häufig ist es eine Erkältung, also ein Wind-Kälte-Angriff, mit folgender Symptomatik:

- Schüttelfrost,
- kaum oder wenig Schweiß,
- Abneigung gegen Zugluft und Kälte,
- verstopfte Nase,
- wässriger Schnupfen,
- Husten mit weißem, wässrigem Sputum,
- Zunge mit weißem, dünnem Belag.

Da sich Kälte mit der Zeit wie alle pathogenen Faktoren in Hitze umwandeln kann, führt dies zur Schleimretention in der Lunge mit den entsprechenden Symptomen.

Punktekombinationen bei Lungen-Mustern

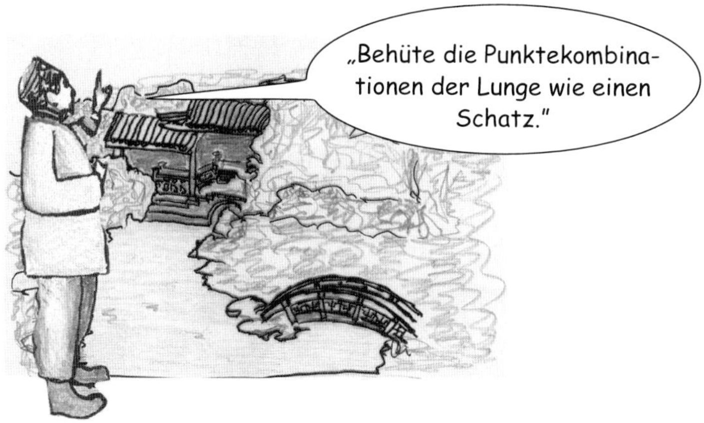

Punktekombinationen in diesem Buch sind beispielhafte Grundrezepturen. Sie stellen lediglich Vorschläge dar und sind folgerichtig nicht unreflektiert zu übernehmen. Sie bieten Anfängern und Geübten Anhaltspunkte für die Arbeit.

Wind und Kälte attackieren die Lunge

Lu 7 Di 4	Bl 12 Bl 13
Bl 10	

Sichtbar ist hierbei eine Periode der Abkühlung oder Unterkühlung. Der Patient hat sich verkühlt oder einen banalen Infekt im Sinne einer Erkältung.

Wind und Hitze attackieren die Lunge

Di 11 Di 4	Bl 12 Bl 13
Gb 20	

Hierbei handelt es sich um eine Entzündung der Atemwege.

Wind und Trockenheit attackieren die Lunge

Lu 9 KG 12	Bl 12 Bl 13
MP 6 Ma 36	

Die Lungen lieben die Feuchtigkeit. Durch äußere Umstände wie trockene Raumluft, viel Sprechen oder Rauchen kann die Lunge austrocknen. Zu beobachten sind trockener Husten oder trockene Atemgeräusche.

Hinweis! Die Punktekombinationen sind unterteilt in:

Hauptpunkte **unterstützende Punkte** **ergänzende Punkte**

Wind und Nässe attackieren die Lunge

Lu 7 Di 4	Bl 12 Bl 13
Di 6/Di 7 3 E 5	
	Zusätzliche Punkte: Bl 12 Bl 13 Schröpfen

Verschleimte Atemwege mit viel Sekret sind zu beobachten.

Schleim attackiert die Lunge

Lu 9 MP 3	Bl 13
MP 6 MP 9 Ma 36 KG 12	

Verschleimte Atemwege sind auch hierbei beobachtbar.

Lungen-*Qi*-Mangel

Lu 9	Bl 12 Bl 13 Bl 23
Ma 36	
	Zusätzliche Punkte: Bl 12 Bl 13 Bl 23

Zu beobachten ist hierbei eine Lungenschwäche mit häufigen Infekten oder allergischen Atemwegserkrankungen.

Lungen-*Yin*-Mangel

Lu 9 Ni 3	Bl 12 Bl 13
Ma 36 MP 6	

Die hierbei beobachtbaren Erkrankungen der Atemwege sind meist ausgelöst durch den pathogenen Faktor Hitze. Im Vordergrund steht die reduzierte Eigenschaft des *Yin* zu befeuchten. Somit steht die Trockenheit der Symptome in Beziehung zu Lungen-*Yin*-Schwäche.

Dickdarm

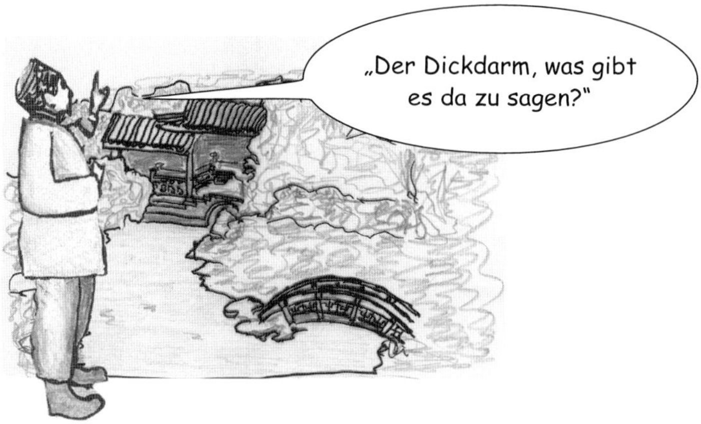

Die chinesische Medizin hat eigene Vorstellungen von den normalen Lebensvorgängen im Körper des Menschen. Diese unterscheiden sich oftmals deutlich von der westlichen Medizin.

Der Dickdarm

- nimmt Nahrung auf,
- nimmt Getränke auf,
- resorbiert Flüssigkeit,
- scheidet Kot aus.

Das chinesische Schriftzeichen *Da Chang* besteht in der Mitte aus dem Schriftzeichen für Organ oder Fleisch. Daneben stehen das Schriftzeichen für groß und eine Sonne am Horizont, die ihre Strahlen zur Erde schickt.

Das dritte Schriftzeichen befindet sich als Phoneticum auch im Schriftzeichen für *Yang*. Somit steht der *Da Chang* für ein Organ, welches eine starke *Yang*-Kraft entwickeln kann.

Eine weitere Annahme wäre eine visuelle: Sowohl die Sonne am Horizont glänzt hell und weiß, als auch der Dickdarm erscheint weiß und glänzend.

Dickdarm: Aufnehmen – Trennen – Ausscheiden

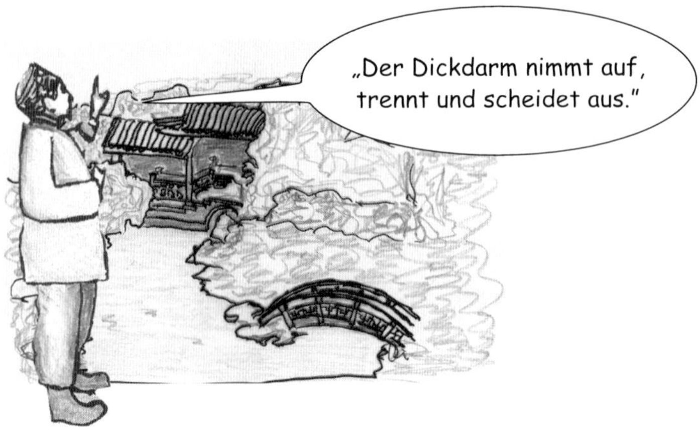

Der Dickdarm

- nimmt den Speisebrei vom Dünndarm auf,
- trennt die trüben Flüssigkeiten *Ye* ab, die vom Dünndarm nach unten geschickt werden, nimmt sie auf und schickt sie zur *Pang Guang* Blase, um den Rest der Fäzes schließlich auszuscheiden,
- hat auf emotionaler Ebene das Thema „Loslassen" und Ausscheiden von Seelenmüll.

Die restlichen Funktionen der Verdauung sind – wie ausführlich beschrieben – Funktionen der Milz.

Somit werden die Dickdarmfunktionen weitestgehend von der Milz übernommen.

Punktekombinationen bei Dickdarm-Mustern

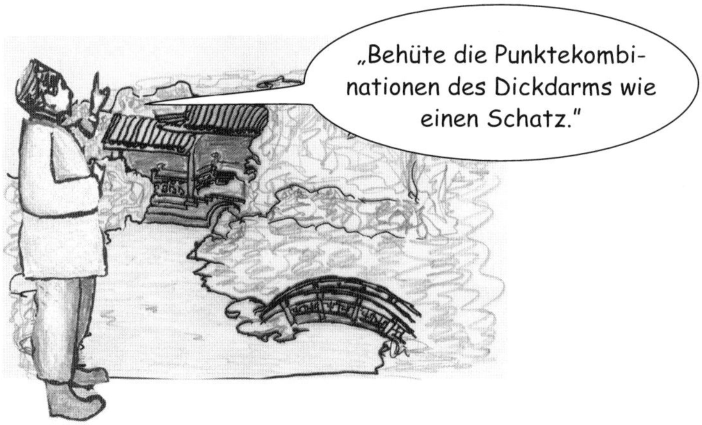

Punktekombinationen in diesem Buch sind beispielhafte Grundrezepturen. Sie stellen lediglich Vorschläge dar und sind folgerichtig nicht unreflektiert zu übernehmen. Sie bieten Anfängern und Geübten Anhaltspunkte für die Arbeit.

Kälte attackiert Dickdarm

Ma 25 Ma 37	Bl 25
Ma 36 MP 6	

Der pathogene Faktor Kälte kann über die Nahrung aufgenommen werden und wird über den Magen zum Dickdarm weitergeleitet. Es können zwei Kardinalsymptome im Vordergrund stehen: Durchfall mit Nahrungsresten, als auch ein spastisches Colon.

Hitze attackiert Dickdarm

Di 4 Di 11 Ma 44	Bl 25
Ma 36 Ma 37	

Hitze in Form von Nahrungsmittel oder Genussmittel kann den Dickdarm attackieren.

Hitze blockiert Dickdarm

Di 4 Di 11 Ma 25	Bl 25	
Ma 44		Extra Punkt *Lan Wai*

Zu beobachten sind hierbei entzündliche Darmprozesse wie Morbus Crohn, Colitis ulcerosa und andere Darmentzündungen.

Hinweis! Die Punktekombinationen sind unterteilt in:

Hauptpunkte **unterstützende Punkte** **ergänzende Punkte**

Nässe-Hitze attackiert Dickdarm

<table>
<tr><td>Ma 25
Ma 44
Ex. Lan Wai</td><td rowspan="2">Bl 20
Bl 25</td></tr>
<tr><td>Ma 36
KG 12</td></tr>
</table>

Beobachtbar sind hierbei stinkende Durchfallerkrankungen.

Dickdarm-*Qi*-Mangel

<table>
<tr><td>Bl 25</td><td rowspan="2">Bl 23
LG 4</td></tr>
<tr><td>Ma 36
MP 6
KG 6</td></tr>
</table>

Die Darmperistaltik hat deutlich nachgelassen, die Darmpassage ist verzögert.

Kollaps des Dickdarms

<table>
<tr><td>Ma 36
LG 20
MP 6/MP 3</td><td rowspan="2">Bl 25
Bl 20
Bl 21
Bl 23</td></tr>
<tr><td>KG 4
KG 6
(KG 12)</td></tr>
</table>

Die Dickdarmfunktion hat deutlich nachgelassen, es kommt zu Obstipation, wobei der Stuhl nur unter Mühen abgesetzt werden kann.

Perikard

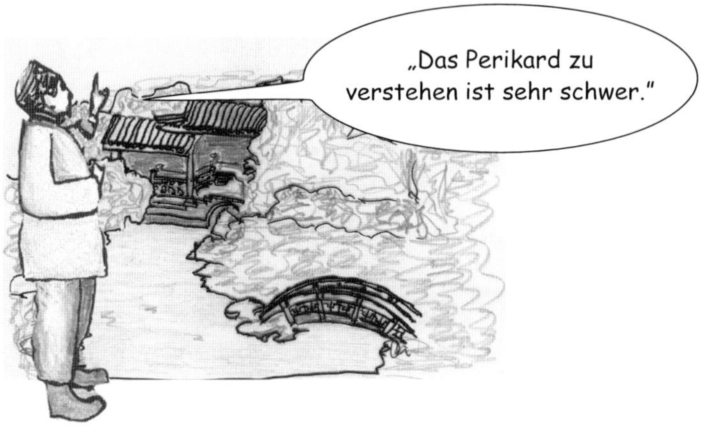

Die chinesische Medizin hat eigene Vorstellungen von den normalen Lebensvorgängen im Körper des Menschen. Diese unterscheiden sich oftmals deutlich von der westlichen Medizin.

Xin Bao hat viele Übersetzungen:

- Perikard,
- Kreislauf Sexus,
- Meister des Herzens,
- Hülle des Herzens,
- emotionales Herz.

Xin Bao

- wird dem Herzen untergeordnet.

Das chinesische Schriftzeichen für *Xin Bao* besteht auf der linken Seite aus dem Zeichen für Herz und rechts davon aus dem Schriftzeichen für Umhüllung.

Perikard und die Freude

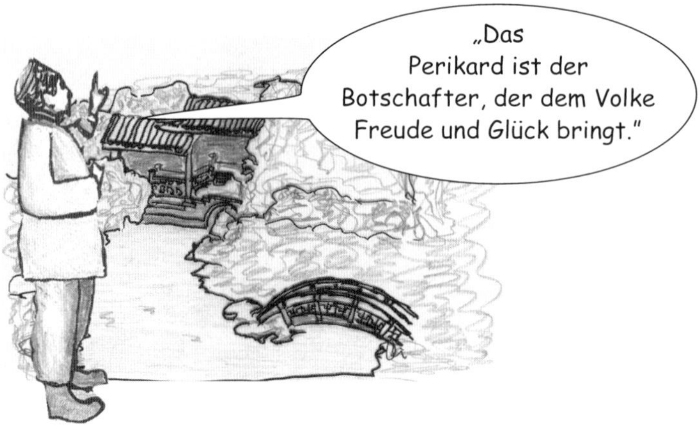
„Das
Perikard ist der
Botschafter, der dem Volke
Freude und Glück bringt."

Das Perikard, chinesisch *Xin Bao*, bedeutet so viel wie Umhüllung des Herzens. Es wird in der Akupunktur in seinen Funktionen dem Herzen zu- und untergeordnet.

Erwähnenswerte Aspekte des Perikards sind:

- Das Perikard steht symbolhaft für den Oberen 3 Erwärmer. Das Huang Di Nei Jing Su Wen nennt es auch „Zentrum des Brustkorbs".
- Ähnlich wie beim Herzen herrscht es über das Blut und den Geist. Die Punkte werden bei akuter Blut-Stagnation im Herzen, insbesondere bei Hitze-Mustern oder bei Schmerzen, Arrhythmien und Palpitationen eingesetzt.
- Es hat einen starken Einfluss auf geistiger und emotionaler Ebene und zeigt Einsatz bei manisch-depressiven Zuständen, Zyklothymien, bei ängstlichen Unruhezuständen infolge von Herz-Syndromen, bei prämenstrueller Depression oder Reizbarkeit, bei Schlafförderung und vielem mehr.

Aufgrund seines vielfältigen, vermittelnden emotionalen Spektrums erklärt sich die Verknüpfung mit den Schlagworten Freude und Botschafter. Eine Übertragung in der deutschsprachigen Literatur bezeichnet das *Xin Bao* sinnigerweise auch als emotionales Herz.

Perikard und Herz

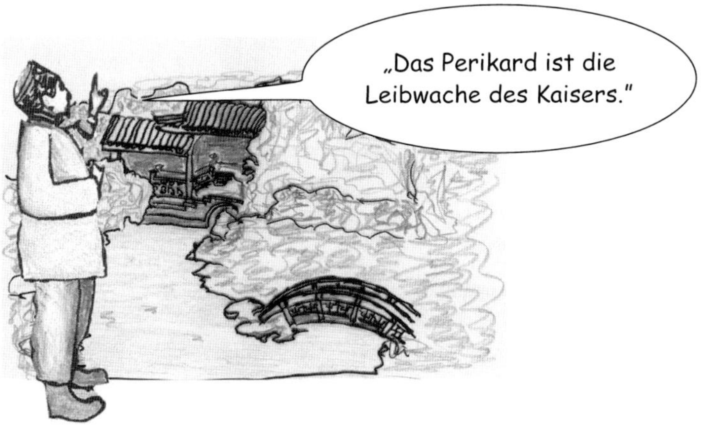

Der chinesische Name für das Perikard ist

- *Xin Bao*, übersetzt Umhüllung des Herzens.

In der TCM geht man davon aus, dass alle äußeren pathogenen Faktoren zunächst das *Xin Bao*, das Perikard, attackieren.

Damit hat das Perikard die Funktion einer Leibwache für das Herz, den Kaiser im Organismus.

Hitze attackiert das Perikard mit folgenden Symptomen:

- Fieber
- Stupor.

Nässe-Schleim verlegt das Perikard mit folgenden Symptomen:

- Geisteskrankheiten verschiedener Variation.

Im eigentlichen Sinn aber sind diese Erkrankungen Herz-Muster.

Perikard und Blut

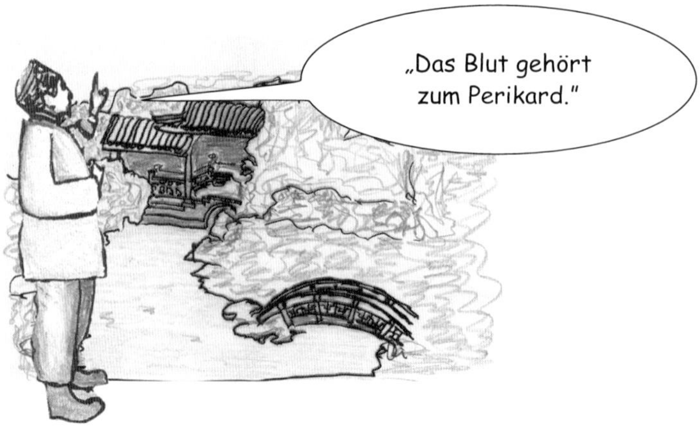

Dieser Merksatz beinhaltet eine etwas widersprüchliche Redewendung.

Es soll damit wohl die Tatsache betont werden, dass einige Blut-Muster, insbesondere Blut-Stagnation im Herzen, über das Perikard behandelt werden.

Zu nennen wären hier folgende Akupunkturpunkte:

- Pe 4, chinesisch *Xin Men*,
- Pe 5, chinesisch *Jian Shi*,
- Pe 6, chinesisch *Nei Guan*.

Perikard als Mutter von *Yin* und Blut

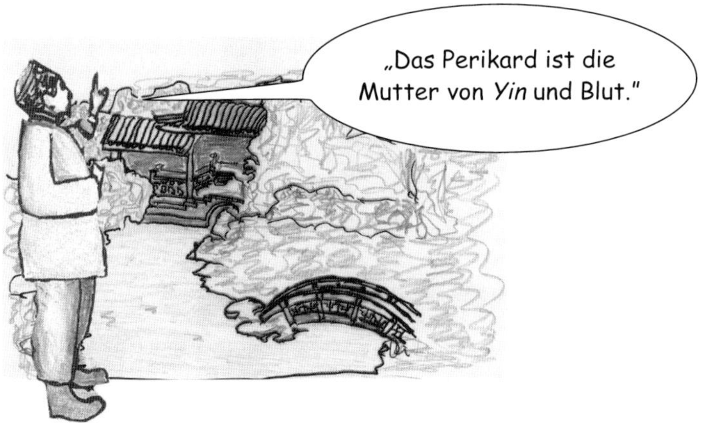

Im Huang Di Nei Jing Su Wen wird das Perikard mit „Zentrum der Brust" übersetzt.

Dort sammelt sich das Brust- oder Thorax-*Qi* „in einem ruhigen Meer".

Aus diesem Meer entstehen durch Aktivität des Lungen-*Qi* drei Fraktionen von Flüssigkeiten, chinesisch *Jin Ye*, sowie Blut, chinesisch *Xue*, die alle *Yin* sind im Gegensatz zu *Qi*:

- *Jin*, die die Haut und Muskeln befeuchten.
- *Jin*, die die inneren Organe befeuchten.
- *Ye*, die zur Niere geschickt werden und Gehirn, Rückenmark und Körperöffner befeuchten.
- *Xue* Blut, das unter Mithilfe des Nieren-*Yang* im Herzen entsteht.

Darum darf man formulieren, das Perikard ist Mutter von *Yin* und Blut.

3 Erwärmer ist mehr ein Konzept

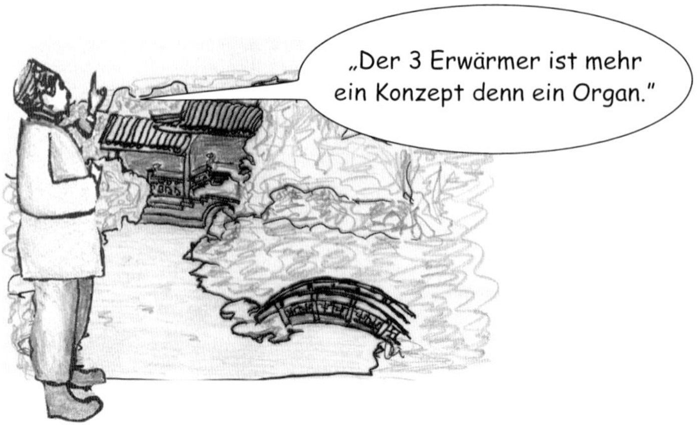

Der 3 Erwärmer, abgekürzt 3 E, chinesisch *San Jiao*, ist einer der am schwersten zu erfassenden Bereiche der chinesischen Medizin.

Es gibt verschiedene Übersetzungen:

- 3 Erwärmer,
- drei Brennkammern.

Und dabei gibt es unterschiedliche Ansichten, ihn weniger als ein Organ denn als eine Funktion zu diskutieren, als

- eines der sechs Hohlorgane,
- einen Weg für das Ursprungs *Qi*,
- eine Dreiteilung des Körpers
  - der Obere 3 Erwärmer ist wie ein Nebel,
  - der Mittlere 3 Erwärmer ist wie eine Gärkammer,
  - der Untere 3 Erwärmer ist wie ein Abzuggraben.

3 Erwärmer als Körperstamm

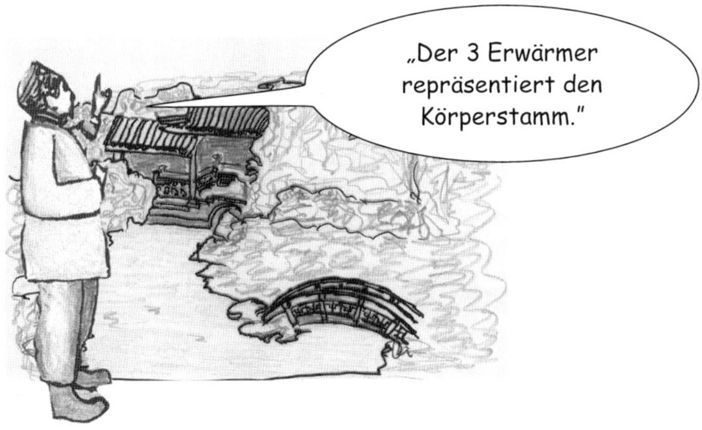

Das Konzept dieses *Fu*-Organs ist eine weitere Besonderheit der TCM und erinnert einmal mehr daran, nicht ein bestimmtes Organ, sondern vielmehr dessen Funktionsbeziehungen in den Vordergrund zu stellen.

Der 3 Erwärmer wird zwar dem Perikard, synonym Kreislauf-Sexus-Meridian, in der Akupunktur gegenübergestellt, dies aber nur der pragmatischen Handhabe wegen.

Zunächst ist der 3 Erwärmer als die drei Teile des Körperstamms zu sehen. Sein chinesischer Name *San Jiao* bedeutet so viel wie drei Körperhöhlen:

- Der Obere 3 Erwärmer ist definiert als Kopf und Brust mit den Organen Lunge und Herz.
- Der Mittlere 3 Erwärmer ist definiert als oberes Abdomen, also dem Raum zwischen Zwerchfell und Bauchnabel mit den Organen Milz und Magen.
- Der Untere 3 Erwärmer ist das untere Abdomen unterhalb des Bauchnabels. Hier werden die Organe Leber und Niere zugeordnet.

3 Erwärmer als Schleusenwärter

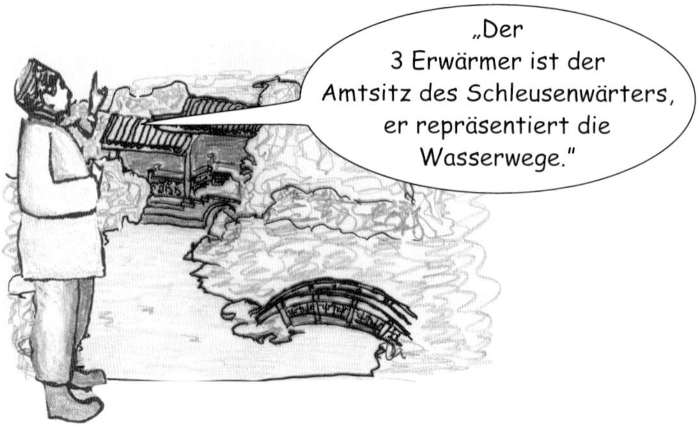
„Der
3 Erwärmer ist der
Amtsitz des Schleusenwärters,
er repräsentiert die
Wasserwege."

Der *San Jiao* oder 3 Erwärmer steht für die Zirkulation und Umwandlung der Flüssigkeiten im Körper aufgrund der jeweiligen *Qi*-Funktionen. Er ist quasi die Summe der Aktivitäten von Lunge, Milz, Niere, Magen, Dünndarm und Dickdarm. Dies ist nun eine physiologische Definition des *San Jiao*.

So heißt es im Ling Shu:

> „Ist der *San Jiao* offen und frei für die Zirkulation der Flüssigkeiten, werden die fünf Geschmacksrichtungen der Nahrung verteilt, die Haut genährt, der Körper stark und das Haar geschmeidig. Alles wird befeuchtet wie von Nebel und Tau, die der Aktivität des Magen-*Qi* entstammen."

Wie ein Schleusenwärter kontrolliert der 3 Erwärmer die komplexe Funktion der Einzelorgane.

Die im Deutschen ab und zu anzutreffende Übersetzung „Endokrinium" trifft die Idee von der Summe der *Qi*-Funktionen der Einzelorgane leider nicht richtig und reduziert diese unzulässigerweise auf „Hormone". Gerade bei solchen Termini ist eine genaue Differenzierung der Begriffsinhalte zwischen westlicher Medizin und TCM absolut zwingend nötig.

Der Obere 3 Erwärmer

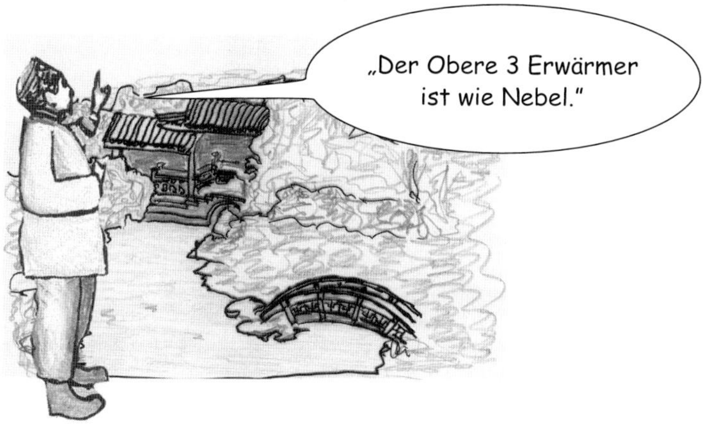

In diesem Merksatz wird Nebel, Sinnbild von leichter Flüssigkeit, als Folge der Aktivität der Lunge betrachtet.

Die Lunge, chinesisch *Fei*, hat die Aufgabe, die Flüssigkeiten, die die *Pi* Milz hochschickt, in drei Fraktionen zu trennen und sie anschließend zu verteilen.

Die Lunge unterstützt das Herz in der Bildung von Blut, Abwehr-*Qi* und Nähr-*Qi*, quasi Kondensate aus dem Nebel der Milz.

Somit entsteht die Redewendung:

- „Der Obere 3 Erwärmer ist wie ein Nebel."

Der Mittlere 3 Erwärmer

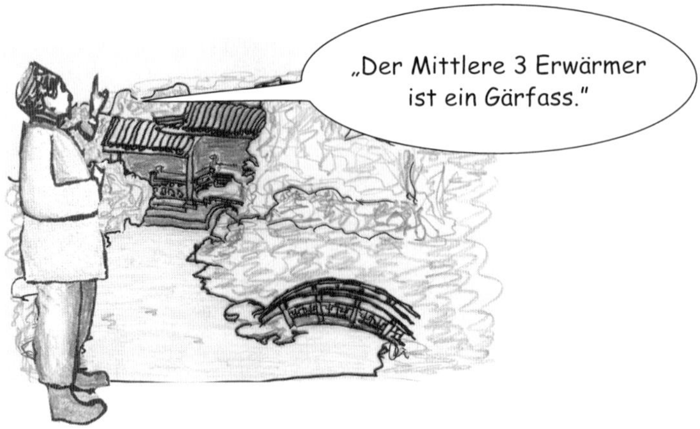

Im Mittleren 3 Erwärmer sind der Magen, „der Marktplatz der fünf Geschmäcker", und die Milz, das eigentliche Verdauungsorgan der TCM, die wichtigsten Organe.

Deren Aufgabe ist es, das Reine vom Trüben zu trennen und aufzunehmen sowie das Trübe an den Dünndarm weiterzugeben.

Damit wird der Mittlere 3 Erwärmer der Funktionseinheit von Magen und Milz gleichgestellt. Dies kommt dem Gedanken eines Gärfasses sehr nahe.

Der Untere 3 Erwärmer

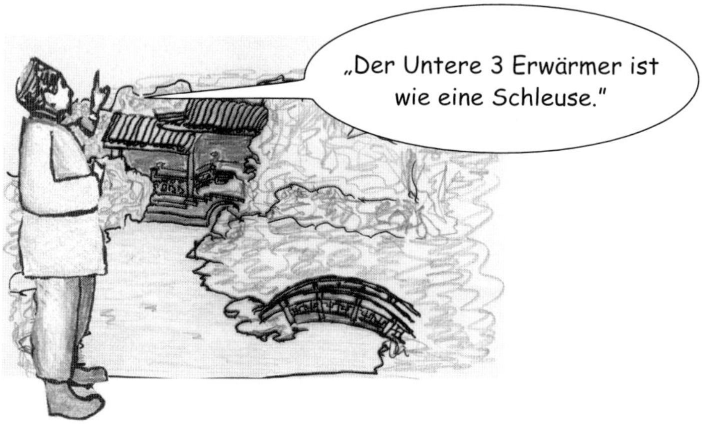

Im Unteren 3 Erwärmer sind Dünn- und Dickdarm, Niere und Blase angesiedelt.

Durch die Summe der jeweiligen Funktionen, nämlich Speisebrei und vor allem die Flüssigkeiten in reine und trübe zu trennen und anschließend auszuscheiden, entsteht das Bild einer Schleuse, von der nur bestimmte Dinge durch- und hinaus gelassen werden.

Das Bild einer Schleuse vermittelt, dass diese geöffnet werden kann, um den Körper zu entleeren oder zu reinigen.

3 Erwärmer als Vater von *Yang* und *Qi*

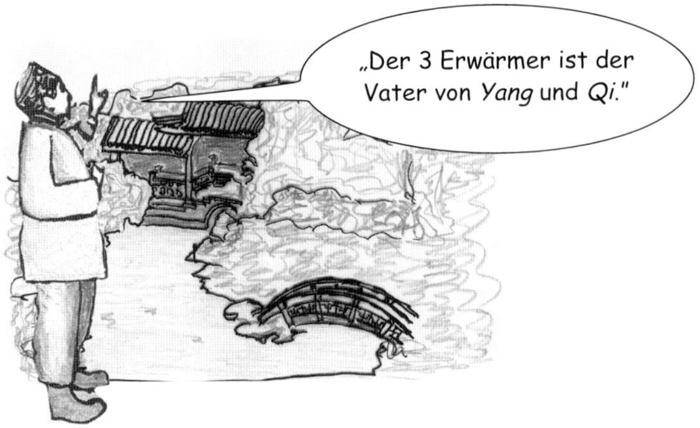

San Jiao ist ein *Fu*-Organ und damit *Yang* gemäß der Zuordnung der TCM.

Der *San Jiao* spiegelt die Funktionen der drei Körperstammabschnitte wider:

- Der Obere 3 Erwärmer die Lungen- und Herzfunktionen,
- der Mittlere 3 Erwärmer die Milz- und Magenaktivitäten,
- der Untere 3 Erwärmer die Aktivitäten von Dünndarm und Dickdarm, Niere und Blase.

Zusammen repräsentiert er die Summe aller *Zang*-Organ-*Qi*- und *Zang*-Organ-*Yang*-Aktivitäten. Folgerichtig kann man den oben genannten Lehrsatz formulieren.

3 Erwärmer und *Qi*

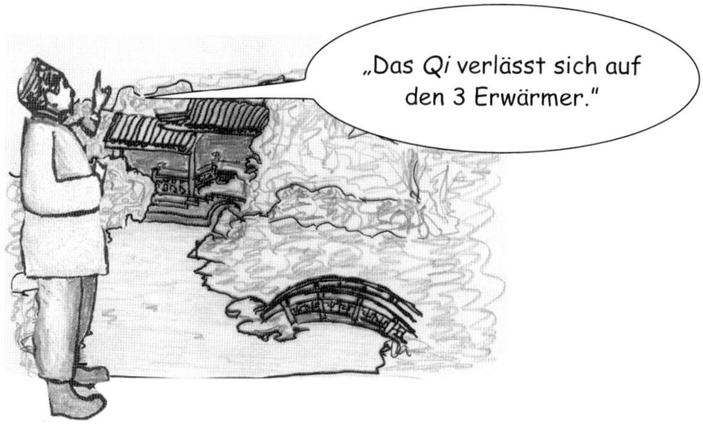

Da der 3 Erwärmer als

- Summe aller *Zang*-Organ-Aktivitäten betrachtet werden kann, aus denen schließlich alle Aktivität im Körper hervorgeht, und
- er als Amtsitz des Schleusenwärters für den reibungslosen Austausch aller Flüssigkeiten im Körper verantwortlich ist,

ist eine harmonische Funktion und damit Gesundheit im Körper nur durch das harmonische Zusammenspiel aller Organe möglich.

Da der *San Jiao* für die Funktion aller Organe im Körper steht und ein korrektes Fließen von *Qi* einen gesunden *San Jiao* voraussetzt, kann man den oben stehenden Merksatz nachvollziehen.

Übrigens ist nach den fünf Elementarphasen Holz die Mutter von Feuer. Das Perikard wird dem Feuer zugeordnet. Die Leber ist Holz, sie ist für das harmonische Fließen von *Qi* verantwortlich. Sie ist somit auch die Mutter des Perikards im Sinne des Fließens von *Qi* im Körper. Wie könnte man also Mutter und Sohn trennen?

6 Akupunkturpunkte-Familien

Bei der großen Anzahl von Akupunkturpunkten mit unterschiedlichen Wirkungen musste ein Ordnungssystem geschaffen werden. Deswegen hat man Akupunkturpunkte mit gleicher oder ähnlicher Wirkung zu einer Gruppe oder Familie zusammengefasst.

So wurden Akupunkturpunkte nach ihrem Organ und somit dem zugehörigen Meridian benannt wie z. B. der

- Lungen-Meridian.

Es entsteht somit eine Grundordnung, die es dem Therapeuten erlaubt, grob die entsprechenden Akupunkturpunkte zu definieren. Darüber hinaus wurde immer versucht eine etwas feinere Gliederung und somit Differenzierung zu ermöglichen.

So können beispielsweise

- *Mu*-Alarmpunkte bei akuten Erkrankungen,
- *Shu*-Transportpunkte bei chronischen Erkrankungen

eingesetzt werden.

Hier werden nun Merksätze zu den Akupunkturpunkte-Familien vorgestellt.

Akupunkturpunkte haben eine Zugehörigkeit

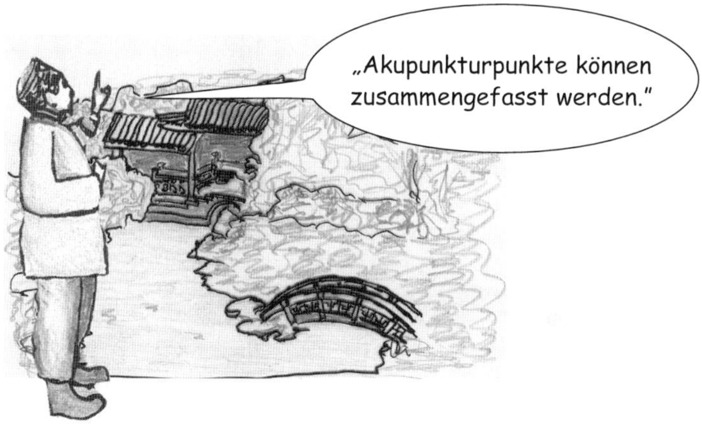

Akupunkturpunkte haben mehrere jeweils typische Funktionen oder Qualifikationen. Unterschieden werden:

- Organfunktionskreise,
- Verlauf der Meridiane,
- Lokalisation des einzelnen Punktes,
- regionale Funktionen,
- empirische Funktionen,
- Funktionen gemäß der Theorie der fünf Elementarphasen,
- spezifische Funktionen.

Dabei unterscheidet man im Speziellen noch folgende Punkte-Familien:

- *Yuan*-Quellpunkte,
- *Luo*-Passagepunkte,
- *Shu*-Zustimmungspunkte auf dem Rücken,
- *Mu*-Alarmpunkte,
- *Xia-He*-Punkte,
- *Xi*-Spaltpunkte,
- Öffnungs- und Koppelungspunkte der außerordentlichen Meridiane,
- *Hui*-Einflußreiche Punkte der Gewebe,
- Meisterpunkte der Regionen,
- *Tian*-Himmelsfensterpunkte,
- Austritts-Eintrittspunkte der Organuhr,
- *Jiao-Hui*-Kreuzungspunkte,
- Punkte der vier Meere,
- *Shu*-Antike Punkte,
- *Li*-Punkte,
- *Gui*-Dämonenpunkte,
- innere und äußere Drachenpunkte,
- zwölf Sternenpunkte nach Ma Dan Yang,
- Punkte auf dem äußeren Blasenast,
- *Ah-Shi*-Punkte.

Daraus folgt: Der überlegte Einsatz der Akupunkturpunkte führt zu einer Reduktion benötigter Nadeln.

Dem Anfänger mag als Leitlinie dienen, nicht mehr als ein Dutzend Nadeln zu verwenden. Die Fortgeschrittenen werden versuchen, durch überlegten Einsatz die benötigte Zahl zu verringern. Ein Meister ist, wer die „Technik der goldenen Nadel" beherrscht, sprich, wem eine einzige Nadel genügt, um dem Patienten Linderung zu verschaffen.

Yuan-Quellpunkte

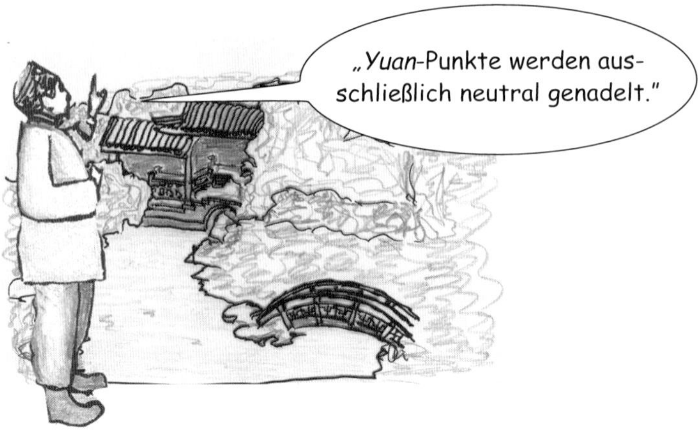

An den *Yuan*-Punkten ist das *Yuan Qi*, also das Ursprungs-*Qi*, erreichbar.

Das *Yuan Qi* kann als *Yang*-Aspekt der Essenz gesehen werden.

Mit dem *Yuan Qi* kann man Einfluss nehmen auf:

- Wachstum
- Entwicklung
- Reproduktion.

Es macht also keinen Sinn, das Ursprungs-*Qi* zu sedieren.

Tab. 31: *Yuan*-Punkte der *Yin*- und *Yang*-Meridiane.

***Yin*-Meridiane**	***Yang*-Meridiane**
Lu 9, chinesisch *Tai Yuan*	Di 4, chinesisch *He Gu*
Pe 7, chinesisch *Da Ling*	3 E 4, chinesisch *Yang Chi*
He 7, chinesisch *Shen Men*	Dü 4, chinesisch *Wan Gu*
MP 3, chinesisch *Tai Bai*	Ma 42, chinesisch *Chong Yang*
Le 3, chinesisch *Tai Chong*	Gb 40, chinesisch *Qiu Xu*
Ni 3, chinesisch *Tai Xi*	Bl 64, chinesisch *Jing Gu*

Luo-Punkte

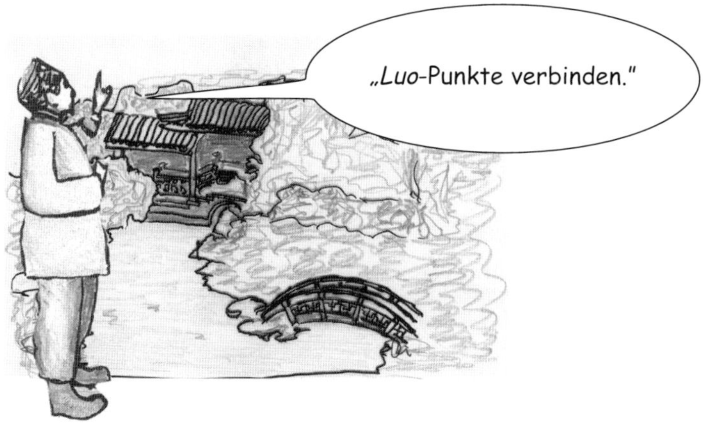

Das System der Meridiane ist als dreidimensionales Netzwerk zu verstehen. In Kapitel 10 des Su Wen steht:

> „Der Mensch besitzt zwölf große Leitbahnen und 354 kleine Leitbahnen."

Die *Luo*-Punkte sind nun insofern besondere Punkte, da hier Verbindungen sowohl nach innen als auch nach außen stattfinden. Es sind dies die 15 Verbindungsleitbahnen, die zum einen nach innen abzweigen, um gemäß der Innen-Außen-Koppelung die entsprechenden Meridiane zu verbinden, zum anderen nach außen verzweigen: Dies geschieht entlang einer eigenen Leitbahn, die in der Regel aber nicht gesondert spezifiziert wird.

Die 15 Verbindungsleitbahnen gliedern sich in

- zwölf Verbindungsleitbahnen für die zwölf Hauptleitbahnen,
- eine Verbindungsleitbahn für den *Du Mai*,
- eine Verbindungsleitbahn für den *Ren Mai*,
- eine große Verbindungsleitbahn für die Milz.

Darüber hinaus erwähnt das Su Wen noch eine weitere Verbindungsleitbahn:

- Die große Verbindungsleitbahn für den Magen.

Tab. 32: *Luo*-Punkte

Lunge	Lu 7, chinesisch *Lie Que*
Dickdarm	Di 6, chinesisch *Pian Li*
Magen	Ma 40, chinesisch *Feng Long*
Milz	MP 4, chinesisch *Gong Sun*
Herz	He 5, chinesisch *Tong Li*
Dünndarm	Dü 7, chinesisch *Zhi Zheng*
Blase	Bl 58, chinesisch *Fei Yang*
Niere	Ni 4, chinesisch *Da Zhong*
Perikard	Pe 6, chinesisch *Nei Guan*
3 Erwärmer	3 E 5, chinesisch *Wai Guan*
Gallenblase	Gb 37, chinesisch *Guang Ming*
Leber	Le 5, chinesisch *Li Guo*
Ren Mai	KG 15, chinesisch *Jiu Wei*
Du Mai	LG 1, chinesisch *Chang Jiang*
große Verbindungsleitbahn für die Milz	MP 21, chinesisch *Da Bai*
große Verbindungsleitbahn für den Magen	Punkt dort, wo der Herzspitzenstoß zu tasten ist (ventraler Thoraxbereich, 5. Interkostalraum links)

Yuan- und *Luo*-Punkte in Kombination

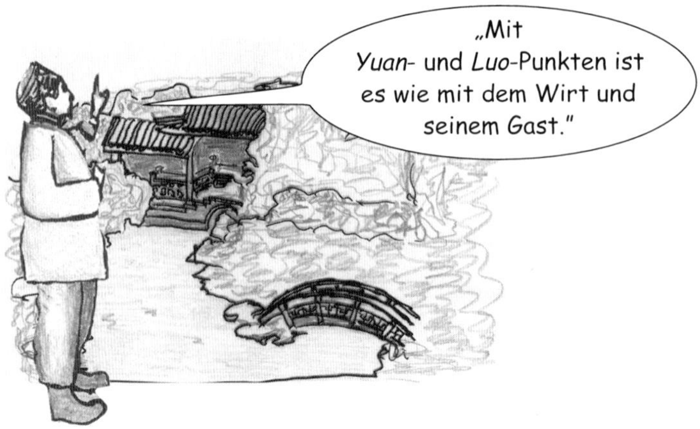
„Mit
Yuan- und *Luo*-Punkten ist
es wie mit dem Wirt und
seinem Gast."

Eine Anwendungsmöglichkeit der *Yuan*- und *Luo*-Punkte ist deren Kombination gemäß der Wirt-Gast-Regel. Dabei wird der *Yuan*-Punkt auf der zuerst oder schwerer betroffenen Leitbahn genadelt. Zusätzlich nadelt man den entsprechenden *Luo*-Punkt der Leitbahn, die dem *Zang-Fu*-Paar entspricht.

Tab. 33: Kombination der *Yuan*- und *Luo*-Punkte nach der Wirt-Gast-Regel.

Betroffene Leitbahn	Wirt = Hauptpunkt, *Yuan*	Gast = Nebenpunkt, *Luo*
Lunge	Lu 9 *Tai Yuan*	Di 6 *Pian Li*
Dickdarm	Di 4 *He Gu*	Lu 7 *Lie Que*
Herz	He 7 *Shen Men*	Dü 7 *Zhi Zheng*
Dünndarm	Dü 4 *Wang Gu*	He 5 *Tong Li*
Milz	MP 3 *Tai Bai*	Ma 40 *Feng Long*
Magen	Ma 42 *Chong Yang*	MP 4 *Gong Sun*
Leber	Le 3 *Tai Chong*	Gb 37 *Guang Ming*
Gallenblase	Gb 40 *Qiu Xu*	Le 5 *Li Gou*
3 Erwärmer	3 E 4 *Yang Chi*	Pe 6 *Nei Guan*
Perikard	Pe 7 *Da Ling*	3 E 5 *Wai Guan*
Niere	Ni 3 *Tai Xi*	Bl 58 *Fei Yang*
Blase	Bl 64 *Jing Gu*	Ni 4 *Da Zhong*

Shu-Punkte

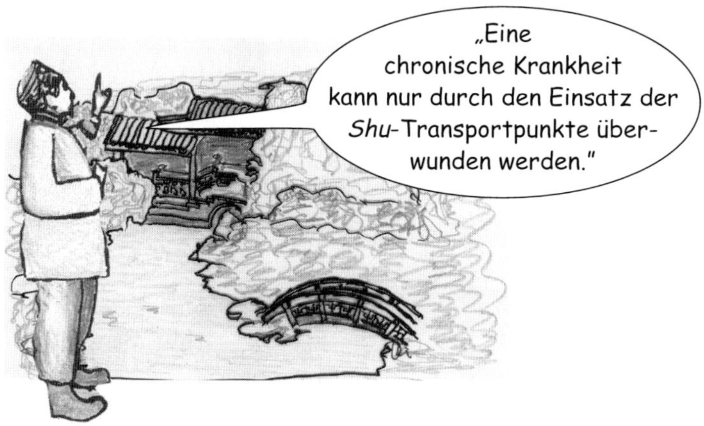
„Eine chronische Krankheit kann nur durch den Einsatz der *Shu*-Transportpunkte überwunden werden."

Im Huang Di Nei Jing Su Wen steht:

> „Um tieferliegende Erkrankungen der Organe zu behandeln, müssen die jeweiligen Rücken-*Shu*-Punkte der fünf *Zang*-Organe genadelt werden, wobei es sich um Rücken-*Shu*-Punkte handelt, die den jeweiligen Organen am nächsten liegen."

Shu-Punkte (in der Literatur auch als Zustimmungspunkte bezeichnet) haben eine Priorität in der Behandlung von chronischen Krankheiten.

Hierfür gibt es eine eigene chinesische Redewendung:

- „Chronische Krankheiten können nicht ohne die *Shu*-Punkte überwunden werden."

Die *Shu*-Punkte können wie folgt therapeutische Verwendung finden:

- Funktion aufgrund der Lokalisation
  - Segmentwirkung.
- Funktion aufgrund des chinesischen Namens.
- Funktion aufgrund der chinesischen Organfunktionen
  - emotionale Aspekte,
  - mentale Aspekte,
  - Sinnesorgane,
  - Gewebeschichten.
- Funktion aufgrund der besonderen Bedeutung.

Tab. 34: *Shu*-Punkte

Bl 13	*Fei Shu*	Lungen-*Shu*-Punkt
Bl 14	*Jue Yin Shu*	*Jue-Yin*-Schicht *Shu*-Punkt
Bl 15	*Xin Shu*	Herz-*Shu*-Punkt
Bl 16	*Du Shu*	*Shu*-Punkt des Lenkergefäßes
Bl 17	*Ge Shu*	*Shu*-Punkt des Zwerchfells
Bl 18	*Gan Shu*	Leber-*Shu*-Punkt
Bl 19	*Dan Shu*	Gallenblase-*Shu*-Punkt
Bl 20	*Pi Shu*	Milz-*Shu*-Punkt
Bl 21	*Wei Shu*	Magen-*Shu*-Punkt
Bl 22	*San Jiao Shu*	3 Erwärmer-*Shu*-Punkt
Bl 23	*Shen Shu*	Nieren-*Shu*-Punkt
Bl 24	*Qi Hai Shu*	Zustimmungspunkt für das „Meer des *Qi*"
Bl 25	*Da Chang Shu*	Dickdarm-*Shu*-Punkt
Bl 26	*Guan Yuan Shu*	*Shu*-Punkt des „Tor des Ursprünglichen"
Bl 27	*Xiao Chang Shu*	Dünndarm-*Shu*-Punkt
Bl28	*Pang Guang Shu*	Blasen-*Shu*-Punkt
Bl 29	*Zhong Lu Shu*	*Shu*-Punkt für die mittleren Rückenknochen
Bl 30	*Bai Huan Shu*	*Shu*-Punkt für den Anus („Weißer Ring")

Mu-Alarmpunkte

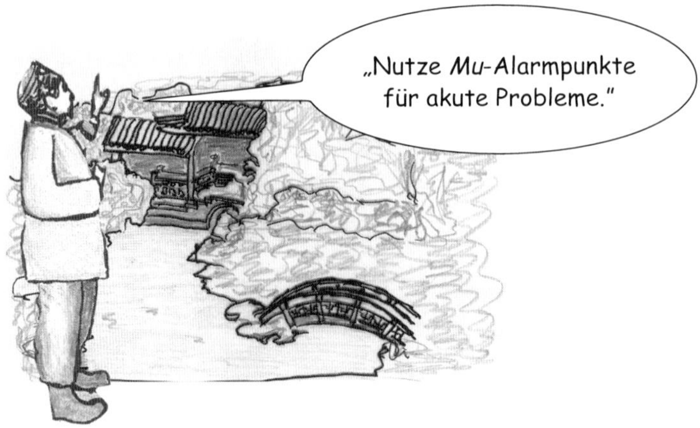

An den *Mu*-Punkten der *Zang-Fu*-Organe ist das *Qi* der jeweiligen Organe sehr direkt zugänglich. Häufig sind *Mu*-Punkte druckdolent, wenn im zugehörigen Organsystem ein akutes Problem besteht. Gemäß der Grundregel, druckdolente Punkte zu nadeln, kann man die *Mu*-Punkte direkt zur Behandlung einsetzen.

Fast alle *Mu*-Punkte sind auf der Vorderseite des Körperstammes lokalisiert.

Tab. 35: *Mu*-Punkte von kranial nach kaudal.

Lunge	Lu 1 *Zhong Fu*
Perikard	KG 17 *Tan Zhong*
Leber	Le 14 *Qi Men*
Gallenblase	Gb 24 *Ri Yue*
Herz	KG 14 *Ju Que*
Magen	KG 12 *Zhong Wan*
Milz	Le 13 *Zhang Men*
Niere	Gb 25 *Jing Men*
Dickdarm	Ma 25 *Tian Shu*
3 Erwärmer	KG 5 *Shi Men*
Dünndarm	KG 4 *Guan Yuan*
Blase	KG 3 *Zhong Qi*

Shu-Mu-Fa

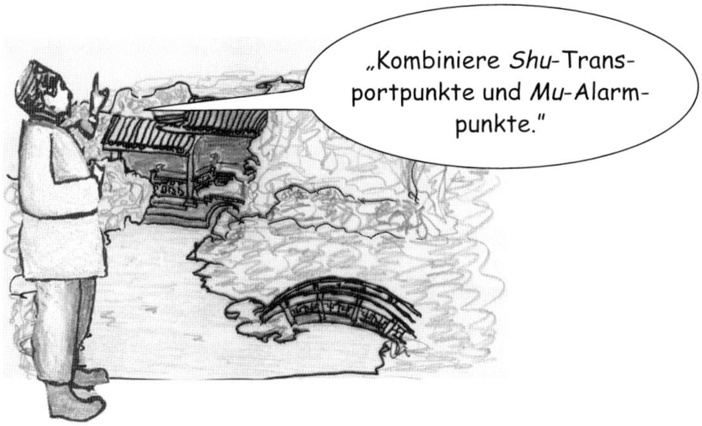

Diese Technik des Kombinierens ist im Buch Yin Yang Shi Er Gunangxing Shi erwähnt.

- „Es müssen der *Mu*- und der *Shu*-Punkt [...] genadelt werden."

Mu-Punkte finden sich an der ventralen Seite des Körperstamms, die *Shu*-Transportpunkte auf der dorsalen Seite. Die Kombination ist damit im Sinne einer harmonischen Anordnung der Akupunkturpunkte zu sehen und zeigt immer wieder außerordentlich bemerkenswerte Erfolge.

Tab. 36: Kombination der *Shu*- und *Mu*-Punkte.

Organ	*Shu*-Punkt	*Mu*-Punkt
Lunge	Bl 13 *Fei Shu*	Lu 1 *Zhong Fu*
Dickdarm	Bl 25 *Da Chang Shu*	Ma 25 *Tian Shu*
Milz	Bl 20 *Pi Shu*	Le 13 *Zhang Men*
Magen	Bl 21 *Wei Shu*	KG 12 *Zhong Wan*
Herz	Bl 15 *Xin Shu*	KG 14 *Ju Que*
Dünndarm	Bl 27 *Xiao Chang Shu*	KG 4 *Guan Yuan*
Niere	Bl 23 *Shen Shu*	Gb 25 *Jing Men*
Blase	KG 3 *Zhong Ji*	Bl 28 *Pang Guang Shu*
Perikard	KG 17 *Shan Zhong*	Bl 14 *Jue Yin Shu*
3 Erwärmer	KG 5 *Shi Men*	Bl 22 *San Jiao Shu*
Leber	Bl 18 *Gan Shu*	Bl 18 *Gan Shu*
Gallenblase	Gb 24 *Ri Yue*	Bl 19 *Dan Shu*

Xia-He-Punkte

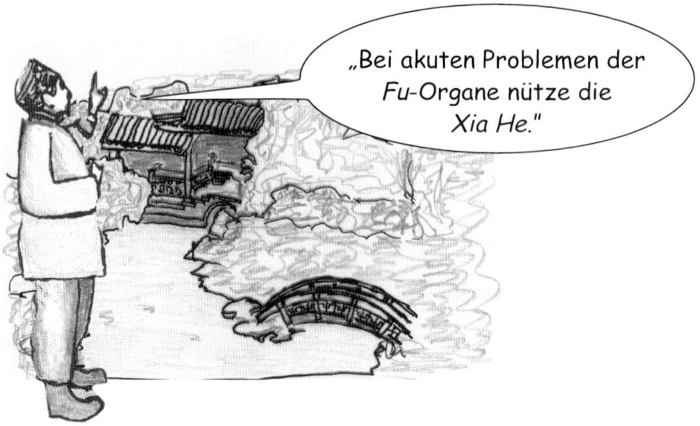
„Bei akuten Problemen der
Fu-Organe nütze die
Xia He."

Die unteren Alarmpunkte, die *Xia-He*-Punkte, sind nur für die *Fu*-Organe, also die Hohlorgane, definiert.

Gemäß dem Merksatz „In akuten Fällen verwende die Fernpunkte" (s. S. 133) empfehlen sich die *Xia-He*-Punkte besonders bei akuten Problemen, insbesondere wenn eine Behandlung im abdominellen Bereich zu starkem Abwehrverhalten seitens des Patienten führt.

Tab. 37: *Xia-He*-Punkte der *Fu*-Organe.

Magen	Ma 36, chinesisch *Zu San Li*
Dickdarm	Ma 37, chinesisch *Shang Ju Xu*
Dünndarm	Ma 39, chinesisch *Xia Ju Yu*
Gallenblase	Gb 34, chinesisch *Yang Ling Quan*
Blase	Bl 40, chinesisch *Wei Zhong*
3 Erwärmer	Bl 39, chinesisch *Wei Yang*

Mu-Xia-He-Fa

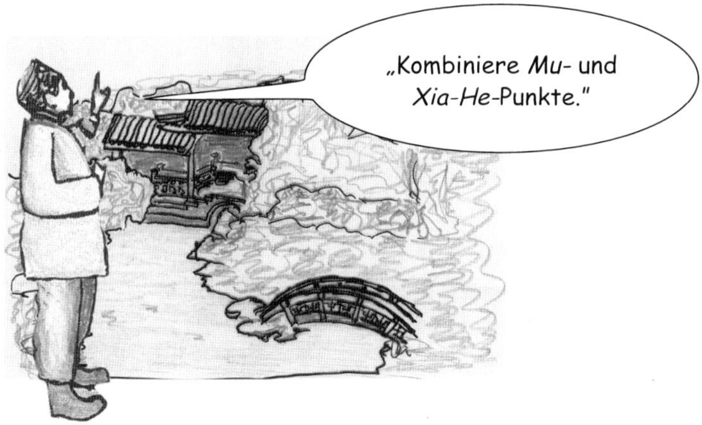

Die Kombination von *Mu*-Alarmpunkt und *Xia-He*-Unterer-Alarmpunkt bringt schnellen Therapieerfolg. Es werden Nahpunkt (eher für chronische Beschwerden) und Fernpunkt (eher für Akutbeschwerden) kombiniert. Das ist eine effiziente Therapiemöglichkeit bei organbezogenen Mustern.

Tab. 38: *Mu*-Alarmpunkte bei *Yin*- und *Yang*-Organen.

***Yin*-Organe**		***Yang*-Organe**	
Lunge	Lu 1	Dickdarm	Ma 25
Perikard	KG 17	3 Erwärmer	KG 5
Herz	KG 14	Dünndarm	KG 4
Milz	Le 13	Magen	KG 12
Leber	Le 14	Gallenblase	Gb 24
Niere	Gb 25	Blase	KG 3

Tab. 39: *Xia-He*-Untere-Alarmpunkte für die *Yang*-Organe.

Dickdarm	Ma 37
Magen	Ma 36
Dünndarm	Ma 39
Blase	Bl 40
Gallenblase	Gb 34
3 Erwärmer	Bl 39

Tab. 40: *Mu-Xia-He*-Alarmpunkte als Kombinationen.

Dickdarm	Ma 25 und Ma 37
Magen	KG 12 und Ma 36
Dünndarm	KG 4 und Ma 39
Blase	KG 3 und Bl 40
Gallenblase	Gb 24 und Gb 34
3 Erwärmer	KG 5 und Bl 39

Xi-Spaltpunkte

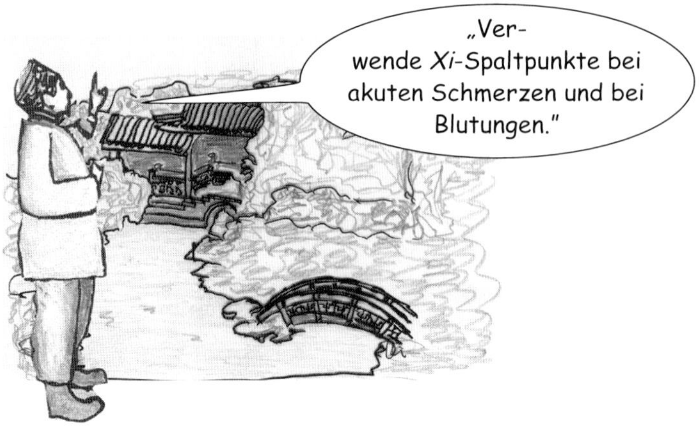

Xi bedeutet so viel wie Spalt, Einschnitt. Als *Xi*-Spaltpunkte bezeichnet man zwölf Punkte auf den ordentlichen Leitbahnen und vier auf den außerordentlichen Leitbahnen, in denen deren *Qi* und Blut wie in einem Spalt gesammelt werden.

Diagnostisch lassen sie Fülle oder Leere im Meridiansystem erkennen.

Zeichen für Fülle sind:

- Intensiver Schmerz
- Schwellungen
- Rötungen.

Zeichen für Leere sind:

- Dumpfe Schmerzantwort auf Druck,
- leichte Schmerzantwort auf Druck,
- Vertiefung, Delle im Punkt selber.

Die klinische Verwendung für die *Xi*-Spaltpunkte ist:

- *Yang*-Meridiane:
  - Akute Erkrankungen im dazugehörenden Organsystem,
  - insbesondere akute Schmerzen.
- *Yin*-Meridiane:
  - Blutungen,
  - akuter Schmerz.

Tab. 41: *Xi*-Spaltpunkte der ordentlichen Leitbahnen und ihre Indikation.

Lunge	Lu 6	*Kong Zui*	• allgemein Blutungen • Hämoptoe mit Husten, gelbem Sputum
Dickdarm	Di 7	*Wen Liu*	Darmblutungen
Magen	Ma 34	*Liang Qiu*	Magenblutungen
Milz	MP 8	*Di Ji*	• Uterusblutungen • Zyklusstörungen • Menorrhagien • Metrorrhagien
Herz	He 6	*Yin Xi*	Cave! Insbesondere bei Herzschmerzen
Dünndarm	Dü 6	*Yang Lao*	Hämaturie
Blase	Bl 63	*Jin Men*	Hämaturie
Niere	Ni 5	*Shui Quan*	• Hämaturie • akute Nierenschmerzen
Perikard	Pe 4	*Xi Men*	• Hämatome • Petechien • Cave! Herzschmerzen • Völlegefühl in der Brustgegend
3 Erwärmer	3 E 7	*Hui Zong*	• Schmerzen im Meridianverlauf • bei Hörstörungen
Gallenblase	Gb 36	*Wai Qiu*	Schmerzen im Nacken, Genick
Leber	Le 6	*Zhong Du*	• Hämatome • Uterusblutungen mit Depressionen

Tab. 42: *Xi*-Spaltpunkte für die vier außerordentlichen Leitbahnen.

Yang Qiao Mai	Bl 59	*Fu Yang*
Yin Qiao Mai	Ni 8	*Jiao Xin*
Yang Wei Mai	Gb 35	*Yang Jiao*
Yin Wei Mai	Ni 9	*Zhu Bin*

An diesen Punkten sammelt sich das *Qi* der außerordentlichen Leitbahnen. Sie werden daher gerne mit den Öffnungspunkten, oder nach Öffnung des außerordentlichen Gefäßes zur Aktivierung des *Qi* in den Gefäßen, genadelt.

Hinweis

Schmerzen und Blutungen mit Klinikcharakter oder aus dem Bereich der Notfallmedizin sind mit der Akupunktur nicht zu erreichen. Diese stellen eine Kontraindikation dar!

Öffnungspunkte der außerordentlichen Leitbahnen

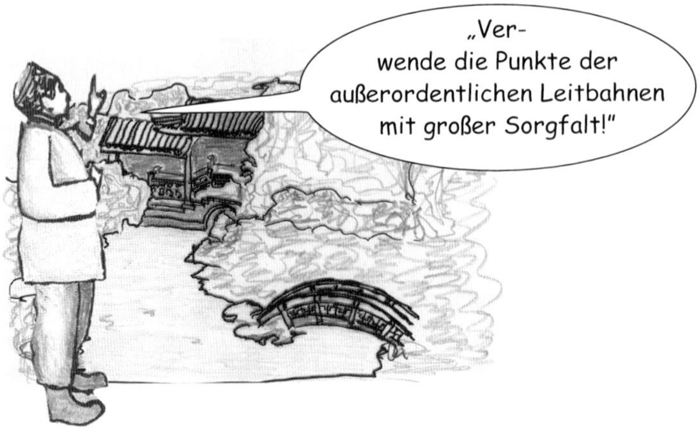

Außerordentliche Meridiane haben eine Speicherfunktion. Sie stehen mit dem *Jing* der Nieren in direkter Verbindung. In ihnen zirkuliert *Jing* Essenz, das *Ying Qi*, die Bauernenergie, und das *Wei Qi*, die Abwehrenergie. Sie können überschüssige Energien absorbieren, aber auch mit *Jing* oder *Qi* unterversorgte Regionen wieder auffüllen. Sie können auch das krankmachende *Xie Qi* der äußeren pathogenen Faktoren absorbieren.

Da der Einsatz außerordentlicher Meridiane immer auch Einsatz von *Jing* bedeutet, die nur schwer aufzufüllen ist, hat der Einsatz der außerordentlichen Meridiane mit großer Umsicht zu erfolgen. Insbesondere zu häufige Nadelung dieser Leitbahnen kann Müdigkeit und Erschöpfung erzeugen.

Umgekehrt ist ihr Einsatz z.B. bei chronischen Schmerzen von hoher Effizienz und bringt schnelle Erfolge.

Außerordentliche Meridiane werden traditionell in vier Paare eingeteilt, die energetisch ähnliche Körperregionen versorgen.

Lenkergefäß *Du Mai* und Konzeptionsgefäß *Ren Mai* haben eigene Punkte, die anderen außerordentlichen Leitbahnen haben ihre Punkte auf den Leitbahnen der ordentlichen Meridiane.

Außerordentliche Meridiane werden über die Öffnungspunkte, auch Dr. Dou's acht Punkte genannt, und die Koppelungspunkte eingeschaltet. *Xi*-Punkte – in jedem Paar einer – haben in der Kombination einen starken Effekt.

Zunächst wird der jeweilige Öffnungspunkt, dann der Koppelungspunkt und – so vorhanden und gewollt – danach der *Xi*-Spaltpunkt genadelt.

Tab. 43: Die acht Öffnungs- und Koppelungspunkte der außerordentlichen Meridiane sowie ihre *Xi*-Spaltpunkte.

Leitbahn	*Xi*	Öffner	Gekoppelt	Körperregion
Chong Mai	–	MP 4 *Gong Sun*	Pe 6 *Nei Guan*	Herz, Brust, Magen
Yin Wei Mai	Ni 9 *Zhu Bin*	Pe 6 *Nei Guan*	MP 4 *Gong Sun*	
Du Mai	–	Dü 3 *Hou Xi*	Bl 62 *Shen Mai*	Genick, Schulter, Rücken
Yang Qiao Mai	Bl 59 *Fu Yang*	Bl 62 *Shen Mai*	Dü 3 *Hou Xi*	
Dai Mai	–	Gb 41 *Zu Lin Qi*	3 E 5 *Wai Guan*	Schläfen, Ohren, Außenseite des Körpers
Yang Wei Mai	Gb 35 *Yang Jiao*	3 E 5 *Wai Guan*	Gb 41 *Zu Lin Qi*	
Ren Mai	–	Lu 7 *Lie Que*	Ni 6 *Zhao Hai*	Gesicht, Kehle, Brust, Lunge, Bauch
Yin Qiao Mai	Ni 8 *Jiao Xin*	Ni 6 *Zhao Hai*	Lu 7 *Lie Que*	

Hui-Einflussreiche Punkte der Strukturen und Organe

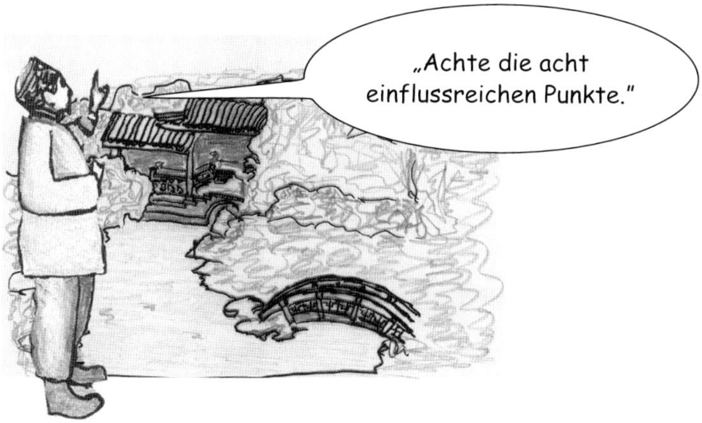

Die acht Meisterpunkte werden auch einflussreiche Punkte genannt, chinesisch *Ba Hui Xue*.

Diese acht einflussreichen Punkte können immer integriert werden. Eine Musterdefinition ist nicht zwingend nötig.

Tab. 44: Die acht Meister- oder *Hui*-Punkte.

Punkt	Beeinflusste Struktur
Lu 9, chinesisch *Tai Yuan*	Blutgefäße und Puls
Bl 11, chinesisch *Da Zhu*	Knochen
KG 12, chinesisch *Zhong Wan*	*Fu*-Organe
Le 13, chinesisch *Zhang Men*	*Zang*-Organe
KG 17, chinesisch *Tan Zhong*	*Qi*
Bl 17, chinesisch *Ge Shu*	Blut
Gb 34, chinesisch *Yang Ling Quan*	Sehnen
Gb 39, chinesisch *Xuan Zhong*	Mark

Meisterpunkte der Regionen

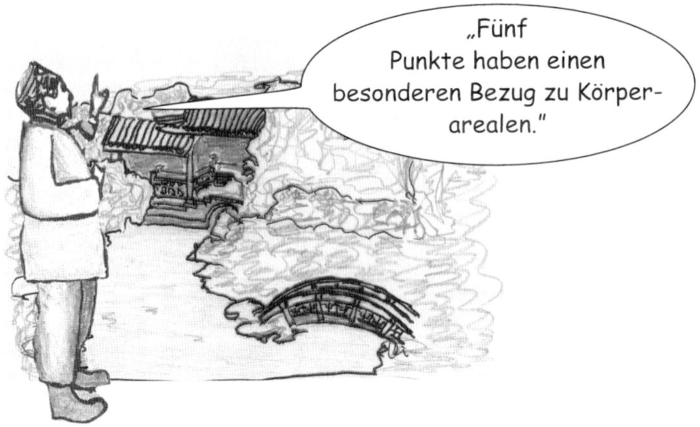

Diese im Merksatz erwähnten fünf Punkte beeinflussen gezielt Vorgänge in bestimmten Körperarealen und werden deswegen in Kombinationen gerne verwendet.

Tab. 45: Meisterpunkte der Regionen.

Punkt	Beeinflusste Region
Ma 36, chinesisch *Zu San Li*	Erkrankungen der Bauchregion
Di 4, chinesisch *He Gu*	Gesichtsbereich und Kopf
Lu 7, chinesisch *Lie Que*	Kopf- und Okzipitalbereich
Bl 40, chinesisch *Wei Zhong*	Rücken, Lumbalgegend
Pe 6, chinesisch *Nei Guan*	Thoraxbereich

Tian, die Himmelsfensterpunkte

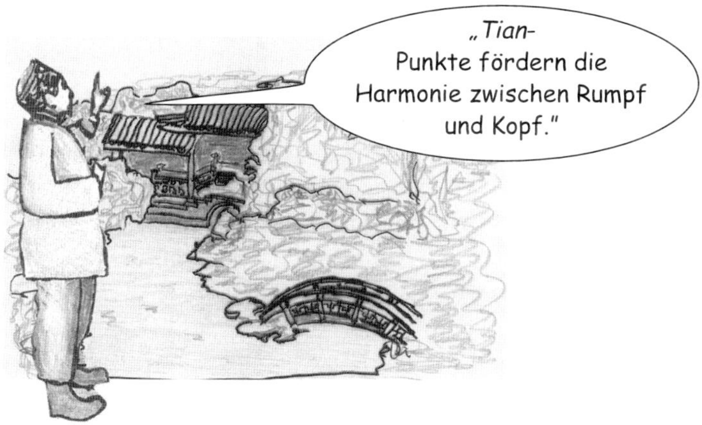

Tian heißt übertragen „Himmel". Die Himmelsfensterpunkte sind Punkte, die die Erde (den Körper) mit dem Himmel (dem Kopf) verbinden (s. S. 282).

Alle Punkte sind auf Leitbahnen gelegen, die – zumindest streckenweise – zum Kopf oder Nacken hinführen. Sie repräsentieren das *Yang Qi*, das zum Kopf aufsteigt. Die Himmelsfenster verbinden so den Rumpf (Erde) mit dem Kopf (Himmel). Damit erklärt sich ihr Einsatz bei rebellierendem *Qi*.

Im Ling Shu werden die *Tian*-Punkte als Verbindung zum Himmel erwähnt. Daher werden sie bei Erkrankungen der Sinnesorgane und bei psychisch emotionalen Problemen eingesetzt. Jedoch ist diese heutige Verwendung erst in den letzten 30 Jahren wieder populär geworden und wird nach wie vor von einigen Autoren kritisch diskutiert.

Der Einsatz bei lokalen Problemen ist trivial.

Einige Autoren erwähnen, dass man Dü 17, chinesisch *Tian Rong*, mit Gb 9, chinesisch *Tian Chong*, austauscht und so Punkte von allen *Yang*-Leitbahnen in den Himmelsfensterpunkten vertreten sind.

Weitere Punkte mit dem Schriftzeichen *Tian*, das heißt Himmel im Namen:

- Di 17, chinesisch *Tian Ding*; *Tian Xiang*,
- Gb 9, chinesisch *Tian Chong*; *Tian Qu*,
- Bl 7, chinesisch *Tong Tian*; *Tian Bo*; *Tian Bai*; *Tian Jiu*,
- KG 24, chinesisch *Cheng Jiang*; *Tian Chi*,
- Ma 12, chinesisch *Que Pen*; *Tian Gai*,
- 3 E 10, chinesisch *Tian Jing*,
- KG 22, chinesisch *Tian Tu*; *Tian Ju*,
- 3 E 15, chinesisch *Tian Liao*; *Tian Ting*,
- LG 20, chinesisch *Bai Hui*; *Tian Men*,
- Pe 2, chinesisch *Tian Quan*; *Tian Shi*; *Tian Wen*,
- Ma 25, chinesisch *Tian Shu*,
- Ma 9, chinesisch *Ren Ying*; *Tian Wu Hui*,
- MP 18, chinesisch *Tian Xi*,
- Dü 11, chinesisch *Tian Zong*.

Für die Himmelsfensterpunkte werden, z. B. im Ling Shu, auch schwerere Krankheitsbilder diskutiert wie

- Transitorische ischämische Attacke
- Meningitis
- Herzinfarkt
- Pneumonie.

Tab. 46: Tabelle der klassischen zehn Himmelsfensterpunkte.

Punkt	Anwendungen	
Lu 3 *Tian Fu*	Bei rebellierendem *Qi*:	• extremer Durst • Hämoptysis • Husten, Atemnot
	Sinnesorgane:	• Nasenbluten
	Psychisch emotionale Verwendung:	• Trauer • Somnolenz, Desorientiertheit, Vergesslichkeit • Schlaflosigkeit
Di 18 *Fu Tu*	Rebellierendes *Qi*:	• Dyspnoe • Husten
	Akut einsetzende Erkrankungen:	• plötzlicher Stimmverlust
Pe 1 *Tian Chi*; *Tian Hui*	Rebellierendes *Qi* mit viel Schleim:	• Kopfschmerzen • Husten, Dyspnoe
	Lokal:	• Brustschmerz • Völlegefühl in der Brust
	Psychisch emotional:	• Reizbarkeit
3 E 16 *Tian You*	Akut einsetzende Erkrankungen:	• plötzliche Taubheit, Hörsturz
	Psychisch emotional:	• wirre Träume
	Störungen der Sinnesorgane:	• gestörtes Sehen, Augenschmerzen, Tränenfluss • Schwindel • Nasenbluten, Anosmie, verstopfte Nase • Tinnitus, Hörstörungen
Dü 16 *Tian Chuans*	Akut einsetzende Probleme:	• plötzlicher Sprachverlust
	Lokal:	• Spasmen und Schmerzen in der Nackenregion
	Psychisch emotional:	• manische Agitiertheit • manische Depression
	Störungen der Sinnesorgane:	• Schwindel, Tinnitus
Dü 17 *Tian Rong*	Lokal:	• Spasmen und Schmerzen in der Nackenregion • Schmerzen und Völlegefühl im Brustbereich
	Sinnesorgane:	• Schwindel, Tinnitus, Taubheit
Ma 9 *Ren Ying*; *Tian Wu Hui*	Rebellierendes *Qi*:	• Atemnot • Völlegefühl in der Brust • schwerer Kopfschmerz • rebellierendes Magen-*Qi*
	Erkrankungen mit akutem Beginn:	• bei akut einsetzender Diarrhöe
Bl 10 *Tian Zhu*	Heftige Muskelkontraktionen, Schmerzen und Krämpfe in der Nackenregion, Schwindel, Schwäche der unteren Extremitäten, Kopfschmerzen, Konvulsionen	
KG 22 *Tian Tu*	Rebellierendes *Qi* mit viel Schleim:	• Husten • Atemnot
	Akut einsetzende Erkrankung:	• plötzlicher Stimmverlust
	Sinnesorgane:	• Sprachstörungen
LG 16 Feng Fu	Rebellierendes *Qi* mit Leber-Wind:	• Kopfschmerz • Nasenbluten • Schwindel • Schlaganfall
	Lokal:	• Spasmen der Nackenregion
	Psychisch emotional:	• Manie • Trauer • Ängstlichkeit mit Herzklopfen
	Akut einsetzende Erkrankungen:	• plötzliche Aphasie bei Apoplex
	Sinnesorgane:	• Sprachstörungen z. B. durch Apoplex • verschwommenes Sehen

Jiao-Hui-Kreuzungspunkte

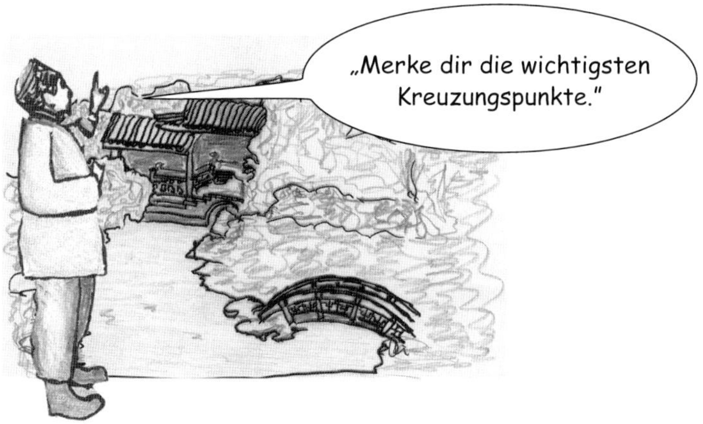

An Kreuzungspunkten treffen sich die Verläufe verschiedener Leitbahnen und Gefäße. Sie beeinflussen damit mehrere Meridiane gleichzeitig und werden so verwendet. Insgesamt gibt es 100 Kreuzungspunkte, die wichtigsten Kreuzungspunkte sind hier aufgeführt.

Tab. 47: Wichtigste Kreuzungspunkte.

LG 14 *Da Zhui*	Kreuzungspunkt aller *Yang*-Meridiane
MP 6 *San Yin Jiao*	Kreuzungspunkt der drei Fuß-*Yin*-Meridiane
KG 3 *Zhong Ji* und KG 4 *Guan Yuan*	Kreuzungspunkte der drei Fuß-*Yin*-Meridiane mit dem *Ren Mai*
Le 14 *Qi Men*	Kreuzungspunkt von *Yin Wei Mai*, Milz- und Leberleitbahn
LG 26 *Shui Gou*	Kreuzungspunkt von *Du Mai*, Magen- und Dickdarmleitbahn
Ma 4 *Di Cang*	Kreuzungspunkt von *Yang Qiao Mai*, Dickdarm- und Magenleitbahn
Ma 8 *Tou Wei*	Kreuzungspunkt von *Yang Wei Mai*, Gallenblasen- und Magenleitbahn

Die vier Meere

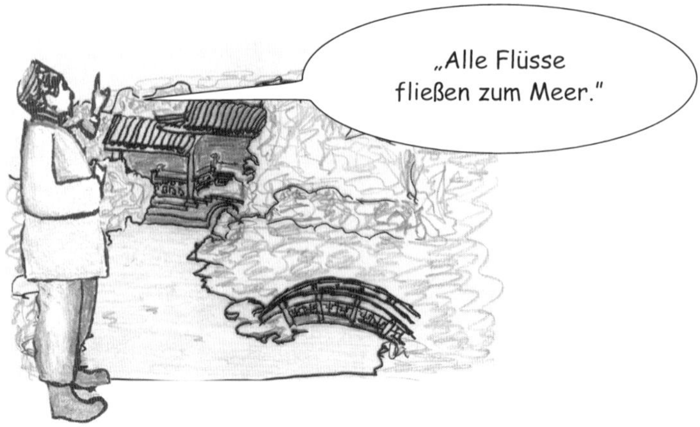

Die Aussage dieses Merksatzes beinhaltet eine Akupunkturtheorie, die schon einige hundert Jahre alt ist. Sie besagt: Betrachtet man die zwölf ordentlichen Leitbahnen wie Flüsse, so fließen sie in die vier Meere, die bereits im Su Wen erwähnt werden:

- „Das Meer des Markes", nämlich das Gehirn,
- „Das Meer des Blutes", das ist der *Chong Mai*,
- „Das Meer des *Qi*", das ist der ventrale Brustbereich,
- „Das Meer des Getreides und der Nahrung", das ist der Magen.

Somit sollen bestimmte Körperstammareale über wenige, besonders einflussreiche Punkte in Verbindung mit *Shu*-Rückenpunkten einfach therapiert werden, ohne auf eine genaue Diagnose oder ein Muster zurückgreifen zu müssen.

Tab. 48: Bedeutung und Zuordnung der „vier Meere".

	Meer der Nahrung und des Getreides	Meer des Blutes	Meer des Marks	Meer des *Qi*
Bedeutung	Magen	*Chong Mai*	Gehirn	Mitte der Brust
Region am Körperstamm	oberes Abdomen	unteres Abdomen	Kopf	Brust
Punkte	Ma 30 *Qi Chong* Ma 36 *Zu San Li*	Bl 11 *Da Shu* Ma 39 *Xia Ju Xu* Ma 37 *Shang Ju Xu*	LG 20 *Bai Hui* LG 16 *Feng Fu*	KG 17 *Shan Zhong* Bl 10 *Tian Zhu* Ma 9 *Ren Ying*
***Shu*-Rückenpunkte**	Bl 18 *Gan Shu* Bl 20 *Pi Shu* Bl 23 *Shen Shu*	Bl 18 *Gan Shu* Bl 20 *Pi Shu* Bl 23 *Shen Shu*	LG 17 *Nao Hu*	Bl 13 *Fei Shu* Bl 15 *Xin Shu*
Beispiele für Mangelsyndrome	Appetitlosigkeit	Abgespanntheit ohne erkennbaren Grund	Schwere und Krämpfe in der oberen Extremität	Sprachstörungen
Beispiele für Fülle-Zustände	Spannungsgefühl im Bauch	Gefühl vermehrten Körpervolumens	überschießende Energien	Dyspnoe, rotes Gesicht, Brustschmerzen

Die fünf *Shu*-Antiken Punkte

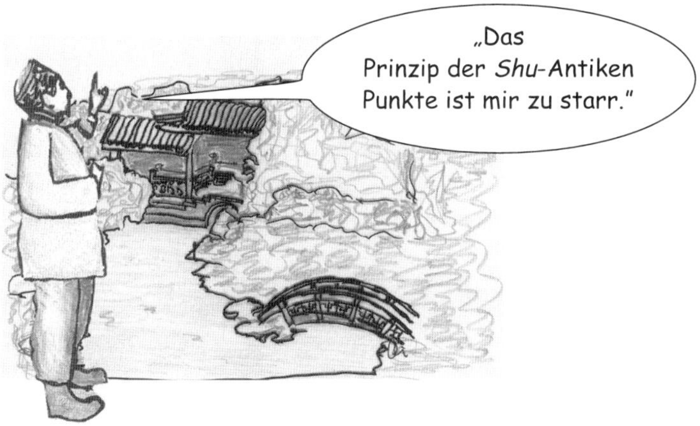
„Das Prinzip der *Shu*-Antiken Punkte ist mir zu starr."

Das System der *Shu*-Antiken Punkte geht auf die Integration der fünf Elementarphasen in die Akupunktur zurück. Sie repräsentieren die fünf Elementarphasen auf den einzelnen Leitbahnen, beginnend von distal nach proximal an den Extremitäten.

Diese *Shu*-Antiken Punkte sind nicht mit den *Shu*-Rücken-(Transport)Punkten auf dem Rücken zu verwechseln!

Behandlungsprinzipien für die *Shu*-Antiken Punkte gemäß der fünf Elementelehre:

Bei Leere stärke die Mutter:

- Tonisieren des Mutterpunktes auf dem betroffenen Meridian,
- tonisieren des *Ben*-Wurzelpunktes auf dem Mutter-Meridian,
- tonisieren des Mutterpunktes auf dem gemäß Innen-Außen-Regel gekoppelten Meridian.

Bei Fülle sediere das Kind:

- Sedieren des Kindpunktes auf dem betroffenen Meridian,
- sedieren des *Ben*-Wurzelpunktes auf dem Kind-Meridian,
- sedieren des Kindpunktes auf dem gemäß Innen-Außen-Regel gekoppelten Meridian.

Mutter und Kind werden gemäß dem *Sheng*-Zyklus der fünf Wandlungsphasen bestimmt. Innen-Außen-Koppelung entspricht dem *Zang-Fu*-System, *Zang* ist innen und *Fu* ist außen.

Tab. 49: Tabelle der *Shu*-Antiken Punkte.

Jing-Brunnenpunkt = 1. Punkt an den Akren	*Ying*-Quellenpunkt = 2. Punkt proximal der Akren	*Shu*-Strömungspunkt = 3. Punkt proximal der Akren	*Jing*-Flusspunkt = 4. Punkt, zwischen 3. und 5. Punkt	*He*-Meerpunkt = 5. Punkt an Ellenbeugen oder Knien

Tab. 50: *Yang*-Meridiane

Yang	Metall	Wasser	Holz	Feuer	Erde
Di (Metall)	Di 1 – *Ben*	Di 2	Di 3	Di 5	Di 11
Bl (Wasser)	Bl 67	Bl 66 – *Ben*	Bl 65	Bl 60	Bl 40
Gb (Holz)	Gb 44	Gb 43	Gb 41 – *Ben*	Gb 38	Gb 34
Dü (Feuer)	Dü 1	Dü 2	Dü 3	Dü 5 – *Ben*	Dü 8
Ma (Erde)	Ma 45	Ma 44	Ma 43	Ma 41	Ma 36 – *Ben*
3 E / *San Jiao*	3 E 1	3 E 2	3 E 3	3 E 6 – *Ben*	3 E 10

Tab. 51: *Yin*-Meridiane

Yin	Holz	Feuer	Erde	Metall	Wasser
Le (Holz)	Le 1 – *Ben*	Le 2	Le 3	Le 4	Le 8
He (Feuer)	He 9	He 8 – *Ben*	He 7	He 4	He 3
MP (Erde)	MP 1	MP 2	MP 3 – *Ben*	MP 5	MP 9
Lu (Metall)	Lu 11	Lu 10	Lu 9	Lu 8 – *Ben*	Lu 5
Ni (Wasser)	Ni 1	Ni 2	Ni 3	Ni 7	Ni 10 – *Ben*
Perikard/KS	Pe 9	Pe 8 – *Ben*	Pe 7	Pe 5	Pe 3

Li-Punkte sind Dopingpunkte

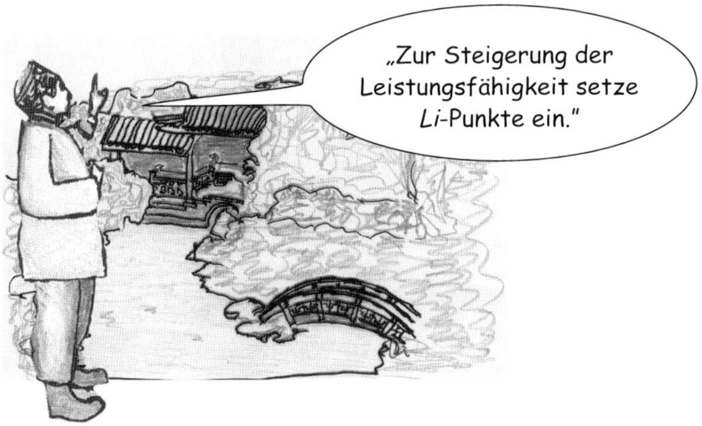

Li ist ein chinesisches Längenmaß von 500 Metern. Stimmuliert man diese Akupunkturpunkte die *Li* im Namen haben, kann man einen halben Kilometer mehr gehen. Der Ma 36, chinesisch *Zu San Li*, kann als Dopingpunkt gelten. *San* bedeutet drei und wird der *San Li* stimmuliert, kann man 3 x 500 Meter gehen, das bedeutet letzendlich 1,5 Kilometer weiter.

Daraus läßt sich formulieren, alle *Li*-Punkte sind Dopingpunkte im Sinne von

- schneller
- weiter
- höher
- erfolgreicher
- dynamischer
- kraftvoller.

Nachfolgend sind einige *Li* Punkte aufgeführt:

- Di 10, chinesisch *Shou San Li*,
- Di 13, chinesisch *Shou Wu Li*,
- Ma 36, chinesisch *Zu San Li*,
- He 5, chinesisch *Tong Li*,
- Le 10, chinesisch *Zu Wu Li*.

Gui-Dämonenpunkte

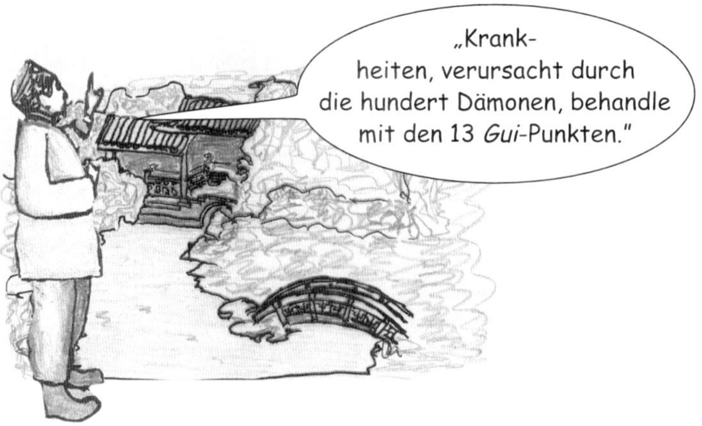
„Krankheiten, verursacht durch die hundert Dämonen, behandle mit den 13 *Gui*-Punkten."

Dieser Merksatz geht auf Sun Si Miao's Qian Jin Yao Fang, „Wichtige Verordnungen vom Wert von 1000 Goldstücken", zurück.

Gui bedeutet Dämonen. Diese nicht körperhaften Wesen galten bis 1948 (!) ihrer Übersetzung nach als klassischer Auslöser aller Erkrankungen nach den alten Texten wie dem Su Wen, Ling Shu oder Nan Jing. Die ursprüngliche Übersetzung von äußeren oder inneren pathogenen Faktoren war eigentlich äußere oder innere Dämonen oder Drachen.

Diese Vorstellungen finden sich noch heute in modernen Martial Arts Kinofilmen wie in „Tiger and Dragon". Sie sind integraler Bestandteil der chinesischen Kultur. Auch wenn man über pathophysiologische Mechanismen heutzutage andere Erklärungen für viele Erkrankungen hat, kann man das Bild der Dämonenkrankheiten heute noch geschickt nutzen.

Gui-Punkte werden in der angegebenen Reihenfolge genadelt, oft unter Berücksichtigung der Tage im chinesischen Kalender, und sollen so innere Dämonen, also Störungen durch innere pathogene Faktoren, eliminieren. Diese Störungen sind aus dem Ungleichgewicht zwischen den fünf *Shen* und den sieben Emotionen entstanden, und damit aus uns selbst heraus.

Tab. 52: Die 13 Dämonenpunkte.

Nr.	Punkt
1	LG 26 *Shui Gou*; *Gui Gong*; *Gui Ke Ting*; *Gui Shi* Nadelung: sedierend; 0,3–0,5 Cun
2	Lu 11 *Shao Shang*; *Gui Xin* Nadelung: sedierend; 0,3 Cun
3	MP 1 *Yin Bai*; *Gui Lei*; *Gui Yan* Nadelung: sedierend, 0,2 Cun
4	Pe 7 *Da Ling*; *Gui Xin* Nadelung: sedierend; 0,5 Cun
5	Bl 62 *Shen Mai*; *Gui Lu* Feuernadel, 3–7-mal wiederholen
6	LG 16 *Feng Fu*; *Gui Xue*; *Gui Lin*; *Gui Zhen* Nadelung: 0,5–1 Cun tief, heiße Nadel
7	Ma 6 *Jia Che*; *Gui Chuang*; *Gui Lin* Nadelung: Feuernadel; auch sedierend; 0,2 Cun
8	KG 24 *Cheng Jiang*; *Gui Shi* Nadelung: sedierend; 0,2–0,3 Cun
9	Pe 8 *Lao Gong*; *Gui Ku* Nadelung: sedierend; 0,3–0,5 Cun
10	LG 23 *Shang Xing*; *Gui Tang* Nadelung: 0,3–0,5 Cun; auch schräg, 1 Cun tief
11	KG 1 *Hui Yin*; *Gui Cang* nur Moxa
12	Di 11 *Qu Chi*; *Gui Chen*; *Gui Tui* Nadelung: Feuernadel 3–7-mal; auch 2 Cun tief
13	*Hai Quan*; *Gui Feng* (unter der Zunge, Mitte Zungenbändchen) Nadelung: Nadelung oder Bluten lassen

Tab. 53: Weitere *Gui*-Punkte.

Pe 5	*Jian Shi; Gui Lu*
LG 22	*Xin Hui; Gui Men*
Di 5	*Yang Xi; Zhong Kui*
Di 10	*Shou San Li; Gui Xie*
Lu 5	*Chi Ze; Gui Shou*
Lu 9	*Tai Yuan; Gui Xin*
Ma 36	*Zu San Li; Gui Xie; Xia Gui*
Ma 4	*Gui Chuang*

Im Zhen Jiu Yu Jing, Buch 4, Kapitel 31 von Gao Wu aus dem Jahr 1529 findet sich das „Lied über die 13 Dämonenpunkte" des vollkommenen *Sun*:

„100 Dämonen können alle Geisteskrankheiten *(Dian Kuang)* hervorbringen. Es gibt 13 Punkte in der Akupunktur, die man dafür kennen sollte. Im Allgemeinen nadelt man zuerst den Dämonenpalast, an zweiter Stelle muss unbedingt die Dämonentreue folgen. Beim Mann beginnt man auf der linken Seite, bei der Frau auf der rechten. Die Reihenfolge ist folgendermaßen:

1. Nadle die Mitte des Menschen, das ist der Dämonenpalast *(Gui Gong)*. Steche links unterhalb des Nasenrandes hinein und gib acht, dass die Nadel rechts herauskommt.
2. Nadle dann am Daumen der Hand unterhalb des Nagels, der Name ist Dämonentreue *(Gui Xin)*. Steche 3 Fen tief.
3. Nadle am großen Zeh des Fußes unterhalb des Nagels; der Name ist Dämonenwall *(Gui Lei)*. Gehe 2 Fen hinein.
4. Nadle an der hinteren Handfläche den großen Grabhügel. Gehe 5 Fen hinein und du triffst das Dämonenherz *(Gui Xin)*.
5. Nadle das Streckgefäß; ein anderer Name ist Dämonenstraße *(Gui Lu)*. Eine Feuernadel 3 Fen tief und siebenmal erglühen lassen.
6. Suche einen Punkt oberhalb des großen Weberschiffchens *(Da Zhu*, Bl 11*)*, einen Cun im Haaransatz. Sein Name ist Dämonenkissen *(Gui Zhen)*.
7. Steche unterhalb des Ohrläppchens 5 Fen tief. Der Name dieses Punktes ist Dämonenbett *(Gui Chuang)*. Die Nadel muss hier erwärmt werden.
8. Nadle den Breiempfänger, sein Name ist Dämonenmarkt *(Gui Shi)*. Beginne links und komme rechts heraus, dies ist äußerst wichtig.
9. Treffe den Boten im Zwischenraum, er führt dich in das Dämonenlager *(Gui Ying)* hinein.
10. Nadle den oberen Stern, er heißt auch Dämonenhalle *(Gui Tang)*.
11. Brenne unterhalb der *Yin*-Spalte drei Moxakegel ab, denn die Jadepforte der Frau ist der Eingang zum Dämonenspeicher *(Gui Cang)*.
12. Der Teich an der Krümmung hat den Namen Dämonenminister *(Gui Chen)*. Eine Feuernadel muss hier siebenmal zum Glühen gebracht werden. Steche 1 Cun tief.
13. Führe die Zungenspitze zum Dach des Gaumens; der Punkt unter der Zunge hat den Namen Dämonensiegel *(Gui Feng)*.

Steche an Händen und Füßen wechselseitig antwortend. Als träfen sich Waisen sind auch diese Punkte nur für sich allein zu öffnen *(Tong)*. Das ist die wirklich wunderbare Kunst der alten Meister. Die üblen Dämonen aller Geisteskrankheiten verschwinden, ohne eine Spur zu hinterlassen!"

Weitere Anmerkungen zu den *Gui*-Dämonenpunkten:

Lu 11 ist ein Dämonenpunkt und wird direkt nach LG 26 genannt, dort, wo das Lenkergefäß die Dickdarmleitbahn kreuzt und in Di 20, einem wichtigen Leitbahnpunkt, endet.

Zählt man dazu noch Lu 5, Lu 9 und Di 11 hinzu, so liegen ein Drittel der Dämonenpunkte auf Metall-Leitbahnen.

Wird *Po* Atemseele durch unzureichende Atmung nicht mit dem *Shen** des Himmels verbunden, so bindet sie sich mehr an die Erde. Dies führt zu Süchten.

Ist man von den guten Geistern des Himmels *(Shen*)* verlassen, dringen die Dämonen *(Gui)* ein. Sie müssen wieder ausgetrieben werden, und zwar über die Dämonentore *(Gui Men)*. So bezeichnet man die Schweißporen.

Folgerichtig gehört zu einer Suchttherapie Purgieren und Schweißtreiben als wichtige Methoden dazu.

Wird Lu 11 geöffnet, dann wird Schweiß induziert und dadurch ein Dämon *(Gui)* ausgetrieben.

Hinweis zur „Feuernadel“

Die Technik der „Feuernadel“ ist aus verschiedenen Gründen sehr problematisch. Wir raten dringend von ihrer Verwendung ab. Rechtliche Ansprüche können – wie bei allen medizinischen Verfahren, die in diesem Buch aufgeführt werden – nicht daraus abgeleitet werden. Wir verweisen an dieser Stelle wieder auf die Eigenverantwortlichkeit des Therapeuten.

Dennoch soll die Technik kurz erläutert werden, da sie in anderen Büchern nicht zu finden ist:
Eine Akupunkturnadel, deren Griff hitzeresistent ist, wird bis zur Rotglut erhitzt. Anschließend wird sie so an dem angegebenen Akupunkturpunkt in Rein-Raus-Technik angewandt.

Drachenpunkte

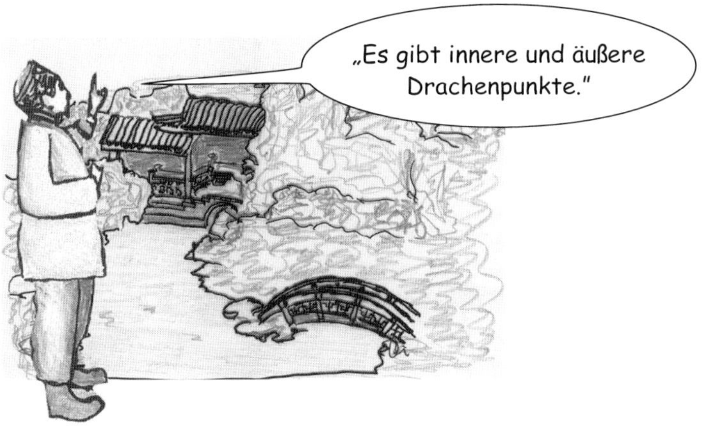

Die inneren und äußeren Drachenpunkte gehen auf J. R. Worsley zurück.

Wie bereits in der Abhandlung über Sun Si Miao's *Gui*-Punkte angesprochen, wurden die Krankheitsursachen der TCM als Dämonen oder Drachen bezeichnet.

Innere Drachen/Dämonen sind die sieben Emotionen.

Äußere Drachen/Dämonen sind die sechs Übel *(Liu Yin)*.

Damit werden die Herzöffnungen aufgemacht.

Eventuell Ni 1 zusätzlich, um den Patient zu erden.

Tab. 54: Innere Drachenpunkte.

Punkt auf halber Strecke zwischen KG 14 und KG 15	öffnet die Herzöffnungen
Ma 25	*Mu*-Punkt des Dickdarms
Ma 32	eliminiert Feuchtigkeit
Ma 41	Feuer-Punkt der Magenleitbahn; moxen

Für die Behandlung gilt:

- *De Qi* muss an allen Punkten deutlich ausgelöst werden.
- Die Nadeln verbleiben für 15 Minuten.
- Es wird von oben nach unten und von rechts nach links genadelt.
- Zunächst wird auf der Bauchseite genadelt.
- Dann wird die Reaktion abgewartet.
- Häufig ist damit eine durchschlagende Veränderung eingetreten.

Sollte keine Reaktion eingetreten sein, wurden entweder die Punkte nicht richtig behandelt oder es handelte sich nicht um eine innere Erkrankung. Dann werden die äußeren Drachenpunkte auf dem Rücken genadelt. Ansonsten vorgehen wie oben.

Tab. 55: Äußere Drachenpunkte.

LG 20	Ordnet uns wieder auf den Polarstern ein: Ein Stern, der niemals seine Position verändert. Chaos entsteht durch Abweichung von dieser Mitte.
Bl 11	• *Da Zhu* • Kreuzungspunkt der *Yang*-Leitbahnen von Blase, Dünndarm, 3 Erwärmer, Gallenblase und Lenkergefäß • *Hui*-Einflussreicher Punkt der Knochen • Punkt des Meeres des Blutes
Bl 23	• tonisiert die Nieren und stärkt das *Yang* • unterstützt die Essenz • nährt das Nieren-*Yin* • stärkt das Nieren-*Qi* • reguliert die Wasserwege • unterstützt und wärmt den Uterus • unterstützt Ohren und Augen • stärkt die Lumbalregion
Bl 61	Sein alternativer Name bedeutet: Dämonen beruhigen. Nadelung bei geschocktem Patienten mit weit aufgerissenen Augen.

Ah-Shi-Punkte

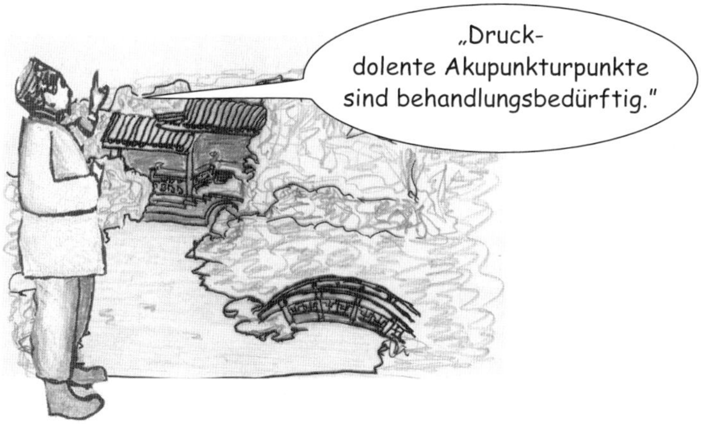

Die Druckdolenz von Akupunkturpunkten zeigt an, dass diese energetisch gestört sind. Sie haben eine entsprechende Behandlungspriorität.

Die Druckdolenz von Akupunkturpunkten findet sich auch in der Naturheilkunde wieder. Dort werden diese Punkte als:

- Locus dolendi,
- Dawos, das heißt, „Da wo's weh tut",
- ad hoc

bezeichnet.

Es sind so genannte individuelle, personenbezoge Akupunkturpunkte. Diese haben in einem Behandlungskonzept immer Priorität.

Sternenpunkte des Ma Dan Yang

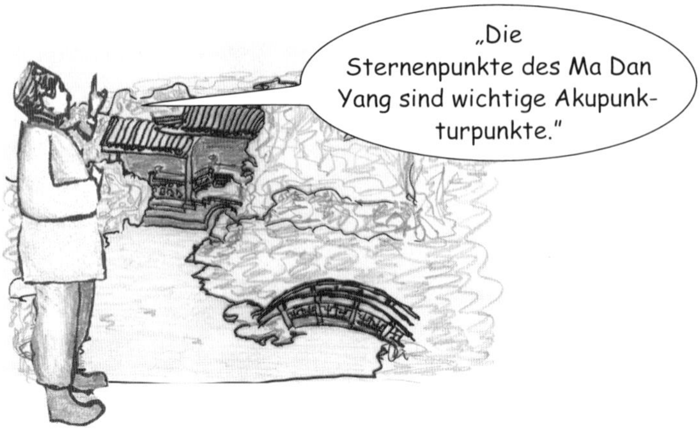

Ma Dan Yang, einer der Überväter der chinesischen Medizin, definierte elf Akupunkturpunkte, die besonders häufig verwendet werden. Dazu wurde von Xu Feng noch Le 3 hinzugefügt, der jetzt auch zu den Sternenpunkten gezählt wird.

Die Assoziation Sternenpunkte kann wie folgt besprochen werden:

In einer unendlichen Anzahl von Sternen, sprich Akupunkturpunkten, leuchten einige wichtige Sterne = Akupunkturpunkte besonders heraus.

Um auch dem Einsteiger einige interessante Punkte an die Hand zu geben, werden die Punkte ausführlich vorgestellt.

Die zwölf Sternenpunkte des Ma Dan Yang sind:

- Lu 7, chinesisch *Lie Que*,
- Di 4, chinesisch *He Gu*,
- Di 11, chinesisch *Qu Chi*,
- Ma 36, chinesisch *Zu San Li*,
- Ma 44, chinesisch *Nei Ting*,
- He 5, chinesisch *Tong Li*,
- Bl 40, chinesisch *Wei Zhong*,
- Bl 57, chinesisch *Cheng Shan*,
- Bl 60, chinesisch *Kun Lun*,
- Gb 30, chinesisch *Huan Tiao*,
- Gb 34, chinesisch *Yang Ling Quan*,
- Le 3, chinesisch *Tai Chong*.

Tab. 56–67: Qualifikation, Wirkung und Indikation der zwölf Sternenpunkte des Ma Dan Yang.

Tab. 56: Sternenpunkt Lu 7, *Lie Que*.

Punkt	Lu 7
Chinesischer Name	*Lie Que*
Deutscher Name	Fehler in der Reihe; unterbrochene Reihenfolge
Qualifikation	• *Luo*-Punkt des *Tai Yin* der Hand (Lunge) • Öffner des *Ren Mai* • Kommandopunkt des Gao Wu • Sternenpunkt nach Ma Dan Yang
Wirkungen	• fördert das Absteigen von Lungen-*Qi* • stärkt die Lungen • bewegt das Abwehr-*Qi* • öffnet die Wasserwege und unterstützt die Harnblase • öffnet die Nase • schafft Verbindung zum Dickdarm • befreit die Körperoberfläche von äußeren pathogenen Faktoren • beseitigt Hitze • eliminiert äußeren Wind • eliminiert Kälte • eliminiert Wind-Kälte • eliminiert Wind • transformiert Schleim • nährt das *Yin*

Indikationen nach Ma Dan Yang	• einseitige Kopfschmerzen • schmerzhaftes Stauungssyndrom durch Wind • Taubheit des ganzen Körpers • Schleimobstruktionen im Oberkörper • Kiefersperre

Tab. 57: Sternenpunkt Di 4, *He Gu.*

Punkt	Di 4
Chinesischer Name	*He Gu*
Deutscher Name	Zusammenfluss der Täler
Qualifikation	• *Yuan*-Quellpunkt des Hand-*Yang-Ming* (Dickdarm) • Kommandopunkt nach Gao Wu • Sternenpunkt nach Ma Dan Yang
Wirkungen	• bewegt das Abwehr-*Qi* • vertreibt äußere pathogene Faktoren • eliminiert äußeren Wind • beseitigt Hitze • vertreibt Wind-Kälte • eliminiert Nässe-Hitze • eliminiert Wind-Hitze • eliminiert Wind • eliminiert Kälte-Nässe • transformiert Trockenheit-Schleim • transformiert Nässe-Hitze • öffnet die Körperoberfläche • stärkt die verteilende Funktion der Lungen • tonisiert das *Qi* und festigt die Oberfläche • harmonisiert das Aufsteigen und Absteigen • lindert Schmerzen • beseitigt Obstruktionen des Dickdarms • beseitigt Obstruktionen der Milz • löst Stagnationen in der Leitbahn auf • reguliert das *Qi* • harmonisiert die *Qi*-Zirkulation im Gesicht

Indikationen nach Ma Dan Yang	• Kopfschmerzen • Gesichtsschwellung • Malaria mit Frieren und Fieber • Karies • Nasenbluten • Kiefersperre mit Unfähigkeit zu sprechen

Tab. 58: Sternenpunkt Di 11, *Qu Chi.*

Punkt	Di 11
Chinesischer Name	*Qu Chi*
Deutscher Name	Gewundener Teich; Sumpf in der Beuge
Qualifikation	• *He*-Meerpunkt des Hand-*Yang-Ming* (Dickdarm) • Dämonenpunkt nach Sun Si Miao • Sternenpunkt nach Ma Dan Yang
Wirkungen	• klärt Hitze • kühlt das Blut • eliminiert Wind • leitet Nässe aus • verringert Juckreiz • reguliert *Qi* und Blut • aktiviert die Leitbahn und lindert Schmerzen
Indikationen nach Ma Dan Yang	• Ellenbogenschmerzen • Hemiplegie mit Unfähigkeit, die Hand zu schließen • Unfähigkeit, einen Bogen zu spannen • Schlaffheit der Sehnen, sodass die Person ihr Haar nicht kämmen kann • schmerzhaftes Stauungssyndrom des Halses, als ob man sterben müsste • wiederkehrendes Fieber • Hauterkrankungen durch Wind

Tab. 59: Sternenpunkt Ma 36, *Zu San Li*.

Punkt	Ma 36
Chinesischer Name	*Zu San Li*
Deutscher Name	Drei Weiler am Fuß
Qualifikation	• *He*-Meerpunkt des Fuß-*Yang-Ming* (Magen) • *Xia-He*-Punkt des Magens • Kommandopunkt nach Gao Wu • Sternenpunkt nach Ma Dan Yang • Punkt des „Meeres der Nahrung und des Getreides"
Wirkungen	• harmonisiert den Magen • kräftigt Milz und löst Feuchtigkeit auf • unterstützt das *Zhong Qi* und nährt das *Yuan Qi* • tonisiert *Qi* • nährt das Blut • nährt das *Yin* • kühlt Feuer und beruhigt den Geist • aktiviert die Leitbahn und lindert Schmerz • belebt das *Yang* und stellt das Bewusstsein wieder her
Indikationen nach Ma Dan Yang	• Kälte-Magen • Borborygmen und Diarrhöe • Schwellung des Beins • Wundheit des Knies und der Hüfte • Schädigung durch Kälte • Schwächegefühl • Abmagerung • parasitäre Erkrankungen aller Arten

Tab. 60: Sternenpunkt Ma 44, *Nei Ting*.

Punkt	Ma 44
Chinesischer Name	*Nei Ting*
Deutscher Name	Innerer Hof
Qualifikation	• *Yuan*-Quellpunkt des Fuß-*Yang-Ming* (Magen) • Sternenpunkt nach Ma Dan Yang
Wirkungen	• klärt Magen-Hitze • lindert Schmerz • harmonisiert die Därme • klärt feuchte Hitze • besänftigt den Geist
Indikationen nach Ma Dan Yang	• tödliches Frieren an Händen und Füßen • Abneigung gegen Stimmen • Hautausschläge • wunder Hals • anhaltendes Gähnen • Zahnschmerzen • Malaria • Unfähigkeit zu essen

Tab. 61: Sternenpunkt He 5, *Tong Li*.

Punkt	He 5
Chinesischer Name	*Tong Li*
Deutscher Name	Innere Verbindung
Qualifikation	• *Luo*-Passage-Punkt des Hand-*Shao-Yin* (Herz) • Sternenpunkt nach Ma Dan Yang
Wirkungen	• beruhigt den Geist • reguliert den Herzrhythmus • stärkt die Zunge • aktiviert die Leitbahn und eliminiert Schmerz
Indikationen nach Ma Dan Yang	• Unfähigkeit zu Sprechen trotz Verlangens, dieses zu tun • Sorgen und Ärger • Herzpochen • bei Fülle findet sich – ein Schweregefühl der vier Extremitäten – Kopf, Wangen, Gesicht sind rot • bei Leere findet sich – eine Unfähigkeit zu essen – plötzlicher Stimmverlust – ausdrucksloses Gesicht

Tab. 62: Sternenpunkt Bl 40, *Wei Zhong*.

Punkt	Bl 40
Chinesischer Name	*Wei Zhong*, alternativ: *Xue Xi* (*Xi*-Spaltpunkt für das Blut)
Deutscher Name	• unterer Abfluss • unterstützende Mitte
Qualifikation	• *He*-Meer-Punkt des Fuß-*Tai-Yang* (Blase) • Kommandopunkt des Gao Wu • Sternenpunkt nach Ma Dan Yang
Wirkungen	• unterstützt die Lumbalregion und die Knie • aktiviert die Leitbahn • erleichtert Schmerzen • kühlt das Blut • klärt Sommerhitze und stoppt Erbrechen und Diarrhöe • unterstützt die Blase • kühlt Blut-Hitze im Uterus
Indikationen nach Ma Dan Yang	• Lumbalschmerzen mit Unfähigkeit sich aufzurichten • Lumbalschmerzen, die den Rücken aufwärts ausstrahlen • Schmerz und Steifheit der Sehnen und der Knochen • Wind-schmerzhaftes Stauungssyndrom • Wind, der häufig rezidiviert • erschwertes Beugen und Strecken der Knie

Tab. 63: Sternenpunkt Bl 57, *Cheng Shan*.

Punkt	Bl 57
Chinesischer Name	*Cheng Shan*
Deutscher Name	Säule des Fleisches
Qualifikation	• Sternenpunkt nach Ma Dan Yang
Wirkungen	• entspannt die Sehnen • beseitigt Hitze • reguliert das Blut • behandelt Hämorrhoiden • beseitigt Obstruktionen und Stagnationen in der Leitbahn
Indikationen nach Ma Dan Yang	• Lumbalschmerzen • Hämorrhoiden • erschwerte Defäkation • Bein-*Qi* • Schwellung der Knie • Krämpfe, Spasmen und Schmerzen mit Cholera • Tremor

Tab. 64: Sternenpunkt Bl 60, *Kun Lun*.

Punkt	Bl 60
Chinesischer Name	*Kun Lun*
Deutscher Name	(ein bedeutsamer Berg)
Qualifikation	• Sternenpunkt nach Ma Dan Yang
Wirkungen	• entspannt die Sehnen • beseitigt Hitze • tonisiert das *Qi* und festigt die Oberfläche • reguliert das Blut • stärkt den Rücken • eliminiert Wind • löst Stagnationen in der Leitbahn auf • fördert Wehen
Indikationen nach Ma Dan Yang	• Krämpfe der Lumbalregion und des Sakrums • plötzliche Dyspnoe • Völlegefühl des Herzens • Unfähigkeit zu gehen und selbst einen Schritt zu tun • Stöhnen bei Bewegung

Tab. 65: Sternenpunkt Gb 30, *Huan Tiao.*

Punkt	Gb 30
Chinesischer Name	*Huan Tiao*
Deutscher Name	Springender Kreis
Qualifikation	• Sternenpunkt nach Ma Dan Yang
Wirkungen	• tonisiert *Qi* und Blut • beseitigt Obstruktionen der Gallenblasenleitbahn • löst Stagnationen in der Leitbahn auf • beseitigt Wind-Feuchtigkeit
Indikationen	• schmerzhaftes Stauungssyndrom durch Kälte- und Nässe-Wind-Schmerzen, die von der Hüfte bis zum Oberschenkel ausstrahlen • Stöhnen vor Schmerzen, wenn man sich umdreht

Tab. 66: Sternenpunkt Gb 34, *Yang Ling Quan.*

Punkt	Gb 34
Chinesischer Name	*Yang Ling Quan*
Deutscher Name	Quelle am *Yang*-Hügel
Qualifikation	• *He*-Meerpunkt des Fuß-*Shao-Yang* (Gallenblase) • *Hui*-Einflussreicher Punkt der Sehnen • Sternenpunkt nach Ma Dan Yang
Wirkungen	• entspannt die Sehnen • beseitigt Hitze • vertreibt Wind-Kälte • lindert Schmerzen • harmonisiert rebellierendes *Qi* • eliminiert Nässe-Hitze • lindert Krämpfe • eliminiert inneren Wind • harmonisiert das Leber-*Qi* und unterstützt die laterale Rippenregion • harmonisiert das *Shao Yang* • zerstreut Wind-Schleim
Indikationen nach Ma Dan Yang	• Schwellungen und Taubheit der Knie • schmerzhaftes Stauungssyndrom durch Kälte • Hemiplegie • Unfähigkeit, das Bein zu heben

Tab. 67: Sternenpunkt Le 3, *Tai Chong*.

Punkt	Le 3
Chinesischer Name	*Tai Chong*
Deutscher Name	Großes Branden
Qualifikation	• *Shu*-Bach-Punkt des Fuß-*Jue-Yin* (Leber) • *Yuan*-Quellpunkt • Meisterpunkt der Krämpfe • Sternenpunkt nach Ma Dan Yang
Wirkungen	• verteilt das Leber-*Qi* • unterdrückt das Leber-*Yang* und beseitigt Wind • klärt den Kopf und die Augen • beseitigt Hitze • beruhigt den Geist • reguliert das Blut • harmonisiert die Leber • lindert Krämpfe • reguliert die Menstruation
Indikationen nach Ma Dan Yang	• Schreck-, Epilepsie-Wind • Spannungsgefühl des Halses und des Herzens • beide Beine sind unfähig zu gehen • sieben Arten der *Shan*-Erkrankungen • einseitiges Herabsinken und Schwellung der Hoden • Nebelsehen • Lumbalschmerzen

Der äußere Blasenast

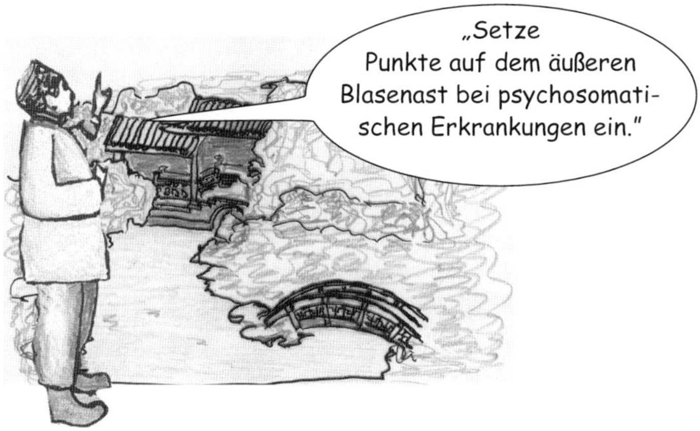

Die Punkte auf dem äußeren Blasenast tragen Namen der fünf Shen*. Auf ihnen fußt ein anderes Konzept zur Behandlung psychischer Erkrankungen.

Folgende Akupunkturpunkte werden hier thematisiert:

- Bl 42, chinesisch *Po Hu,*
- Bl 44, chinesisch *Shen Tang,*
- Bl 47, chinesisch *Hun Men,*
- Bl 49, chinesisch *Yi She,*
- Bl 52, chinesisch *Zhi Shi.*

Diese Akupunkturpunkte haben sich bewährt bei

- psychosomatischen,
- psychoemotionellen,
- psychovegetativen,
- psychomentalen

Störungen.

Tab. 68: Äußerer Blasenastpunkt Bl 42, *Po Hu*.

Punkt	Bl 42
Chinesischer Name	*Po Hu*
Deutscher Name	• Tür der Seele • Tür der Körperseele/ Atemseele
Korrespondierender Punkt auf dem Blasenast	Bl 13, *Fei Shu*
Zugeordnetes *Zang*-Organ	Lunge
Zugeordnetes *Wu Shen*	*Po*, die Atemseele
Korrespondierender Punkt auf dem *Du Mai*	LG 12
Korrespondierender Punkt auf dem *Ren Mai*	KG 17
Korrespondierender *Yuan*-Quellpunkt	Lu 9
Korrespondierender *Tian*-Himmelsfensterpunkt	Lu 3 Di 18
Psychische Aspekte	• ist mit der Atemseele *Po* assoziiert • bei Lu-assoziierten Problemen wie – Depression – Trauer – Sorgen

	• besänftigt den Geist • nährt das *Qi*, wenn es durch eine längere Phase von Depression und Trauer geschwächt ist • lehnt den notwendigen Rhythmus von Gewinnen und Verlieren ab • unfähig, aus der Verarbeitung des Verlustes Weisheit zu erlangen • traut sich aus Verlustangst nicht, wirklich am Leben teilzuhaben

Tab. 69: Äußerer Blasenastpunkt Bl 44, *Shen Tang*.

Punkt	Bl 44
Chinesischer Name	*Shen Tang*
Deutscher Name	• Vorhof der konstellierenden Kraft • Halle des Geistes • Tempel des Geistes
Korrespondierender Punkt auf dem inneren Blasenast	Bl 15, *Xin Shu*
Zugeordnetes *Zang*-Organ	Herz
Zugeordnetes *Wu Shen*	*Shen**
Korrespondierender Punkt auf dem *Du Mai*	LG 11
Korrespondierender Punkt auf dem *Ren Mai*	KG 17 KG 14
Korrespondierender *Yuan*-Quellpunkt	He 7
Korrespondierender *Tian*-Himmelsfensterpunkt	Pe 1 Dü 16 Dü 17
Psychische Aspekte	• korrespondiert mit dem Herzen, deswegen bei Herz-assoziierten Problemen wie – ängstliche Unruhe – Schlafstörungen – Depression • Ungleichgewicht in der Äußerung der Aspekte des Geistes bzw. der Liebe und des Lebens • Wechsel zwischen Getrieben-sein und Antriebslosigkeit • Unfähigkeit, Liebe und Zuneigung mitzuteilen und auszudrücken

Tab. 70: Äußerer Blasenastpunkt Bl 47, *Hun Men*.

Punkt	Bl 47
Chinesischer Name	*Hun Men*
Deutscher Name	• Pforte des Animus • Tor der Wanderseele *Hun*
Korrespondierender Punkt auf dem inneren Blasenast	Bl 18
Zugeordnetes *Zang*-Organ	Leber
Zugeordnetes *Wu Shen*	*Hun* Wanderseele
Korrespondierender Punkt auf dem *Du Mai*	LG 8
Korrespondierender Punkt auf dem *Ren Mai*	KG 14 KG 12
Korrespondierender *Yuan*-Quellpunkt	Le 3
Korrespondierender *Tian*-Himmelsfensterpunkt	–
Psychische Aspekte	• verwurzelt die Wanderseele *Hun* • tiefgreifender Einfluss auf die Kapazität eines Menschen, sein Leben zu planen • hilft, ein Gefühl für Richtung und Sinn im Leben zu entwickeln • hilft dadurch, entsprechende Depressionen zu überwinden • wirkt gegen jenes ungewisse Angstgefühl,

	das bei Menschen mit extremem *Yin*-Mangel in der Nacht auftritt • fehlende Verbindung zur Intuition, dem instinktiven Gefühl für die Richtung des Lebens • Unsicherheit und Frustration aufgrund von Vorhaben und Entscheidungen, die nicht den eigenen inneren Bedürfnissen oder denen anderer entsprechen.
Besonderheit	Man sagt, dass *Hun* Wanderseele den Körper durch diesen Punkt betritt und wieder verlässt.

Tab. 71: Äußerer Blasenastpunkt Bl 49, *Yi She*.

Punkt	Bl 49
Chinesischer Name	*Yi She*
Deutscher Name	• Hütte des Poeten • Haus der Phantasie • Zuflucht der Gedanken
Korrespondierender Punkt auf dem inneren Blasenast	Bl 20
Zugeordnetes *Zang*-Organ	Milz
Zugeordnetes *Wu Shen*	*Yi*
Korrespondierender Punkt auf dem *Du Mai*	LG 6
Korrespondierender Punkt auf dem *Ren Mai*	KG 12
Korrespondierender *Yuan*-Quellpunkt	MP 3
Korrespondierender *Tian*-Himmelsfensterpunkt	MP 9
Psychische Aspekte	• stärkt den mentalen Aspekt der Milz – Gedächtnis – Konzentration – Aufnahmefähigkeit beim Lernen • gegen zwanghafte Gedanken, die oft mit einer Milzschwäche zusammenhängen • Unsicherheit • fehlende Verwurzelung im physischen Leib und in der physischen Welt • Verhaftet-Sein in einer Welt der Gedanken, die nicht in die Tat umgesetzt werden • fehlende Koordination von Geist, Intelligenz und Körper

Tab. 72: Äußerer Blasenastpunkt Bl 52, *Zhi Shi*.

Punkt	Bl 52
Chinesischer Name	*Zhi Shi*
Deutscher Name	• Raum der Willenskraft • Raum des Ehrgeizes • Zimmer der Potenz
Korrespondierender Punkt auf dem inneren Blasenast	Bl 23
Zugeordnetes *Zang*-Organ	Niere
Zugeordnetes *Wu Shen*	Zhi
Korrespondierender Punkt auf dem *Du Mai*	LG 4
Korrespondierender Punkt auf dem *Ren Mai*	KG 6 KG 4
Korrespondierender *Yuan*-Quellpunkt	Ni 3
Korrespondierender *Tian*-Himmelsfensterpunkt	Bl 10
Psychische Aspekte	• stärkt den mentalen Anteil der Niere • Willens- und Entschlusskraft – verschiedene Depressionen – wenn der Mensch desorientiert und willenlos ist – wenn es an geistiger Willenskraft zur Gesundung fehlt • hebt die Stimmung • Gefühl der Machtlosigkeit und Unzulänglichkeit • Angst vor dem Unbekannten und Versagen • Angst vor dem Tode • Bei Fehlen von Ausdauer und Durchhaltevermögen tonisierend Nadeln!

7 Punktekombinationen

In der TCM gibt es eine unüberschaubare Flut an Punktekombinationen, die es sich lohnt zu kennen und vor allem auch in Erinnerung zu behalten.

Es verwundert also kaum, dass es hierzu eine Anzahl von einfach zu merkenden Eselsbrücken gibt. Diese werden hier nun dargestellt.

Wichtige Einzelpunkte und Punktekombinationen

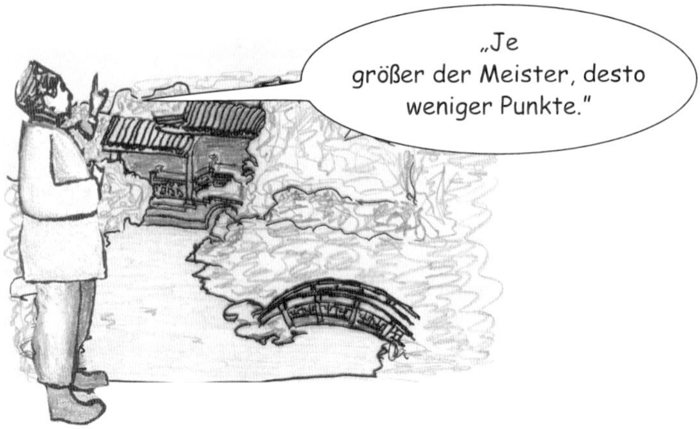

In der Akupunktur hat man ein klares Verständnis von den entsprechenden Mustern respektive Syndromen.

Hierbei gibt es nun unterschiedliche Therapiemöglichkeiten:

- zuerst äußere Muster,
- zuerst zugrunde liegendes Muster,
- beide gleichzeitig

behandeln.

Da es jedoch nicht sinnvoll erscheint, zu viele Akupunkturpunkte zu nutzen, ergibt sich obiger Merksatz von ganz allein.

Einige Rezepturen sind hier aufgeführt, die in der täglichen Praxis von Nutzen sein können. Es sind „Kochrezepte". Auch hier gilt: Eine Krankheit kann nur dann endgültig überwunden werden, wenn das ihr zugrunde liegende Muster behandelt wird. Dennoch scheint es in vielen Fällen sinnvoll und berechtigt, zunächst akut gegen die äußeren Beschwerden einzuschreiten und somit auf diese Vorschläge zurückzugreifen.

Es ist klar, dass hier nur einige, exemplarische Punktekombinationen zur Sprache kommen können. Die Auswahl ist bewusst persönlich und soll dieses Buch in seiner Komplexität lediglich abrunden.

Die vier Öffner

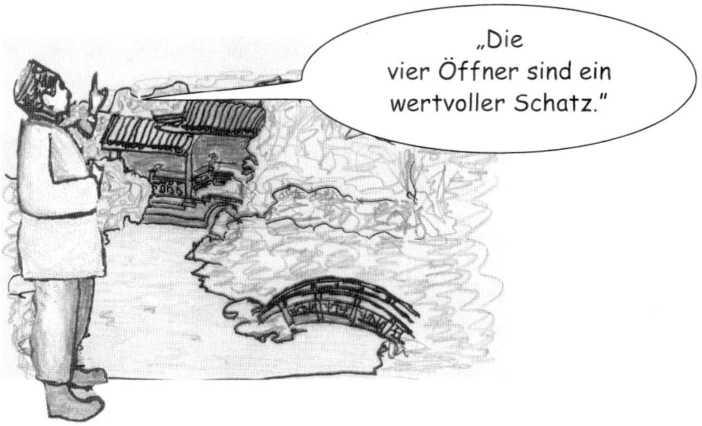

Eine der ältesten Punktekombinationen ist:

- Di 4, chinesisch *He Gu*,
- Le 3, chinesisch *Tai Chong*.

Synonym wird in der Literatur diese Kombination der vier Öffner bezeichnet als

- vier Ärzte Nadel,
- vier Pforten.

Die Zahl vier ist schnell dargestellt, es sind zwei Akupunkturpunkte, bilateral also vier Nadelungen.

Als Öffner werden die Sinnesorgane dargestellt:

- Augen
- Ohren
- Nase
- Mund

und Gehirn, welches den Input verarbeiten muss.

Diese Kombination kann bei Störungen der Sinnesorgane sowohl im körperlichen als auch im emotionalen Bereich eingesetzt werden.

Somit ist diese Kombination auch eine Basiskombination bei

- psychosomatischen,
- psychovegetativen,
- psychoemotionellen,
- psychomentalen

Erkrankungen.

Die „vier Öffner" öffnen den Patienten für die Erkenntnis seiner Erkrankung und für die Behandlung. Diese Punktekombination kann daher wie bei einem Schachspiel als eine klassische „Eröffnung" der Behandlung verwendet werden.

Es gibt die Geschichte, dass diese vier Punkte von vier Ärzten gleichzeitig gestochen wurden – daher der Beiname „vier Ärzte Nadel".

Das „Breitband-Antibiotikum“

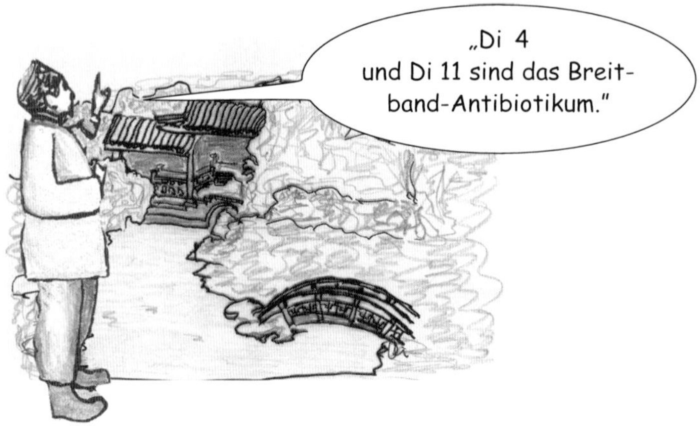

Diese Punktekombination besteht aus

- Di 4, chinesisch *He Gu*,
- Di 11, chinesisch *Gu Chi*

und kann gemäß der Terminologie zur chinesischen Medizin den pathogenen Faktor

- Hitze

eliminieren.

Hitze führt zu

- Entzündungen
- Infekten
- Fieber

welche durch diese Kombination begleitend behandelt werden können.

Wie immer ist der therapeutische Nutzen im Verhältnis zum Risiko zu setzen. In der Begleittherapie stehen diese Punktekombinationen bei:

- Rhinitis
- Sinusitis
- Laryngitis
- Pharyngitis
- Tonsillitis
- Bronchitis
- Zystitis
- Dermatitis usw.

zur Verfügung.

Grippe-Mix

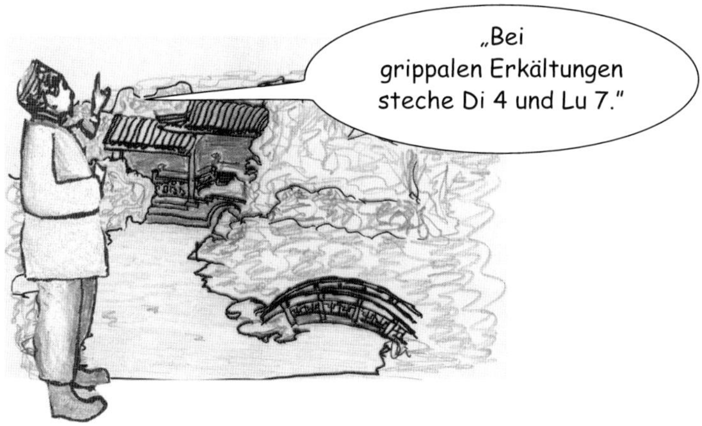

Der grippale Infekt kann gemäß der TCM als Wind-Kälte bezeichnet werden.

Hierzu zählen noch folgende westliche Erkrankungen:

- Erkältung
- Unterkühlung
- Verkühlung
- Husten
- Schnupfen
- Rhinitis
- Sinusitis.

Folgende Punktekombination bilden den Grippe-Mix:

- Di 4, chinesisch *He Gu*,
- Lu 7, chinesisch *Lie Que*.

Das Aspirin Chinas

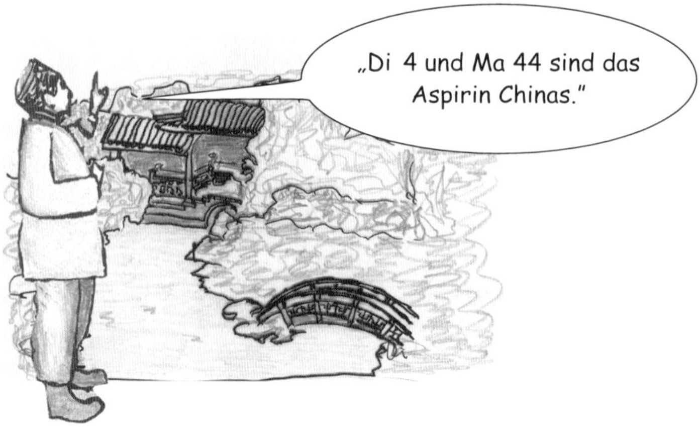

Das Aspirin Chinas ist die Punktekombination:

- Di 4, chinesisch *He Gu*,
- Ma 44, chinesisch *Nei Ting*.

Di 4, chinesisch *He Gu,* hat die Funktionen:

- Bewegt das Abwehr-*Qi*,
- vertreibt äußere pathogene Faktoren,
- eliminiert äußeren Wind,
- beseitigt Hitze,
- vertreibt Wind-Kälte,
- eliminiert Nässe-Hitze,
- eliminiert Wind-Hitze,
- eliminiert Wind,
- eliminiert Kälte-Nässe,
- transformiert Trockenheit-Schleim,
- transformiert Nässe-Hitze,
- öffnet die Körperoberfläche,
- stärkt die verteilende Funktion der Lungen,
- tonisiert das *Qi* und festigt die Oberfläche,
- harmonisiert das Aufsteigen und Absteigen,
- lindert Schmerzen,
- beseitigt Obstruktionen des Dickdarms,
- beseitigt Obstruktionen der Milz,
- löst Stagnationen in der Leitbahn auf,
- tonisiert und reguliert das *Qi*,
- harmonisiert die *Qi*-Zirkulation im Gesicht.

Bereits an anderer Stelle wurde besprochen, wie *He Gu* das Gesicht beeinflusst, insbesondere den Gesichtsbereich.

Als wichtiger Punkt der Dickdarmleitbahn sorgt er für die Öffnung des Dickdarms, dessen Hauptaufgabe die Ausscheidung ist. Somit können „Gifte" schnell aus dem Körper entfernt werden.

Ma 44, chinesisch *Nei Ting*, hat die Funktionen:

- Klärt Magen-Hitze,
- lindert Schmerz,
- harmonisiert die Därme,
- klärt feuchte Hitze,
- besänftigt den Geist.

Ma 44 ist ein Punkt an den Füßen, nahe am Boden. Er kann eingesetzt werden, wenn der Patient seine Bodenhaftung verloren hat. Darüber hinaus beruhigt er den Gastrointestinaltrakt bei allen Hitze bedingten Symptomen.

War also der Abend zuvor etwas feuchtfröhlich und der Tag danach umso erbärmlicher, würde ein Europäer spontan an Aspirin denken, ein Akupunkteur an Di 4 und Ma 44.

Dan Tian

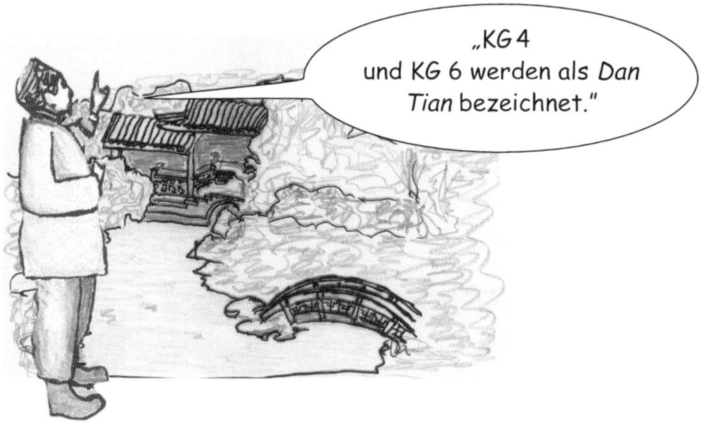

Die Akupunkturpunkte-Kombination

- KG 4, chinesisch *Guan Yuan*,
- KG 6, chinesisch *Qi Hai*

wird als *Dan Tian* bezeichnet, übersetzt etwa „der purpurne Himmel".

„Der purpurne Himmel" im Menschen kann herbeigezaubert werden.

Die Vorstellung „unter einem purpurnen Himmel" entspricht in etwa der Aussage:

- „Wir fühlen uns wie im siebten Himmel."

Vollkommene Zufriedenheit, Ausgleich und Harmonie.

KG 4, chinesisch *Guan Yuan*, hat die Funktionen:

- Stärkt das *Yang*,
- stärkt das *Yuan* Ursprungs-*Qi*,
- stärkt die Nieren,
- tonisiert Blut und *Yin*,
- reguliert die Funktionen der Reproduktionsorgane,
- wärmt den Uterus,
- beseitigt Kälte und Feuchtigkeit aus dem unteren *San Jiao*.

KG 6, chinesisch *Qi Hai*, hat die Funktionen:

- Reguliert *Qi*,
- tonisiert und zirkuliert das *Qi* im ganzen Körper,
- beseitigt *Qi*-Stagnationen,
- stärkt das *Yang*,
- stärkt das *Yuan Qi*,
- leitet Feuchtigkeit aus,
- wärmt den unteren *San Jiao*.

Wie bereits unter „Energetisches Fenster" (s. S. 139) besprochen, entspricht KG 6 eher dem oberflächlicheren Energieniveau, KG 4 dem tieferen Energieniveau. Beide zusammen tonisieren das *Yuan Qi*, stärken das *Yang* und das *Qi*. Damit ist man auf allen energetischen Ebenen vitaler und fit. Beide Punkte haben einen Bezug zum unteren 3 Erwärmer und damit zu den Reproduktionsorganen. Daher fühlt man sich nicht nur wie generalüberholt, sondern gar wie im siebten Himmel.

Himmel – Mensch – Erde auf dem Bauch

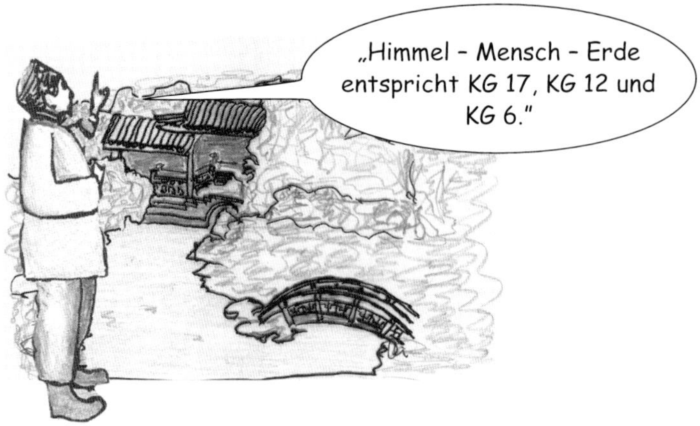

Die Trinität Himmel – Mensch – Erde im Menschen wird von folgenden Akupunkturpunkten vermittelt:

- KG 17, der Himmel,
- KG 12, der Mensch,
- KG 6, die Erde.

Diese Kombination ist geeignet, um das energetische Potenzial zu optimieren.

Die Ordnung

- Himmel
- Mensch
- Erde

ist das grundlegende Prinzip, wie schon so oft beschrieben. Dabei repräsentiert der Himmel das *Yang*, die Erde das *Yin* und der Mensch die möglichst vollkommene Harmonie aus beidem, also *Yin* und *Yang*.

Diese Dreiteilung kann uns nun in jeder Dimension begegnen:

- Oben – Mitte – Unten
- Links = *Yang* (!) – Mitte – Rechts = *Yin* (!)
- Hinten = *Yang* – Mitte – Vorne = *Yin*

Auch die Körperschichten werden so eingeteilt:

- Äußerste Haut = *Yang*,
- Unterhaut = Mitte,
- tiefe Körperschichten = *Yin*.

Ebenso wird am Kopf eine ähnliche Dreiteilung vorgenommen.

In der Diskussion um den *San Jiao*, also den 3 Erwärmer, wurde bereits seine Einteilung in die drei Regionen des Körperstammes besprochen.

Nun hat das Konzeptionsgefäß *Ren Mai* einen ausgesprochenen *Yin*-Aspekt und damit einen besonderen Bezug zum Körperinneren.

Die drei Punkte auf dem Konzeptionsgefäß repräsentieren nun die zentralen Punkte des:

- Oberen 3 Erwärmers,
- Mittleren 3 Erwärmers,
- Unteren 3 Erwärmers.

KG 6, chinesisch *Qi Hai,* hat die Funktionen:

- Reguliert *Qi*,
- tonisiert und zirkuliert das *Qi* im ganzen Körper,
- beseitigt *Qi*-Stagnationen,
- stärkt das *Yang*,
- stärkt das *Yuan Qi*,
- leitet Feuchtigkeit aus,
- wärmt den unteren *San Jiao*.

KG 12, chinesisch *Zhong Wan,* hat die Funktionen:

- Tonisiert das *Qi* von Milz und Magen,
- reguliert gegenläufiges *Qi*,
- transformiert Feuchtigkeit,
- lindert Schmerzen.

KG 17, chinesisch *Dan Zhong,* hat die Funktionen:

- Reguliert das *Qi* in Brust und Lungen,
- stärkt das *Zong Qi* des Thorax,
- beseitigt gegenläufiges *Qi*,
- leitet zähen Schleim aus,
- entspannt und öffnet den Thorax,
- unterstützt das Zwerchfell.

Es werden in jedem Bereich die wichtigen unterschiedlichen Aspekte des *Qi* aktiviert:

Gu Qi im Mittleren 3 E, *Yuan Qi* im Unteren 3 E, *Zong Qi* im Oberen 3 E. Durch die Nadelung werden sie nun miteinander energetisch verbunden, zumal durch die Akupunktur von KG 6 auch die Regulation des *Qi* im ganzen Körper zusätzlich stimuliert wird.

Somit wird das *Qi* des gesamten Körperstammes aktiviert und dadurch das Aktivpotenzial angehoben.

Vom Palast der Mühsale

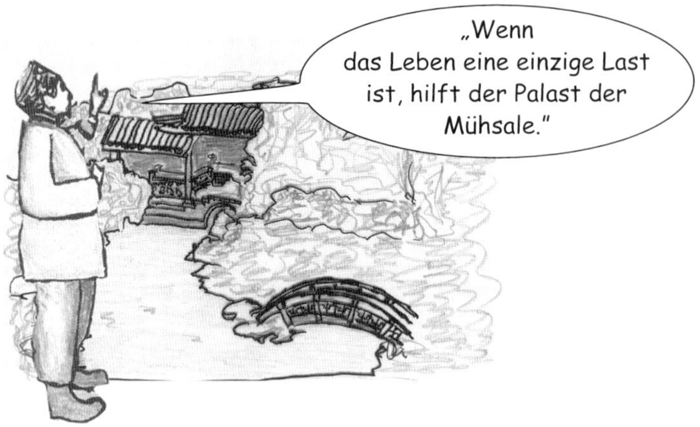
„Wenn das Leben eine einzige Last ist, hilft der Palast der Mühsale."

Das Leben wird zur Mühsal deutet an, dass die Lebensfreude nicht mehr empfunden werden kann.

Die Lokalisation ist auch diejenige, an der ein zum Kreuz Verurteilter mit den Händen auf das Holz genagelt wurde.

Es wäre hierbei sinnvoll Akupunkturpunkte zu wählen, die in ihrem Namen diese Mühsal andeuten.
Dies ist

- Pe 8, chinesisch *Lao Gong*.

Lao bedeutet so viel wie Mühsal, *Gong* so viel wie Palast. Dieser Akupunkturpunkt verleiht Flügel.

Pe 8, chinesisch *Lao Gong*, hat die Funktionen:

- Kühlt Herz-Feuer und -Blut,
- beruhigt den Geist *Shen**,
- harmonisiert den Magen.

Er hat zusätzlich folgende Qualifikationen:

- *Yuan*-Quellpunkt,
- Feuer-Punkt eines Feuer-Meridians → *Ben*-Wurzelpunkt.

Zu Meridian-Theorien

Er ist ein Punkt auf dem *Shu Jue Yin*. Dieser wiederum steht in Bezug zu seinem Namensvetter am Fuß *Zu Jue Yin*, also Leber-Meridian.

Gemäß *Zang Fu* ist dem Kreislauf-Sexus-Meridian der 3 Erwärmer-Meridian zugeordnet.

In der Organuhr steht dem *Shu Jue Yin* der *Zu Yang Ming*, also die Magen-Leitbahn gegenüber.
Folgerungen:

Aufgrund der Leitbahnzuordnung gemäß Organuhr ist eine Magenwirkung zu erwarten. Als *Ben*-Punkt eines Feuer-Meridians ist sein Einsatz bei Magen-Feuer schlüssig.

Der Kreislauf-Sexus- oder Perikard-Meridian heißt im Chinesischen *Xin Bao Mai*. Der *Xin Bao* hat gemäß den Merksätzen die Aufgabe, dem Volke Freude zu bringen. Als *Ben*-Wurzelpunkt ist er in der Lage, diese Funktion des Meridians zu stärken. Daher sollte er wieder Freude ins Leben zurückbringen.

Gemäß Oben-Unten-Kopplung der Meridian-Namensvetter ist eine Wirkung auf das Funktionssystem Leber zu erwarten. Diese ist ein sensibles Organ und für Emotionen und den geschmeidigen *Qi*-Fluss verantwortlich. Als *Ben*-Wurzelpunkt ist *Lao Gong* in der Lage, hierauf günstig Einfluss zu nehmen.

Im Sinne der Spiegelungsmethode ist nun zu überlegen, welchem Punkt auf dem Partner-Meridian *Zu Jue Yin* dieser Punkt am ehesten entspricht und man kommt auf Le 3 *Tai Chong*. Dieser ist bekanntermaßen ein besonders wirkungsvoller Punkt in Bezug auf die Gefühlslage.

Die Meridianbeziehung zum *San Jiao* 3 Erwärmer ist wie folgt zu interpretieren: Der 3 Erwärmer wurde wie der Beamte angesehen, der als Schleusenwärter arbeitet. Er ist also für den reibungslosen Fluss der *Yin*-Energien – hier Flüssigkeiten – zuständig. Im Bezug zu einem Feuer-Meridian mit Verwandtschaft zum Herzen kann es sich nur um Blut handeln. Als Feuer-Punkt beeinflusst er also die Hitze des Blutes.

In der geführten Diskussion wurde nun das System der *Zang Fu*, der fünf Elementarphasen, der Meridianverwandtschaften, der Organuhr und des Spiegelungs- und Abbildungssystems miteinander kombiniert und es erscheint nun der Name des Punktes selbst als Eselsbrücke zu seinen Funktionen – wie im Übrigen bei allen anderen Akupunkturpunkten auch. Es ist daher von Vorteil, sich mit den chinesischen Namen, den Meridianverwandtschaften, den Anordnungen gemäß Spiegelungs- oder Abbildungsmethode, den *Zang Fu* und der Organuhr einmal Punkt für Punkt zu beschäftigen.

Auf den Pfaden des Glücks

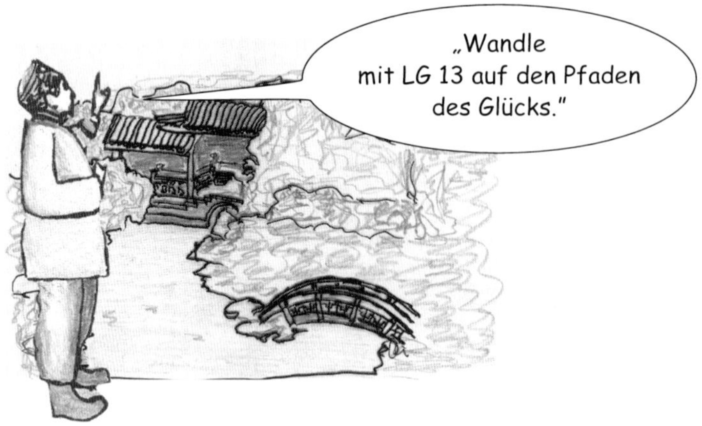

Es gibt einen Akupunkturpunkt

- LG 13, chinesisch *Tao Dao*

der insbesondere bei Moxatherapie die emotionale Ebene verändern kann.
Man wandelt auf dem Pfad des Glücks, genießt seine leicht aufhellende und euphorisierende Wirkung.

Sein chinesischer Name ist *Tao Dao* und wird interpretiert mit „Weg des Glücks" oder auch „Weg des Töpfers".

Seine Funktionen sind zunächst:

- Beseitigen äußerer pathogener Faktoren,
- beseitigen von Lungen-Hitze.

Besondere Qualifikation:

- Kreuzungspunkt mit dem Blasen-Meridian.

Damit kann *Dao* interpretiert werden als:

- Weg
- Pfad
- Prinzip
- Handlungsanweisung.

Andere Punkte mit dem Schriftzeichen *Dao* sind:

- *Shen Dao* LG 11,
- *Ling Dao* He 4,
- *Shui Dao* Ma 28,
- *Wei Dao* Gb 28.

Es ist der einzige Akupunkturpunkt, der das Schriftzeichen für Töpfer, bzw. Tongefäße in sich trägt. Die Idee vom Ton hat eine lange und bildhafte Tradition.

Es ist das Tongefäß, das von schöpferischer Hand geformt wird, unter Einsatz von viel Energie gebrannt wird und fällt es – zerbrechlich wie es ist – herunter, ist es kaputt und wird wieder zu Erde. Es ist also der Weg des Werdens und Vergehens.

Es fallen noch andere Assoziationen dazu ein:

- Der Herr schuf Adam aus einem Tonklumpen und blies ihm den göttlichen Odem ein.
- Der Töpfer des Universums.
- Schöpfer einer Person.

LG 13, chinesisch *Tao Dao*, hat die Funktionen:

Lokal:

- Bei Schmerzen in der Brust,
- macht die Brust leichter.

Im übertragenen Sinne bei Schwäche des Herzens:

- Bringt mich wieder auf meinen rechten Weg zurück,
- wenn ich dadurch meine Freude verloren habe, bringt er diese zurück,
- wenn das *Qi* des Herzens wieder meinen Körper lenkt und das Leben formt.

Bei Kälte als Punkt auf dem Meridian mit dem größten *Yang*-Anteil:

- Fehlen von *Yang*:
  - physisch } Taubheitsgefühl.
  - psychisch }

Zerstreut Hitze:

- Knochen-Tuberkulose,
- Hitze-Krankheiten allgemein,
- Arthritis, insbesondere auch der Wirbelsäule,
- befreit die Brust von Hitze,
  - reguliert *Shen**,
- befreit die Haut von Hitze,
  - *Wei Qi*.

LG 13 kann erfolgreich kombiniert werden mit:

- Bl 10, chinesisch *Tian Zhu*,
- Bl 11, chinesisch *Da Zhu*,
- Bl 60, chinesisch *Kun Lun*,
- Dü 3, chinesisch *Hou Xi*,
- Lu 6, chinesisch *Kong Zui*.

Eine weitere interessante Assoziation ist:

LG 13, lokalisiert unterhalb des ersten Brustwirbels, der recht unbeweglich ist wie ein Arbeitstisch, auf dem die bewegliche Scheibe, nämlich die Halswirbelsäule und der Vertebra prominens mit LG 14 ruht.

Somit legt der Name *Tao Dao* bereits einen starken Bezug zu psychischen Erkrankungen nahe, was diesen Merksatz unterstreicht.

Macht müde Männer munter

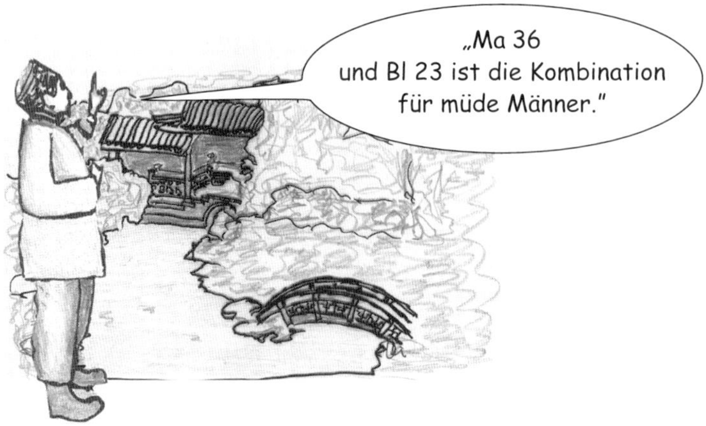
„Ma 36
und Bl 23 ist die Kombination
für müde Männer."

„Mein Mann schläft schon am Küchentisch ein, es fehlt ihm die Frische der früheren Tage." – Das ist eine typische Situation eines *Yang*-Mangels!

Folgende Kombination kann man wählen:

- Ma 36, chinesisch *Zu San Li*,
- Bl 23, chinesisch *Shen Shu*.

Jeweils eine heiße Nadel ist möglich – klassische Therapie bei *Yang*-Mangel!

Diese Kombination kann das *Yang* heben. Somit werden positiv beeinflusst:

- Aktivität
- Kraft
- Dynamik
- Potenz.

Ma 36, chinesisch *Zu San Li*, hat die Funktionen:

- Harmonisiert den Magen,
- kräftigt Milz und löst Feuchtigkeit auf,
- unterstützt das *Zhong Qi* und nährt das *Yuan Qi*,
- tonisiert *Qi*,
- nährt das Blut,
- nährt das *Yin*,
- kühlt Feuer und beruhigt den Geist,
- aktiviert die Leitbahn und lindert Schmerz,
- belebt das *Yang* und stellt das Bewusstsein wieder her.

Qualifikationen:

- *Xia-He*-Punkt des Magens,
- *He*-Meerpunkt,
- Punkt „des Meeres der Nahrung und des Getreides",
- Sternenpunkt des Ma Dan Yang,
- *Ben*-Wurzelpunkt,
- Meisterpunkt der Bauchorgane.

Bl 23, chinesisch *Shen Shu*, hat die Funktionen:

- Stärkt die Niere,
- unterstützt das *Yang*,
- unterstützt die Essenz *Jing*,
- nährt das Nieren-*Yin*,
- stimuliert damit *Shen** Geist,
- stärkt damit Hör- und Sehvermögen,
- stärkt so Knochen und Mark,
- reguliert den *San Jiao* und die Wasserwege,
- leitet Feuchtigkeit aus,
- stärkt direkt (lokal) und indirekt (Funktionen) den unteren Rücken.

Qualifikation:

- *Shu*-Transportpunkt auf dem Rücken für die Niere.

Beide Punkte sind Bestandteile von *Yang*-Meridianen:

- Ma 36 vom *Zu Yang Ming*,
- Bl 23 vom *Zu Tai Yang*.

Beide Punkte sind folglich außerordentlich wichtige Punkte zur Hebung des *Yang*.

Nimmt's oder bringt's

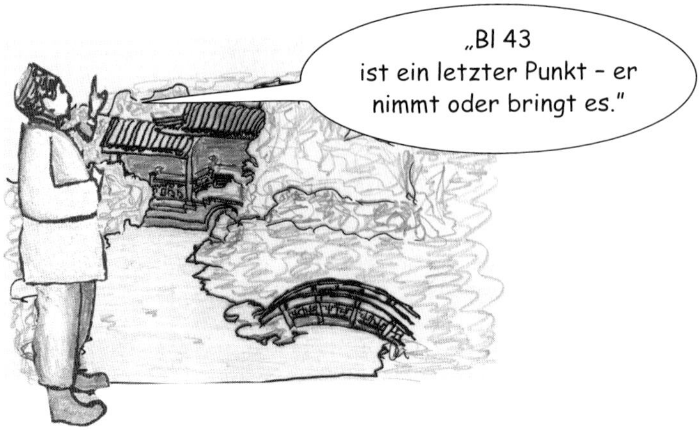
„Bl 43
ist ein letzter Punkt - er
nimmt oder bringt es."

Bl 43, chinesisch *Gao Huang Shu,* ist ein Punkt auf dem äußeren Blasenast mit einem besonderen Namen.

Gao ist eine Zone direkt unterhalb des Herzens und *Huang* ist eine schmale Membran auf dem Zwerchfell.

Dieser Bereich ist nach alten Texten mit einer besonderen Art von Schleim angefüllt. Hat sich hier eine Krankheit eingenistet, ist sie weder mit Akupunktur noch mit Kräutern zu behandeln. Lediglich Moxatherapie kann noch Ergebnisse liefern. Dazu wurden – alten Texten zufolge – bis zu 300 Moxakegel auf diesem Punkt abgebrannt.

Zhuang Zhuo hat sich in seinem Buch von 1128 in vielfältigster Weise nur diesem Punkt gewidmet, nachdem er selbst durch eine Behandlung dieses Punktes geheilt worden war.

Schon Sun Si Miao sagte von diesem Punkt:

> „Es gibt keine Krankheit, die Bl 43 nicht behandeln kann."

Bl 43, chinesisch *Gao Huang Shu,* hat die Funktionen:

- Tonisiert und nährt:
  - Lunge,
  - Herz,
  - Niere,
  - Milz und Magen,
- nährt *Yin* und klärt Hitze,
- beruhigt den Geist,
- nährt *Yuan*-Ursprungs-*Qi,*
- beseitigt Schleim.

Qualifikation:

- *Shu*-Punkt des *Gao Huang.*

Sein Hauptanwendungsgebiet sind Leere-Zustände, insbesondere schwere *Yin*-Mangel-Zustände.

Da die Stimulation des *Yin* und des *Yuan Qi* nicht unbegrenzt erfolgen kann, wird die Anwendung nur auf wenige Male im Leben (1–3-mal) empfohlen. Dann sollten KG 6 *Qi Hai* oder KG 4 *Guan Yuan* mit gemoxt werden.

Nach Sun Si Miao kann der Punkt auch für Schleimerkrankungen verwendet werden, sowohl für sichtbaren als auch insbesondere für unsichtbaren Schleim. Da Schleim als Sackgasse der Therapie angesehen werden kann, ist dieser Punkt eine wichtige Lokomotive, um uns aus dieser Sackgasse wieder heraus zu ziehen.

Es gibt eine Legende zu diesem Punkt:

Der Prinz von Jin war eines Tages sehr schwer erkrankt. Da ließ er nach dem besten Arzt seiner Zeit, Huan Yi, rufen. Dieser stand im Ruf, alle Krankheiten heilen zu können. Als die Krankheit dies mitbekam, zog sie sich in den *Gao Huang* zurück, um sich dort zu verstecken. Als nun Dr. Huan kam und den Prinzen untersuchte, musste er ihm mitteilen, dass ihm weder mit Nadeln noch mit Kräutern zu helfen sei. Der Prinz verstarb schließlich an seiner Erkrankung. Deswegen heißt es, ist eine Krankheit im *Gao Huang*, kann sie nur noch schwer behandelt werden – nämlich mit viel Moxa auf Bl 43.

Heute kann der Punkt unter anderem dazu verwendet werden, in der Tumortherapie nochmals das Steuer herumzureißen, um noch eine Therapiechance zu öffnen. Aber das gelingt selbstredend nicht immer – darum kann man sagen: „Er nimmt's oder er bringt's."

Tab. 73: „Der letzte Punkt", Bl 43, *Gao Huang Shu*.

Punkt	Bl 43
Chinesischer Name	*Gao Huang Shu*
Deutscher Name	• Das Innere • *Shu*-Punkt für den *Gao Huang*
Korrespondierender Punkt auf dem inneren Blasenast	Bl 14, *Jue Yin Shu*
Zugeordnetes *Zang*-Organ	Perikard
***Yuan*-Quellpunkt**	KS 7, *Da Ling*
***Tian*-Himmelsfensterpunkt**	
Psychische Aspekte	• tonisiert das *Qi* des ganzen Körpers → nach langer Krankheit • nährt die Essenz und damit den Geist – Gedächtnisleistung – stimmungsaufhellend, insbesondere nach langer Krankheit
Psychische Aspekte	*Gao Huang* ist ein Terminus technicus für einen Bereich zwischen Zwerchfell und Herz. Dabei steht der Begriff *Gao* für einen Bereich oberhalb des Herzens, der Begriff *Huang* für einen Bereich unterhalb des Zwerchfells. Er ist nach alter chinesischer Denkweise mit fettigem, nährstoffhaltigem Gewebe angereichert. Setzt sich eine Krankheit hier fest, ist sie weder mit Kräutern noch mit Akupunktur erfolgreich zu behandeln. Einzig Moxa kann noch einen Erfolg bringen. Aufgrund dessen wird Bl 43 in scheinbar aussichtslosen Fällen als ein „letzter Punkt" genadelt.

Haut in Flammen

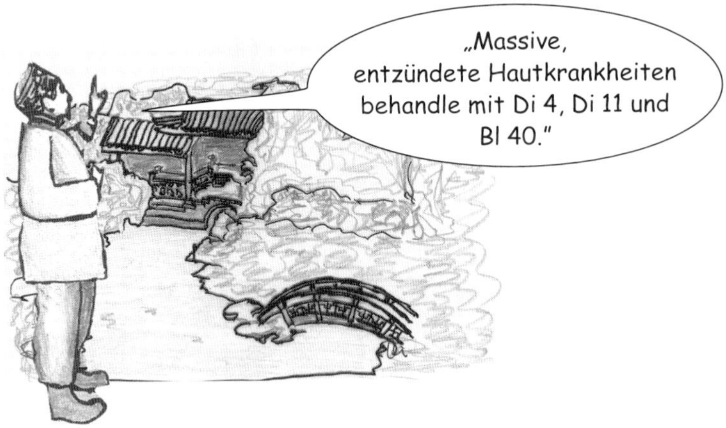
„Massive, entzündete Hautkrankheiten behandle mit Di 4, Di 11 und Bl 40."

Di 4 und Di 11 sind bereits als das „Breitband-Antibiotikum" bekannt. Sie qualifizierten sich insbesondere als Hitzeausleitung.

Die Behandlung von entzündlichen Hauterkrankungen aller Art gestaltet sich nach den Grundsätzen der TCM recht einfach.

Neben dem pathogenen Faktor Hitze ist zu diskutieren:

- Eine Schwäche der Lunge, insbesondere bei Allergien, da die Lungen für die Haut zuständig sind.
- Das Blut kann die Haut nicht genügend nähren, befeuchten und kühlen, von Hitze im Blut wird gesprochen.

Da zunächst aber der pathogene Faktor Hitze im Vordergrund steht, sollte diese Hitze gekühlt werden.

Das grundlegende Therapieprinzip ist damit

- Blut-Hitze beseitigen.

Blut-Hitze steht für:

- Erysipel
- Erythem
- Exanthem
- endogenes Ekzem.

Dazu verwendet man:

- Di 4, chinesisch *He Gu*, sedierend,
- Di 11, chinesisch *Qu Chi*, sedierend,
- Bl 40, chinesisch *Wei Zhong*, bluten lassen. Bl 40 hat einen alternativen Namen, der diese Funktion besonders hervorhebt: *Xue Xi*, also *Xi*-Spaltpunkt des Blutes.

Zusätzliche Punkte:

- Lu 7, chinesisch *Lie Que*, findet Anwendung bei Lu-Hitze, wie z. B. allen Arten von Allergien, dann kombiniert mit Bl 13, chinesisch *Fei Shu*, dem Zustimmungspunkt der Lungen.
- LG 14, chinesisch *Da Zhui*, bluten lassen – er ist ein Punkt, an dem alle *Yang*-Meridiane zusammen kommen, der höchste Punkt des Thorax.
- Alternativ kann man die Ohrspitze *Er Xien* bluten lassen.

Damit sollten schon viele hitzige Hauterkrankungen innerhalb weniger Sitzungen gut zu behandeln sein.

Grundkombination bei *Yin*-Mangel

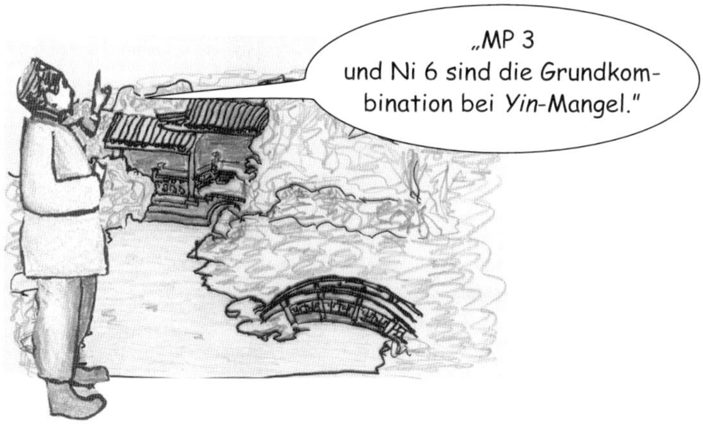

MP 3, chinesisch *Tai Bai* und Ni 6, chinesisch *Zhao Hai*, ist eine grundlegende Kombination bei allen Arten von *Yin*-Mangel-Zuständen.

MP 3, chinesisch *Tai Bai*, übersetzt „das große Weiß", hat die Funktionen:

- Tonisiert die Milz,
- beseitigt Feuchtigkeit und feuchte Hitze,
- tonisiert den Magen,
- reguliert das *Qi*.

Qualifikationen:

- *Shu*-Bach-Punkt,
- *Yuan*-Quellpunkt,
- Erdpunkt und damit *Ben*-Wurzelpunkt der Leitbahn *Zu Tai Yin*.

Ni 6, chinesisch *Zhou Hai*, übersetzt „leuchtendes Meer", hat die Wirkungen:

- Unterstützt den Hals,
- nährt die Nieren und klärt Leere-Hitze,
- reguliert den *Yin Qiao Mai*,
- beruhigt den Geist,
- reguliert den unteren *San Jiao*.

Qualifikationen:

- Öffnungspunkt des *Yin Qiao Mai*,
- *Luo*-Punkt des *Yin Qiao Mai*,
- Meisterpunkt für die nächtliche Epilepsie.

Alternative Namen, die hier interessieren, sind:

- *Lou Yin*, übersetzt „undichtes *Yin*",
- *Yin Qiao* Ursprungspunkt des *Yin Qiao Mai*.

Diskussion

MP 3, chinesisch *Tai Bai*, ist *Yuan*-Quellpunkt und *Ben*-Wurzelpunkt der *Zu-Tai-Yin*-Leitbahn zur Stärkung dieses Meridians und des großen *Yin*. Damit wird der Patient wieder geerdet – er findet seine Mitte wieder.

Da die Milz auch die Quelle aller *Zang* ist, können so *Yin*-Mangel-Zustände dieser Organe positiv beeinflusst werden.

Ni 6, chinesisch *Zhao Hai*, ist der *Yuan*-Quellpunkt des *Yin Qiao Mai* und damit ein wichtiger Punkt zur Stärkung des *Yin*. Aufgrund seines besonderen Einflusses auf das Nieren-*Yin*, das wiederum für das „Meer des Markes" wichtig ist, hat Ni 6 eine besondere, die Psyche beeinflussende Wirkung. Darüber hinaus ist bei einem *Yin*-Mangel aufgrund des Mangels an Kühlen, Hemmen, Beruhigen auch immer an einen unruhigen Geist, an eine enthemmte Persönlichkeit zu denken. Damit fördert *Zhao Hai* die Bereitschaft zum Durchhalten einer Therapie (*Shen* ist die Heimat von *Zhi*). So wird auch bei Patienten mit *Yin*-Mangel eine gewisse Compliance zu erreichen sein, zumal *Yin*-Mangelerkrankungen in der Regel eher 20 bis 40 Behandlungen erfordern.

Beide Punkte liegen im Bereich der Fußsohle und sind somit geeignet, den Patienten, denen aufgrund eines *Yin*-Mangels die Erdung fehlt, diese zurückzugeben.

Dies umso mehr, da viele Symptome einer Leere-Hitze zu finden sind, die dann naturgemäß in oberen Körperregionen ihren Ausdruck haben.

Die vier Blüten

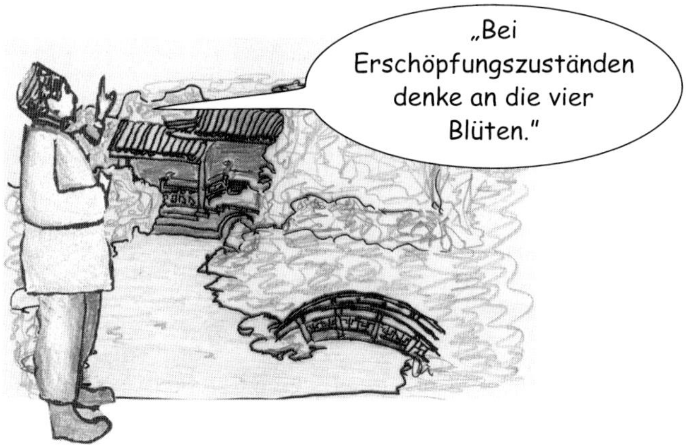

Die vier Blüten sind:

- Bl 17, chinesisch *Ge Shu*,
- Bl 19, chinesisch *Dan Shu*.

Sie sind eine klassische Kombination bei Erschöpfungssyndromen und werden dann gemoxt.

Bl 17, chinesisch *Ge Shu*, ist Zustimmungspunkt für das Zwerchfell und hat die Funktionen:

- Kräftigt das Blut, beseitigt Stase,
- kühlt Blut-Hitze und stoppt Blutungen,
- nährt und harmonisiert das Blut,
- harmonisiert das Zwerchfell und senkt rebellierendes *Qi* ab.

Qualifikationen:

- *Shu*-Zustimmungspunkt für das Zwerchfell,
- *Hui*-Punkt für das Blut.

Bl 19, chinesisch *Dan Shu*, ist Zustimmungspunkt der Gallenblase und hat die Funktionen:

- Klärt feuchte Hitze aus Leber und Gallenblase,
- beseitigt pathogene Faktoren aus der *Shao-Yang*-Schicht,
- tonisiert und reguliert das Gallenblasen-*Qi*,
- tonisiert Leere-Syndrome.

Qualifikation:

- *Shu*-Punkt der Gallenblase.

Diskussion

Beide Punkte sind Teil des *Zu Tai Yang*, des längsten Meridians des Menschen.

Das Zwerchfell ist die Grenze zwischen oberer und unterer Hälfte des Körperstamms. Durch Regulation an *Ge Shu* kann das *Qi* zwischen beiden Körperhälften wieder frei fließen.

Durch massiven Verbrauch an *Yin* durch langjährige oder exzessive Lebensweise, auch nach schwerer Krankheit mit hohem Blutverlust, kann *Ge Shu* diesen Blut-(*Yin*-)Mangel beheben. Der Geist *Shen** braucht das Blut als Wohnstatt. Durch die Stärkung des Blutes ist der Patient nun wieder vermehrt in der Lage, klar zu denken und sich auf sein Tun zu konzentrieren.

Dan Shu ist der Zustimmungspunkt für die Gallenblase. Zum einen tonisiert er Leere-Zustände. Das prädestiniert ihn als Punkt bei allgemeinen Mangel-Zuständen. Zum anderen tonisiert und reguliert er das Gallenblasen-*Qi*. Die Gallenblase ist der Beamte, der die Entscheidungen (der Leber) durchsetzt. Ist die Gallenblase geschädigt, wird die Lebensplanung nicht adäquat umgesetzt, was wiederum zu Ruhelosigkeit und Schlaflosigkeit führen kann.

Häufig ist diese Problematik bei Frauen zu finden, die ja aufgrund von Geburten und Menstruation zu Symptomen von Blut-Mangel und allgemeinen Leere-Zuständen neigen.

Hier ist eine ein- oder zweimalige Behandlung mit angezeigt.

Die großartigen Sechs

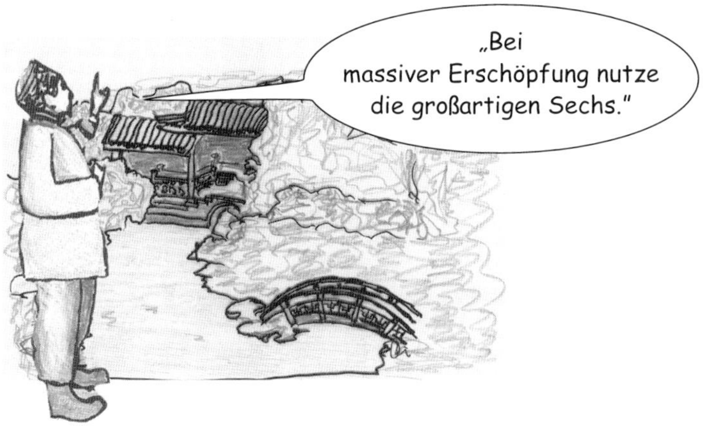

Die sechs Blüten sind:

- Bl 17, chinesisch *Ge Shu*,
- Bl 18, chinesisch *Gan Shu*,
- Bl 20, chinesisch *Pi Shu*.

Ähnlich wie die vier Blüten werden sie mit Moxakegeln gemoxt.

Im Unterschied zu den vier Blüten sind die großartigen Sechs noch intensiver.

Ihre Anwendung schränkt sich jedoch durch den massiven Einsatz von direktem Moxa ein: Für eine Behandlung sind in der Regel zwischen 18 und 30 Kegel abzubrennen. Dennoch ist ihre Wirkung noch einmal deutlich besser als bei den schon guten vier Blüten.

Bl 17, chinesisch *Ge Shu*, hat die Funktionen:

- Kräftigt das Blut,
- beseitigt Stagnation,
- kühlt Blut-Hitze,
- stoppt Blutungen,
- nährt und harmonisiert das Blut,
- harmonisiert das Zwerchfell und senkt rebellierendes *Qi* ab,
- beseitigt Hitze und harmonisiert den Geist.

Qualifikationen:

- *Shu*-Zustimmungspunkt für das Zwerchfell,
- *Hui*-Punkt für das Blut.

Bl 18, chinesisch *Gan Shu*, hat die Funktionen:

- Verteilt das Leber-*Qi*,
- nährt und reguliert das Leber-Blut,
- beruhigt (Leber-)Wind,
- kühlt Hitze und klärt feuchte Hitze,
- unterstützt die Augen und die Sehnen.

Qualifikation:

- *Shu*-Zustimmungspunkt für die Leber.

Bl 20, chinesisch *Pi Shu*, hat die Funktionen:

- Tonisiert Milz-*Qi* und Milz-*Yang*,
- löst Feuchtigkeit auf,
- kräftigt das Milz-*Qi* und hält das Blut,
- reguliert und harmonisiert das *Qi* im Mittleren 3 E.

Qualifikation:

- *Shu*-Transportpunkt für die Milz.

Ähnlich wie schon bei den vier Blüten diskutiert tonisieren diese Punkte auf dem großen *Yang*-Meridian Blase – *Zu Tai Yang* – das *Yang* und das *Qi*.

Durch die Unterstützung der Milz als Quelle der sechs *Zang* und durch die Unterstützung der Leber als emotionales Sensibelchen kommt man aus den *Yang*-Mangel-Zuständen wieder schnell zu Energie. Die Aktivierung des Zwerchfells führt zu einer weiteren harmonischen Verteilung zwischen oben und unten.

Der Katzenbart

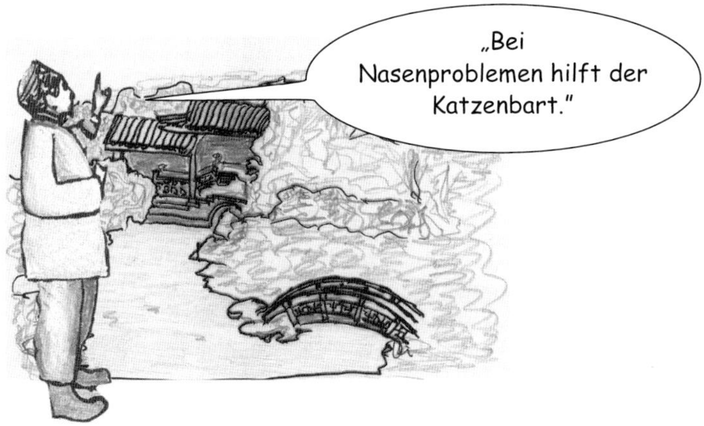

Bei akuten Nasenproblemen sind lokale Punkte im Gesicht besonders wichtig und effizient. Eine Kultkombination ist dazu der Katzenbart.

Der Katzenbart besteht aus:

- Di 20, chinesisch *Ying Xiang*,
- Extrapunkt *Shang Ying Xiang*, 0,4 Cun oberhalb Di 20.

Beide Akupunkturpunkte haben ähnliche Funktion, unterstützen sich aber gegenseitig.

Di 20, chinesisch *Ying Xiang*, hat die Funktionen:

- macht die Nase durchgängig,
- vertreibt Wind und klärt Hitze.

Qualifikation:

- *Jiao-Hui*-Kreuzungspunkt der Dickdarm- und Magenleitbahn.

Dadurch sollte eine verstopfte Nase binnen Minuten frei zu bekommen sein, ebenso wenn die Nase mit scharfem Sekret läuft, sollte das Träufeln aufhören.

Himmel und Erde

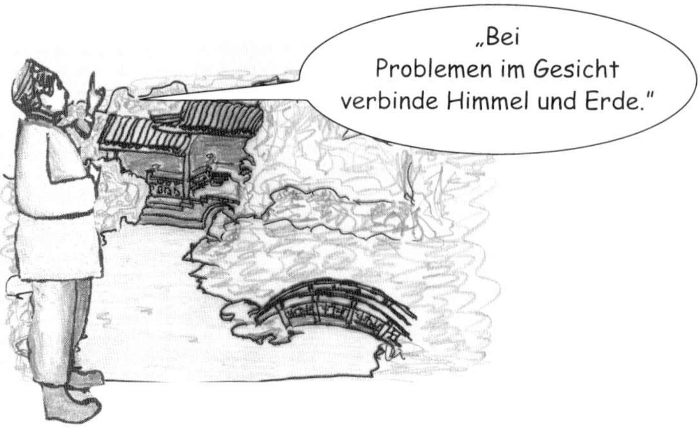

Diese „Himmel-Erde-Kombination" ist am Kopf zu finden und besteht aus:

- LG 23, chinesisch *Shang Xing*, oberer Stern,
- auf LG 24, chinesisch *Shen Ting*, Hof des Geistes, durchnadeln,
- KG 24, chinesisch *Cheng Jiang*, Speichelaufnahme.

Sie verbindet *Yang* mit *Yin* am Kopf und hilft so bei Problemen sowohl im Gesichts- als auch im Kopfbereich und kann z. B. mit dem Katzenbart bei Hautausschlägen im Gesicht wie bei Heuschnupfen hervorragend kombiniert werden.

LG 23, chinesisch *Shang Xing*, hat die Funktionen:

- Unterstützt Nase und Augen,
- beseitigt Wind und unterstützt den Kopf,
- beseitigt Hitze,
- unterstützt das Gesicht und beseitigt Schwellungen,
- beruhigt den Geist,
- löst lokal Schleim auf.

Qualifikation:

- Dämonenpunkt nach Sun Si Miao.

LG 24, chinesisch *Shen Ting*, alternativ *Tian Ting*, hat die Funktionen:

- Unterstützt das Gehirn und beruhigt den Geist,
- eliminiert Wind und unterstützt den Kopf,
- unterstützt die Nase und die Augen.

Qualifikation:

- *Jiao-Hui*-Kreuzungspunkt des Lenkergefäßes mit der Blasen- und der Dickdarmleitbahn.

KG 24, chinesisch *Cheng Jiang*, alternativ *Gui Shi*, hat die Funktionen:

- Beseitigt Wind und unterstützt das Gesicht,
- reguliert das Konzeptionsgefäß,
- löst Schwellungen auf,
- lindert Schmerzen,
- eliminiert Hitze.

Qualifikationen:

- Dämonenpunkt nach Sun Si Miao,
- *Jiao-Hui*-Kreuzungspunkt von Konzeptionsgefäß, Lenkergefäß, Magen- und Dickdarm-Meridian.

Diskussion

Alle drei Punkte haben einen starken Einfluss auf den Geist, LG 23 und KG 24 sind Dämonenpunkte nach Sun Si Miao. Sie werden bei unterschiedlichen Formen der Winderkrankungen, äußerem wie innerem Wind, verwendet. Das Spektrum reicht von Wind-Hitze über Fazialisparese bis hin zu Epilepsie.

LG 24 und KG 24 sind über den Dickdarm-Meridian miteinander verbunden – es kommt auf diese Weise zu einem energetischen Ausgleich von oben und unten. Der Dickdarm als Ausscheidungsorgan wird so genützt.

Alle Punkte wirken dort, wo sie auch sind, nämlich direkt lokal.

LG 24 und KG 24 leiten Hitze aus – sie können damit insbesondere bei entzündlichen Erkrankungen im Gesicht verwendet werden.

Die transfixierende Technik dient dazu, zum einen Nadeln zu sparen und zum anderen, um Leitbahnen miteinander zu verbinden. Somit kann diese Technik genutzt werden, um die Effektivität der Behandlung deutlich zu steigern.

Bei innerem Wind verwende Le 3

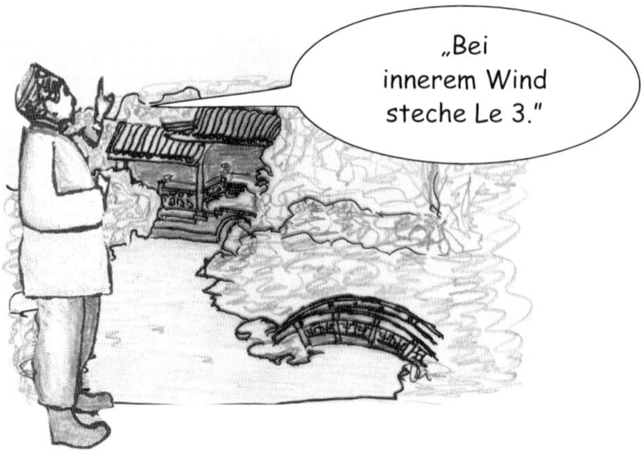

Wie bereits bei den Merksätzen der Leber diskutiert, hat innerer Wind häufig mit Leber-Mustern zu tun. Deshalb wird Le 3 verwendet.

Le 3, chinesisch *Tai Chong:*

- „Großes Branden",
- „Größter Ansturm",
- „Hauptverkehrsstraße"

ist der Meisterpunkt gegen Krämpfe, in der TCM innerer Wind genannt.

Krämpfe sind z. B.:

- Krampfleiden
  - Epilepsie
- Gefäßkrampf
  - Angina pectoris
- Muskelkrampf
  - Muskelspasmus
- Organkrampf
  - Spastisches Colon
  - Spastischer Uterus
- emotionale Krämpfe
  - Weinkrampf
  - „... was soll der Krampf."

Le 3, chinesisch *Tai Chong*, hat die Funktionen:

- Bewegung von *Qi*- und Blut-Stagnationen,
- Beruhigung von hyperaktivem Leber-*Yang*,
- Beseitigung von Leber-Wind und Linderung von Spasmen und Schmerzen,
- Vertreibung von feuchter Hitze aus Leber und Gallenblase,
- Tonisierung des Leber-Blutes,
- Beruhigung des Geistes,
- Vertreibung von Kälte aus dem Leber-Meridian.

Zur Wiederbelebung nutze LG 26

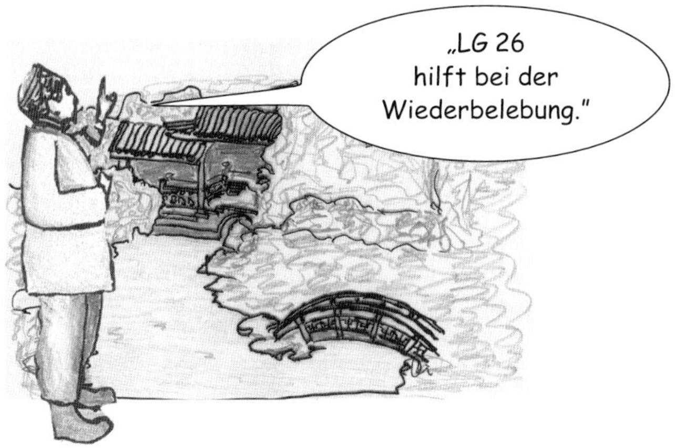

LG 26, chinesisch *Ren Zhong*, ist ein empirischer Punkt, der zur Wiederbelebung eingesetzt werden kann. Er liegt am Übergang des oberen in das mittlere Drittel des Philtrums.

Ebenso wirksam ist LG 25 *Su Jiao*, auch *Su Liao* oder *Mian Wang*, der auf der Nasenspitze gelegen ist und daneben gegen die Säufernase wirkt. Wir verweisen an dieser Stelle auf die Sorgfaltspflicht und unterstellen es jedem Therapeuten, mit dieser Situation angemessen umzugehen. In der Tat jedoch ist dieser Punkt ein sehr intensiver, wiederbelebender Punkt und findet immer wieder Verwendung.

Die Wiederbelebung kann aber auch im Sinne von „wieder leben" interpretiert werden. Dieser Akupunkturpunkt lässt den Patienten wieder aufleben. Dies wird umso deutlicher durch die Übersetzung des chinesischen Namens *Ren Zhong*: „Die Mitte des Menschen". Dieser Akupunkturpunkt lässt es wieder zu, in der Mitte zu sein, seine Mitte zu spüren.

Ein Punkt für viele Männer

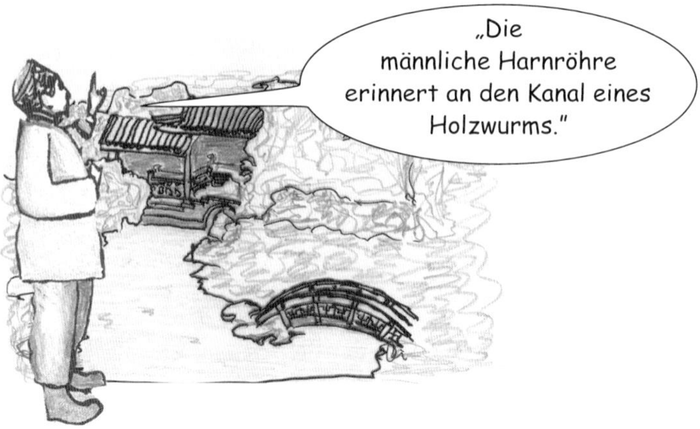

Der Akupunkturpunkt

- Le 5, chinesisch *Li Gou*, Kanal des Holzwurms,

ist ein Punkt, der besonders bei vielen androgynen Problemen verwendet wird. Selbstverständlich hat er auch Wirkungen bei Frauen, diese sind aber nicht so sehr im Vordergrund. Daher kann man sagen, Le 5 *Li Gou* ist ein typischer Männerpunkt.

Le 5, chinesisch *Li Gou*, hat die Funktionen:

- Reguliert und verteilt das Leber-*Qi*,
- unterstützt die Genitalien,
- klärt Nässe und Hitze aus dem unteren *Jiao*,
- reguliert die Menstruation,
- behandelt den Globus hystericus,
- nährt das *Yin*.

Qualifikation:

- *Luo*-Passagepunkt der Leber.

Die Leberleitbahn zieht von hier an der Innenseite des Beines hoch und umkreist die Genitalien.

Le 5 beeinflusst daher alle Erkrankungen des Urogenitaltraktes, die mit einer Le-*Qi*-Stagnation einhergehen.

Le 5 beseitigt Nässe-Hitze in dieser Region und wird deswegen bei Dysurie, Brennen bei der Miktion und trübem Urin verwendet.

Er hat folglich eine gute Wirksamkeit bei Störungen der männlichen Genitalien, eingedicktem Ejakulat, Entzündungen, die zu Sterilität des Mannes führen.

Unter Berücksichtigung des Abbildungssystems erklärt sich in Zusammenhang mit dem Funktionskreis Leber sein Einfluss beim Globus hystericus und ähnlichen Missempfindungsstörungen in der Kehle, die im Chinesischen als „Pflaumenkerngefühl" beschrieben werden.

Aufgrund der Anwendungen bei Problemen der männlichen Sexualität kann man diesen Punkt durchaus als einen typischen Männerpunkt bezeichnen, wenn auch der Globus hystericus gerne bei Frauen vorkommt.

Das Bild vom „Kanal des Holzwurms" ist eine Eselsbrücke zu den Indikationen dieses Akupunkturpunktes.

Ein Frauenpunkt par excellence

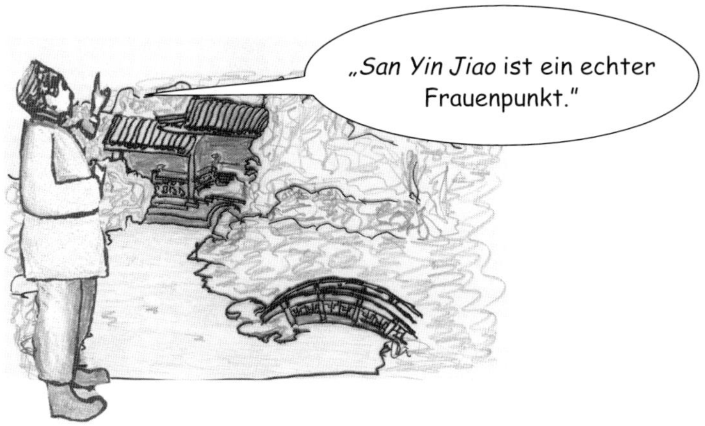

War der Kanal des Holzwurms ein typischer Männerpunkt, so ist *San Yin Jiao* ein Punkt für viele Frauenprobleme. Darüber hinaus ist er auch ein ganz wichtiger allgemeiner Punkt und muss in seiner Bedeutung gewürdigt werden.

MP 6, chinesisch *San Yin Jiao*, Treffen der drei *Yin*, hat die Funktionen:

- Stärkt die Milz,
- beseitigt Nässe,
- fördert die Funktion der Leber, harmonisiert das Leber-*Qi*,
- tonisiert die Niere,
- nährt Blut und *Yin*,
- unterstützt die Miktion,
- reguliert den Uterus und Menstruation,
- bewegt das Blut und beseitigt Blut-Stase,
- kühlt das Blut,
- stillt Schmerz,
- beruhigt den Geist.

Qualifikation:

- *Jiao-Hui*-Kreuzungspunkt der drei Fuß-*Yin*-Meridiane: Milz, Niere, Leber.

Neben den Milz stärkenden Funktionen ist vor allem die Kombination mit Wirkung auf Niere und Leber interessant.

Der Uterus, chinesisch *Bao Gong*, hat einen Bezug zu eben diesen drei *Yin*-Organen:

- Zur Milz als die Quelle der Nahrung und des Blutes,
- zur Leber als Speicher des Blutes, aus dem der *Bao Gong* aufgefüllt wird,
- zur Niere als Speicher von *Jing* Essenz.

Daher ist dieser Punkt besonders bei allen Arten von Menstruationsproblemen zu verwenden. Obwohl dieser Punkt einen ausgeprägten *Yin*-Aspekt hat, kann er zur Stärkung mit heißer Nadel behandelt werden.

Selbstverständlich beinhaltet dieser Punkt ausgeprägte Milzfunktionalität:

- Er stärkt alle Funktionen der Milz.

Da das Zusammenspiel von Milz, Leber und Niere auch für den Urogenitaltrakt entscheidend ist, wirkt *San Yin Jiao* MP 6 auf alle Erkrankungen in diesem Bereich, daher kann MP 6 verwendet werden

- bei allen Urogenitalerkrankungen.

Da Milz und Leber als Quelle respektive Speicher des Blutes einen direkten Bezug zu:

- Herz und
- *Shen**

haben, ist die Wirkung bei Herzproblemen wie Palpitationen oder Insomnie und Problemen mit Bezug zum Geist *Shen** wie Unruhe oder Schlafstörungen erklärbar.

Schließlich sei an Funktionen von KS 6, insbesondere mit Wirkung auf das Herz und die Psyche – man beachte die spiegelbildliche Lage – erinnert. Somit wird dieser Punkt auch im Sinne einer Unten-Oben-Koppelung diskutiert.

Schlusswort

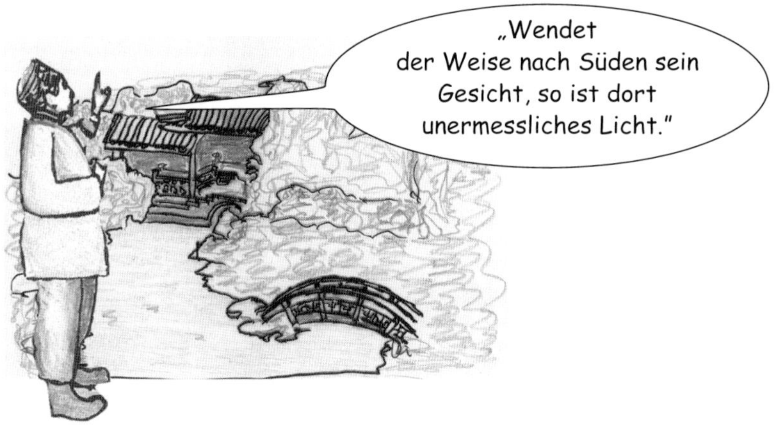
„Wendet
der Weise nach Süden sein
Gesicht, so ist dort
unermessliches Licht."

Dieses Zitat ist in der Tat ebenfalls aus dem Huang Di Nei Jing Su Wen. Hier sei eine philosophische Näherung versucht:

Der Süden ist *Yang* im *Yang*. Das Gesicht ist oben, also auch *Yang* im Bezug auf den menschlichen Körper. Somit zeigt sich im Gesicht eines Weisen *Yang* im *Yang* im *Yang*.

Der Weise gemäß Huang Di Nei Jing Su Wen ist der, der nach den Regeln der Natur und den Gesetzen von *Yin* und *Yang* lebt. Da der Weise aber auch nach dem Ausgleich zum *Yang*, nämlich dem *Yin* strebt, muss er folgerichtig mit beiden Füßen im Leben stehen, nämlich auf der Erde, *Yin*. Das impliziert den Gedanken, dass ein wahrer Weiser nicht ‚verkopft' ist, sondern das Wissen mit dem Leben verbinden kann. Dies tut er zum Wohle des Menschen, der ja zwischen Himmel *Yang* und Erde *Yin* in möglichst vollendeter *Yin-Yang*-Balance und Harmonie leben sollte.

Yang im *Yang* kann auch bedeuten: maximales Wissen, maximale Geisteskraft – wer sich dem maximalen Wissen zuwendet, erlangt auch maximales Leuchten, maximale Erleuchtung. Man muss sich also dem Studium widmen, um wahre Erleuchtung zu finden.

Der Süden ist eine von vier Himmelsrichtungen. Da sich unser Weiser wendet, steht er im Mittelpunkt der vier Himmelsrichtungen, nach der kosmologischen Sequenz der fünf Elementarphasen also auf der Erde. Der Weise ist somit am Mittelpunkt in maximaler Harmonie und gleichzeitig auf der Erde verankert.

Daraus folgt: Wer den Durchblick will, muss sich intensiven Studien widmen, ohne den Boden unter den Füßen, ohne den Kontakt zu den Menschen zu verlieren. Das sei das Schlusswort für alle, die auf dem Weg der Akupunktur sind, dem *Dao* der TCM.

Anhang

Die Autoren

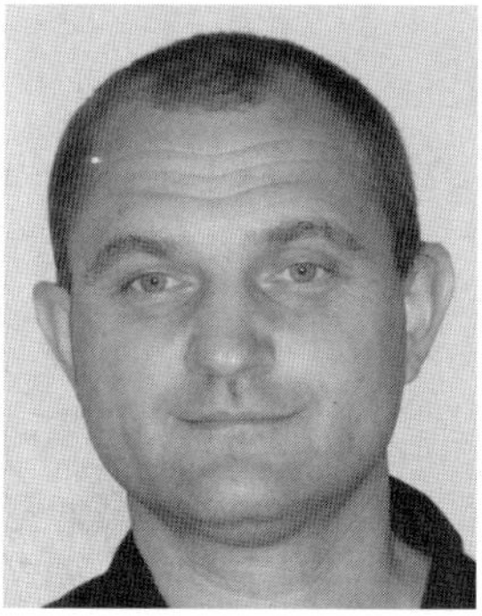

Franz Thews, geb. 1961. Seit 1989 Heilpraktiker mit Schwerpunkt klassische Naturheilverfahren, Traditionelle Chinesische Medizin (TCM) und Akupunktur. Zahlreiche Studienaufenthalte in China mit Fortbildungen in Orthopädie und Traumatologie, Kinder- und Frauenheilkunde sowie in den Bereichen *Tui Na*, *An Mo* und *Gua Sha Fa*.

Seit April 2000 Instruktor in TCM am Lu Zhou Medical College, Lu Zhou, Provinz Sichuan, China; seit September 2000 Professor in TCM, ebendort. Dozent an den Deutschen Paracelsus Schulen. Verfasser mehrerer Bücher und Arbeitsskripte, sowie CD-ROMs zur chinesischen Medizin und Akupunktur sowie zahlreicher Fachpublikationen.

Im Rahmen seiner Tätigkeit als Dozent hat Franz Thews die Fachqualifikation „Akupunktur nach Thews" geschaffen. Spezialkurse runden sein Ausbildungsangebot ab.

Neben seiner Dozententätigkeit ist er im Präsidium des Fach- und Berufsverbandes für Heilpraktiker im Beirat aktiv und koordiniert dort die Bereiche klassische Naturheilverfahren sowie chinesische Medizin. Franz Thews wurde für die Förderung des Berufsnachwuchses und deren Fachqualifikation bereits mehrfach ausgezeichnet.

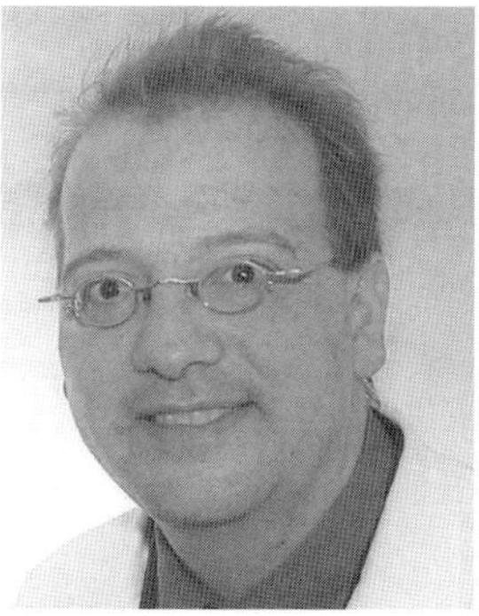

Udo Fritz, geb. 1965. Studium der Pharmazie 1985–1989 an der Eberhard-Karls-Universität zu Tübingen, Approbation zum Apotheker 1990. Fachapotheker für Offizinpharmazie seit 1996. Selbstständig in eigener Apotheke in Friedrichshafen seit 1996 mit Schwerpunkt Naturheilkunde, dort Herstellung eigener homöopathischer Arzneimittel. Seit 2003 Heilpraktiker und selbstständig in eigener Praxis, Schwerpunkt Akupunktur. Dozent an den Deutschen Paracelsus Schulen. Studienreisen nach China an unterschiedliche Universitäten runden seine Kenntnisse in Traditioneller Chinesischer Medizin ab.

Literaturverzeichnis

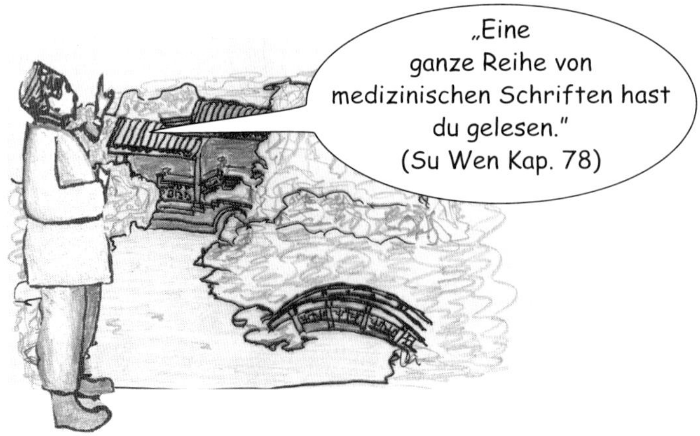
„Eine ganze Reihe von medizinischen Schriften hast du gelesen."
(Su Wen Kap. 78)

Deutschsprachige Literatur

Barlow T, Scott J: Akupunktur in der Behandlung von Kindern. Kötzing: VGM; 2003.

Fischer T: Wu Wei, Lebenskunst des Tao. 4. Aufl. Güllesheim: Silberschnur; 2002.

Flaws B: Der wirkungsvolle Akupunkturpunkt – Punktauswahl gemäß traditioneller chinesischer Prinzipien. Kötzing: VGM; 1993.

Flaws B: Das Geheimnis der Chinesischen Pulsdiagnose. Kötzing: VGM; 2001.

Focks C, Hillenbrand N: Leitfaden Chinesische Medizin. 4. Aufl. München: Urban & Fischer; 2003.

Geiss D, Lahrmann H: Abhandlung über Milz und Magen, eine Übersetzung des Pi Wei Lun/Li Dong Yuan aus dem Englischen. Kötzing: VGM; 2003.

Hammer L: Psychologie und Chinesische Medizin. Sulzberg: Joy; 2000.

Hempen CH: dtv-Atlas Akupunktur. 5. Aufl. München: dtv; 2001.

Heping Y: Chinesische Pulsdiagnostik. München: Urban & Fischer; 2002.

Kubiena G, Ramakers F: Bestzeitakupunktur Chronoakupunktur, Akupunktur der Meister nach der energetischen Zeit. Wien: Maudrich; 2002.

Li C, Krautwald U: Der Weg der Kaiserin. München: Droemer; 2003.

Lorenzen U: Terminologische Grundlagen der traditionellen chinesischen Medizin. München: Müller & Steinicke; 1998.

Lorenzen U, Noll A: Die Wandlungsphasen der traditionellen chinesischen Medizin: Wandlungsphase Holz. 2. Aufl. München: Müller & Steinicke; 2002.

Lorenzen U, Noll A: Die Wandlungsphasen der traditionellen chinesischen Medizin: Wandlungsphase Metall. München: Müller & Steinicke; 2002.

Lorenzen U, Noll A: Die Wandlungsphasen der traditionellen chinesischen Medizin: Wandlungsphase Erde. München: Müller & Steinicke; 1996.

Lorenzen U, Noll A: Die Wandlungsphasen der traditionellen chinesischen Medizin: Wandlungsphase Feuer. München: Müller & Steinicke; 1998.

Lorenzen U, Noll A.: Die Wandlungsphasen der traditionellen chinesischen Medizin: Wandlungsphase Wasser. München: Müller & Steinicke; 2000.

Maciocia G: Die Grundlagen der chinesischen Medizin: Ein Lehrbuch für Akupunkteure und Arzneimitteltherapeuten. Kötzing: VGM; 1994.

Müller VJ: Den Geist verwurzeln. München: Müller & Steinicke; 2004.

Ni M: Der Gelbe Kaiser. Das Grundlagenwerk der Traditionellen Chinesischen Medizin. 4. Aufl. Bern: Barth; 2002.

Van Nghi N: Hong-ti-nei-king-so-Ouenn. Bd. 1 und 2. 2. Aufl. Uelzen: ML; 1996 und 1997.

Ross J: Zang Fu, die Organsysteme der traditionellen chinesischen Medizin: Funktionen, Beziehungen und Disharmoniemuster in Theorie und Praxis. 3.Aufl. Uelzen: ML; 1999.

Ross J: Akupunktur-Punktkombinationen: Der Schlüssel zum klinischen Erfolg. Uelzen: ML; 1998.

Thews F: Pulsdiagnosen nach TCM-Regeln, Pulsgruppen, Pulsbilder und Detaildeutung. Stuttgart: Hippokrates; 2004.
Wühr E: Chinesische Akupunktur und Moxibustion. Lehrbuch der chinesischen Hochschulen für Traditionelle Chinesische Medizin. Kötzing: VGM; 1988.
Wühr E: Chinesische Syndromdiagnostik. Kötzing: VGM; 2002.
Wühr E: Chinesische Syndromtherapie. Kötzing: VGM; 2002.

Digitale Quellen – CD-ROM

Schmidt WGA: Der Klassiker des Gelben Kaisers zur Inneren Medizin – Einfache Fragen (Su Wen).
Schmidt WGA: Ling Shu oder die Wundersame Türangel im Klassiker des Gelben Kaisers zur Inneren Medizin.
Schmidt WGA: Nan Jing – Die 81 schwierigen Fragen im Klassiker des Gelben Kaisers zur Inneren Medizin.

Englischsprachige Literatur

Boss K, Ellis A, Wiseman N: Grasping the Wind. Brooklyn: Paradigma Publications; 1989.
Cheng S: Review and Pretest for Acupuncture Licensure Exams in U.S.A. 3rd ed. Kenosha, Wisconsin: A-1 Chinese-English Translation Company; 2001.
Flaws B: A Handbook of Menstrual Diseases in Chinese Medicine. Boulder, Colorado: Blue Poppy Press; 2001.
Fu D, Yin G: Three Needle Technique. Fort Lauderdale: Atlantic Institute of Oriental Medicine; 2002.
Kovacs J, Unschuld PU: Essential Subtleties on the Silver Sea – the Yin-hai jing-wei: A Chinese Classic on Ophthalmology. Berkley: University of California Press; 1998.
Larre C, Rochat de la Vallée E: The Extraordinary Fu. Cambridge:Monkey Press; 2003.
Seifert G, Wen MJ: Warm Disease Theory – Wen Bing Xue. Brooklyn: Paradigm Publications; 2003.
Shima M: The Medical I Ching, Oracle of the Healer Within. Boulder, Colorado: Blue Poppy Press; 2002.
Shi-zhen L: The Lakeside Master's Study of the Pulse. Boulder, Colorado: Blue Poppy Press; 1998.
Wiseman N, Ye F: A Practical Dictionary of Chinese Medicine. 4th ed. Brooklyn: Paradigm Publications; 2002.

Skripte, Aufsätze, Diverses

Thews F: Alarmpunkte. Durchhausen: Thews-Verlag; 2002.
Thews F: Transportpunkte. Durchhausen: Thews-Verlag; 2002.
WHO: Guidelines on basic training and safety in acupunkture. Geneva; 1999/www.who.org
WHO: Review and analysis of controlled clinical trials. Geneva; 1999/www.who.org

Sachverzeichnis

Y

Z

Akupunkturpunkte